抗肿瘤药物
临床研究设计与实践

叶峰　罗茜　主编

厦门大学出版社　国家一级出版社
XIAMEN UNIVERSITY PRESS　全国百佳图书出版单位

图书在版编目（CIP）数据

抗肿瘤药物临床研究设计与实践 / 叶峰，罗茜主编
. -- 厦门：厦门大学出版社，2024.4
ISBN 978-7-5615-8708-9

Ⅰ．①抗… Ⅱ．①叶… ②罗… Ⅲ．①抗癌药-临床
应用-研究 Ⅳ．①R979.1

中国国家版本馆CIP数据核字(2022)第149126号

责任编辑	李峰伟　黄雅君
美术编辑	张雨秋
技术编辑	许克华

出版发行　厦门大学出版社

社　　　址	厦门市软件园二期望海路 39 号
邮政编码	361008
总　　　机	0592-2181111　0592-2181406(传真)
营销中心	0592-2184458　0592-2181365
网　　　址	http://www.xmupress.com
邮　　　箱	xmup@xmupress.com
印　　　刷	厦门市金凯龙包装科技有限公司

开本	787 mm×1 092 mm　1/16
印张	15
插页	2
字数	366 千字
版次	2024 年 4 月第 1 版
印次	2024 年 4 月第 1 次印刷
定价	49.00 元

本书如有印装质量问题请直接寄承印厂调换

厦门大学出版社
微信二维码

厦门大学出版社
微博二维码

编委会

主　编：叶　峰　罗　茜
副主编：陈学勤　冯　岩

编　委（按姓氏拼音排序）：
　　　　黄松华　黄文金　罗　丹　童林荣
　　　　王锌源　魏香兰　温晓清　熊文刚
　　　　朱荔丰　朱文玲

秘　书（按姓氏拼音排序）：
　　　　罗　丹　温晓清

前　　言

随着建设创新型国家重大战略的实施和推进,医药卫生领域也在不断进行革新,其中,研究型医学人才的培养已经逐渐成为关注的焦点。在此背景下笔者编写此书,旨在为临床医生阐明如何科学、规范地开展临床研究,从而解决临床中遇到的各种难题,提高诊疗水平,最终惠及患者。

恶性肿瘤已经成为威胁人类生命健康的重要杀手。目前,癌症晚期患者仍然缺乏有效的治疗手段,因此抗肿瘤药物的临床研究一直是值得探讨的热点问题。本书从抗肿瘤药物临床试验的设计与分析、抗肿瘤药物临床研究的常见类型、抗肿瘤药物生物等效性研究、研究者发起的临床研究、抗肿瘤药物临床试验项目实施这几个方面阐述了抗肿瘤药物临床研究的意义和方式方法。第一章对近年来我国抗肿瘤药物临床研究的现状和开展临床研究的基本要素进行了综述。第二章和第三章详细讲述了抗肿瘤药物临床研究的设计方法和常见类型,并且举例进行说明,以便于理解。第四章针对抗肿瘤仿制药的临床试验,介绍了生物等效性研究的价值和试验方法。第五章围绕研究者发起的临床研究,充分阐述了研究者如何自己发起临床研究,从而解决临床实际问题。第六章则详细阐述了临床试验项目实施的流程,更为直观地呈现了临床试验全过程的管理与执行。

临床研究不同于常规的临床诊疗,它是以疾病的诊断、治疗、预后、病因和预防为主要研究内容,以患者为主要研究对象,以医疗服务机构为主要研究基地,由多学科人员共同参与组织实施的科学研究活动。成长为一名出色的临床医生不仅要接受良好的医学教育,积累丰富的临床经验,还要学会用研究的眼光去看待问题,这样才能更好地担负起救死扶伤这一独特的社会责任。对于一名临床医生,最好的研究场所不一定局限在基础实验室,也可以是每天工作的病房,即在临床诊疗过程中发现问题,通过严谨科学的临床研究探索疾病发生发展的规律,从而创造出新颖的诊断、治疗和预防的方法。本书可作为广大一线临床医生抗肿瘤药物临床研究方面的学习教材,也可为从事临床科研教学的高校及医药企业相关人员提供参考。

厦门大学附属第一医院承担着"十三五"重大新药创制国家科技重大专项"抗肿瘤新药临床评价技术示范性平台"建设任务,成立了海峡医药卫生交流协会临床肿瘤学诊疗分会肿瘤新药临床研究学组,涵盖闽西南地区各大医院肿瘤专业临床医生和药学专业人员,搭建了区域性肿瘤新药临床研究协作网络,同时制定了《药物临床试验机构评估指南》《"医院-企业"一体化药物临床试验质量管理要求》《药物临床试验运行指南》《临床试验创新人才团队培训标准》,期望借此平台辐射区域内各级各类医疗机构,提高区域医学科技整体水平。

本书的编写得到了各编者单位的大力支持,在此表示衷心的感谢,虽然编者们收集了大量的国内外相关文献,研读了国家最新的政策法规,但是由于时间仓促且编者水平有限,本书难免有不足之处,敬请各位专家和广大读者提出宝贵意见,共勉之。

叶峰　罗茜

2023 年 5 月

目　　录

第一章 绪 论

第一节 抗肿瘤药物临床研究发展历程概述

近年来,肿瘤患病人数逐年上升,且呈现年轻化趋势,恶性肿瘤逐渐成为威胁人类生命健康的重要杀手。世界卫生组织(World Health Organization,WHO)的国际癌症研究机构(International Agency for Research on Cancer,IARC)发布了 2020 年全球最新癌症负担数据。这项最新预估数据显示,2020 年全球新发的癌症病例为 1929 万例,因癌症而死亡的病例为 996 万例。其中,中国新发癌症 457 万例,占全球的 23.7%,位居全球第一;中国癌症死亡人数 300 万例,占全球癌症死亡总人数的 30.1%,居全球第一! 癌症患者承受着沉重的疾病负担,存在巨大的未满足需求,所以亟待肿瘤学更快更好地发展。而肿瘤学的发展在一定程度上和抗肿瘤药物临床试验的发展有关。因此,如何更好地开展临床试验是多年来广受重视的课题,也是困扰大多数临床医生的难题。

抗肿瘤新药临床试验的历史可以追溯到 20 世纪四五十年代,大致分以下几个阶段:

(1) 40—50 年代:国际上,大量寻找和研制新药,但无科学方法,错误估价的例子不少;我国则开始研制抗肿瘤新药,如更生霉素(放线菌素 D,当时称为放线菌素 K),但由于方法不正确,出现很多无疗效的抗肿瘤药,典型代表为神农丸。

(2) 60—70 年代:国际上,开始重视试验方法并大量筛选抗肿瘤新药,合成了氟尿嘧啶、环磷酰胺等有效的新药;我国则提出以客观改变为依据的科学临床试验方法,并研制了 N-甲酰溶肉瘤素、消卡芥、三尖杉酯碱等。

(3) 80 年代:国际上,方法逐渐统一,有效新药迅速增多;我国则大量仿制国际上的有效新药,1985 年我国实施《中华人民共和国药品管理法》,制定相应的新药临床试验方法和成立药品审评委员会。

(4) 90 年代:国际上实行国际一体化,希望尽量减少重复;我国则于 1998 年颁发《药品临床试验管理规范》(试行),1999 年修订后正式颁布,历经两版修订,最新版《药物临床试验质量管理规范》已于 2020 年 7 月 1 日起实施。

20 世纪 90 年代以前,我国抗肿瘤药物研发以仿制药为主,随着经济的发展及科研水平的提升,我国在临床试验要求方面已经接近国际标准,临床试验和新药研发能力有了很大的提高。2017 年 6 月,中国国家药品监督管理局(National Medical Products Administration,NMPA)加入人用药品注册技术国际协调会议(The International Council for Harmonization of Technical Requirements for Pharmaceuticals for Human Use,ICH),标志着我国将遵循

ICH 的标准进行药品研发、生产和全生命周期的监管。而临床研究是提高健康医疗水平、增强创新实力的重要方式之一。药物临床试验是临床研究的一部分,现阶段中国的临床研究处于快速发展阶段,在临床研究水平的驱动因素中,临床研究能力不足和缺乏高质量、强影响力的研究是制约中国临床研究水平提升的主要因素,故本书将对临床医疗人员进行"手把手"教学。

本书旨在培养临床研究人员对临床试验的思维敏感性,提高临床研究人员的科研思维和临床试验能力,使其学会在临床工作中发现问题,总结规律,大胆推测,合理设计研究方案,积极开展医学研究,提高专业医疗水平,进而为肿瘤学的发展略尽绵力。

第二节　临床研究要素

撰写临床医学科研论文的过程一般分为 4 个阶段,即选题、资料积累、研究方案的设计与实施、科研结论与研究报告。

一、选题

选题也称立题,即提出想要研究的问题。选题是临床试验的灵魂,决定了整个临床试验的研究方向,相当于一辆汽车的方向盘。一旦方向没把握好,就容易把整个试验带进沟里去,会导致后面的工作功亏一篑。

选题看似简单,实则不然,背后需要考虑很多方面的因素,包括自身的兴趣与擅长的专业领域,身边可利用的实验耗材、仪器条件,能筹集到的试验资金等。过去,不少临床医务人员也考虑将自己在临床医疗实践中的体会、疑问、经验加以总结,编撰成一篇合格的临床医学论文,但苦于不知如何选题或是选择的题目虽有价值,但难度太大难以实施,无法完成,或是题目虽然按期完成,但只是重复了别人已经做过的工作,获得的结果没什么价值。原因是多方面的,但其中至关重要的一点就是选题不成熟。可见,正确的选题是撰写临床医学论文的关键,应予以足够的重视。

首先,选题要注重研究课题的实时性。实时性系指要关注疾病发展的时代变化,要挑选一些当下在医学领域里亟待解决的重大问题,或是一些常见病、多发病及对人民健康危害较大的疾病,或是病理、诊断、防治等方面尚未解决或未完全解决的问题,等等。例如,2020 年新冠肺炎疫情的暴发给全球经济及人民的健康带来了巨大的损失,那么,在这个特殊时期,尽快掌握新冠肺炎的疾病特点、预防手段、治疗方案就成为迫在眉睫的事情。所以,围绕新冠肺炎的临床研究成为当时最热门的研究热点,国内外很多医学杂志也给新冠肺炎的相关论文开通了特殊绿色通道,以便有价值的新冠肺炎方面的论文能尽快发表。再如,我国恶性肿瘤发病占全球的 23.9%,恶性肿瘤死亡人数占我国居民死亡人数的 23.9%,恶性肿瘤是威胁我国人民健康的重大公共卫生问题(《2020 年中国临床药物试验发展》),因此,围绕抗肿瘤治疗的一系列临床试验在以后很长的一段时间内仍是临床上亟待解决的科研课题。

其次,强调课题的先进性。先进性系指想要研究的课题应处于国内外本学科研究领域的前沿,且有一定学术价值和应用价值。这就需要查阅国内外有关文献资料以了解该方面的发展历程和现状,或者经常参加展示新研究成果的学术会议,以证课题的先进性。一般认

为,选择的研究课题具有以下特点或其中之一,则具有先进性:

A 类:前人没有研究和涉及过的课题。

B 类:前人虽有研究,但本人的研究可以对前人的理论认识或技术方法有所发展和补充的课题。

C 类:国外对此课题虽已有资料但国内尚未开展研究的课题。

D 类:对新理论、新技术、新药物等新发现提供临床实践证明的课题。

综合下来,A 类课题适合学术界内有一定建树的专家及其团队挑战,普通的医疗科研人员不建议在初期选择这样的课题。原因在于科研条件跟不上,前期的知识储备也存在一定局限性,故对这类课题应慎重选择。如果有机会接触到新理论、新技术、新药物的临床试验,可以首选 D 类课题,因为新技术、新药物具有先进性和未知性,亟待大家探索,无论最后的研究结果是正面的还是负面的,该项新技术或新理论对本研究领域来讲,都属于前沿性的研究,大家都非常感兴趣。普通临床研究人员,尤其是初探临床试验这个领域但又接触不到新技术或新药物的,可以寻找新理论或是寻找 B 类和 C 类课题加以实践;另外,平常可以多查阅有关文献,尤其是近 5～10 年,若所查文献设计正确,资料收集完整可靠,统计方法合理,结论可信,问题已经解决,就没有必要重复前人的研究;如果设计方案不合理,存在选择性偏倚(研究对象的来源、诊断标准、入选标准、样本数等存在问题)或资料收集方式、随访等方面的问题,不论其答案如何,都可以重复验证。例如,可以多关注一些指南或专家共识中的一些"不确定因素"。不确定因素主要基于以下 3 种情况:①写入临床实践指南的并非没有争议;②并非都有证据支持;③暂时确定但并未得到永久性结论性的结论。例如,研究表明弹性压力袜对预防血栓形成后综合征有效,弹性压力袜是目前仅有的缓解腿部疾病和血栓形成后损害的治疗方案,并获得临床实践指南的推荐使用。然而,2014 年发表于《柳叶刀》(*Lancet*)的一项安慰剂对照试验表明,弹性压力袜对首发深静脉血栓后血栓形成综合征无明显预防作用,不建议深静脉血栓后常规穿戴弹性压力袜。再如,2016 年由中华医学会外科学分会血管外科学组发布的《下肢动脉硬化闭塞症诊治指南》,明确将脉管康复片作为中医中药治疗的推荐用药,但未提供文献证据支持。于是,王学军教授等开展了一项系统评价以期提供证据,并通过系统评价结果指出由于纳入研究的数量和质量有限,所得到的结论尚需开展进一步的高质量的随机对照试验加以验证。

最后,衡量课题的可行性。可行性系指课题研究能否按照自己原来的设计方案顺利进行。除必要的研究经费需要争取之外,还要考虑患者来源是否有保证,以及主要设备、技术力量(特殊检查、治疗、统计、电脑操作)、拟采取干预措施的安全性、指导力量、辅助人员等情况。若为回顾性研究,要看所用病历记录的完整性如何;若前瞻性研究,研究周期过长、失访过多将降低结果的真实性。再如有关科室领导的支持等,都对可行性有一定影响。以下 4 个条件被认为有助于衡量课题的可行性:①是否有胜任该课题的研究人员;②是否有经费来源;③是否有相应的物力(包括物资设备和场所);④课题是否符合客观规律。

选题确立步骤一般如下:

(1)提出问题——萌发初始意念。一般可从日常工作中得到启发,如在临床实践中遇到某种诊断困难而目前对该病的文字资料较少的疾病,因而产生了研究这类疾病的设想;基于某种疾病流行具有明显地方特色而产生了研究其发病特点、防治措施等的设想;某类疾病的住院构成比与外地有明显差异而本地又无这方面的统计资料,因而产生调查分析构成比的设想;在阅读时发现国外有学者指出某种疾病的发生与某些因素有关,而国内尚无类似报告,因而产生研究致病因素与疾病发生的相关性的设想。

(2)收集资料——形成假说。假说,即假设的说明,先对提出的问题给予一假定性答案或解释。假说虽是一种推测性想定,但绝非空想或幻想,而是根据现有的知识和实践经验通过类比、归纳、演绎、推理而得出的符合逻辑的科学设想。要证明假说,主要靠收集资料、查阅文献来实现。

(3)进一步查阅有关文献以找出证实假说的实践方法。

若上述因素都充分考虑到了,并且均满足以上条件,则可确立选题。

二、资料积累

资料积累是一个非常重要的问题,包括两方面:一是文献资料积累,二是临床病例资料积累。

医学文献是以文字、图像、声像等形式记录的医学资料,是医学知识赖以记录、保存、交流和传播的一切作品的总称,是医学科研过程中必不可少的信息来源。从大量医学文献中迅速、准确且完整地查找与某科研课题有关的资料,是医疗科研人员在科研工作中获取信息的主要途径。科研人员根据自己试验的需要或是最初的想法,通过检索工具来获取信息。下面是几个国内外常用的医学文献检索平台。

(一)国内主要医学文献检索工具

(1)中国知识基础设施工程(China National Knowledge Infrastructure,CNKI,即中国知网):该数据库由清华大学主办,是世界上最大的连续动态更新的中国学术期刊全文数据库,收录国内学术期刊8559种、300所大学研究院所硕博士论文、1000种学术会议论文集、1000种重要报纸文章,实时数据更新。全文文献总量57152817篇,包括我国90%以上的学术信息资源。

(2)中文生物医学期刊文献数据库(Chinese Medical Current Contents,CMCC):为中国人民解放军医学图书馆开发研制,收录了1994年以来的1400余种中文医学期刊,半月更新一次,每年24期光盘,几乎囊括了(90%以上)生物医学正式出版的期刊。

(3)万方医学网:联合国内医学权威机构、医学期刊编辑部、权威医学专家推出的,面向广大医院、医学院校、科研机构、药械企业及医疗卫生从业人员的医学信息整合服务、医学知识链接全开放平台。万方拥有220多种中文独家医学期刊全文、1000多种中文医学期刊全文、4100多种国外医学期刊文摘(核心期刊全部收齐),其中包括中华医学会、中国医师协会等独家合作期刊220余种;中文期刊论文近360万篇,外文期刊论文455万余篇。万方与国内900余所高校、科研院所合作(占研究生学位授予单位的85%以上),是了解国内学术动态必不可少的重要平台。

(4)中文科技期刊数据库-维普全文电子期刊(www.cqvip.com):源于重庆维普资讯有限公司1989年创建的《中文科技期刊片名数据库》,包含了1989年以来的8000余种期刊刊载的1000余万篇文献,并以每年180万篇的速度涵盖多学科的8000余种中文期刊数据资源,是目前使用率较高的中文期刊数据库。

（二）国外的医学文献检索网站

（1）HighWire 数据库（www.highwire.org）：HighWire 是世界上最大的提供生物医学和其他学科免费全文的网站之一，是由斯坦福大学开发并维护的科技期刊全文虚拟数据库。该网站可提供 300 多种期刊的 64 万多篇免费全文。每一个界面都有快速检索窗口和高级检索链接，HighWire 提供检索和浏览两大基本功能。在免费期刊列表的后面标有"free issues"，表示在某个时间之前的所有文献免费提供，"free trial"表示在限定时间内的文献免费提供，"free site"表示该期刊的所有文献均免费提供。

（2）Pubmed central（www.pubmedcentral.nih.gov/index.html）：由美国国立医学图书馆国家生物技术中心创建的生命科学电子文献全文数据库，具有内容丰富、更新快、检索功能完善等优点，可提供 140 余种免费期刊，是用户检索英文医学文献的首选。该数据库不断有新的期刊加入，目前是很多医学生及医疗科研人员常用的国外医学网站。

（3）Embase（前身为著名的"荷兰医学文摘"）：爱思唯尔（Elsevier）推出的针对生物医学和药理学领域信息所提供的基于网络的数据检索服务。其作为全球最大、最具权威性的生物医学与药理学文摘数据库，包括了 70 多个国家/地区出版的 8500 多种刊物和全球范围的医学会议信息，覆盖各种疾病和药物信息。Embase 内容涉及药学、临床医学、基础医学、预防医学、法医学、生物医学工程等。Embase 覆盖各种疾病、药物和医疗器械信息，尤其涵盖了大量北美洲以外的（欧洲和亚洲）医学刊物，特别是药学的收录，是其他同类型数据库无法匹敌的，从而能够真正满足生物医学领域的用户对信息全面性的需求。

（4）Ovid：隶属于威科集团的健康出版事业集团，与 LWW、Adis 等公司属于姊妹公司。Ovid 发展到今天，已经成为全球最受欢迎的医学信息平台。Ovid 在医学信息服务领域，无论是技术领先性、数据质量还是用户检索体验等方面，均为全球第一。

（5）UpToDate：临床顾问数据库，是用于协助临床医生进行诊疗上的判断、决策的循证医学数据库。UpToDate 覆盖了常见的 25 个临床专科，涵盖了诊疗全流程和全生命周期的绝大多数疾病及其相关问题，目前已收录 11000 多篇临床专题，全部专题皆由 UpToDate 在全球范围内招募的 6700 多位临床医师，浏览了高质量期刊、文献证据后加上个人专业经验和意见撰写而成。除了核心的临床专题外，UpToDate 还提供多平台访问、智能搜索、图表导出生成 PPT、重要更新、诊疗实践更新、患者教育、计算器、药物专论等多项功能，对临床医生的临床试验具有重大的参考和借鉴意义。

三、研究方案的设计与实施

（一）科研设计

科研设计，即科研活动的总体计划方案，是具体科研方法、内容的设想和计划。科研设计的质量关系到科研工作的好坏。良好的科研设计是科研工作的先导，是数据统计处理的前提。而科研设计的中心环节是科研方法的选择，正确掌握每一种科研方法的特点、用途以及局限性，有助于完善科研工作，保证科研结论的真实性和可靠性。

临床科研设计的基本类型很多，归纳起来可以分为观察性研究和试验性研究两大类，后者即临床试验。试验性研究设计者可以人为地控制条件，随机分组，有目的地设置各种对照,直接探讨某研究因素与疾病的联系。因此,试验性研究的论证强度较高,结论比较可靠。常用的临床试验有随机对照试验、非随机同期对照试验、历史性对照试验、前后对照试验、序贯试验、交叉对照试验等。

观察性研究和试验性研究最主要的区别是前者不能由研究者人为地控制试验条件,分组系自然形成,只能尽量地控制非研究因素的影响,以求得结论的真实性,因此,其研究的论证强度常不及试验性研究。临床上常用的观察性研究有描述性研究、横断面研究、病例对照研究、回顾性队列研究、前瞻性队列研究等。

描述性研究即对疾病或临床事件的各种特征进行描述,并进行初步分析和推论,为进一步研究提供线索,因此是临床科研的初步阶段;包括病例报告、病例分析、经验总结等。横断面研究通常归于描述性研究中,但其研究设计较其他描述性研究严密、规范,因此科学性较其他描述性研究更强;病例对照研究、回顾性与前瞻性队列研究设计较规范,并设立对照组进行比较性研究,其论证强度较描述性研究和横断面研究更高,因此又统称为分析性研究。其可进一步分析、推论、模拟试验性研究,尽可能使研究结果真实可靠。分析性研究和试验性研究是临床研究的深入阶段。表 1-1 列出几种常用的研究设计方法。

表 1-1 临床试验中常见的设计方法

名称	设计方法	使用的统计分析法
完全随机设计	将受试对象按随机化的方法分配到各个处理组,观察试验效应。各处理组的样本数可以相等,也可以不相等,但相等时效率较高	可用单因素方差分析
配对设计	将受试对象按一定条件配成对,将每一对中的两个受试对象随机分配到不同处理组(配对的因素是影响实验效应的主要非处理因素,如性别、年龄、体重等)	可用配对 t 检验和秩和检验
配伍组设计	是配对设计的扩大。将条件相近的受试对象配成一组,每组受试对象数取等于处理组的个数,然后将每个配伍组中的受试对象随机分到各对比组中,给予不同处理	可用双因素方差 分析
交叉设计	是一种特殊的自身对照设计。首先将条件相近的观察对象配对,再用随机分配的方法决定其中之一先用处理方式 A 再用 B,另一研究对象则先用 B 再用 A。两种处理方式在研究过程中交叉进行,使 A、B 两种处理方式先后试验的机会均等	可用方差分析和秩和检验
析因分析	将两个或多个因素的各个水平进行排列组合,交叉分组进行试验(可用于分析各因素间的交互作用,比较各因素不同水平的平均效应和因素间不同水平组合下的平均效应)	方差分析
正交设计	把选定的因素与水平代入一套规格化的正交表,并按照正交表的要求和规则进行试验的安排	方差分析
拉丁方设计	将 3 个因素按水平数 r 排列成一个 $r \times r$ 随机方阵,然后将受试对象按拉丁方阵型分配到各个处理组中去	方差分析
序贯设计	事先不规定研究对象的例数,也不规定做多少次重复试验,每进行一次都由上一次的结果确定,一旦可以获得结论,试验即可停止	

（二）研究方案实施

1. 确定处理因素和观察指标

研究中的处理因素：根据不同的研究目的施加给研究对象各种措施来观察该对象所产生的反应。对于调查性研究，虽然未施加任何处理因素，但实质上研究对象仍处于许多因素的作用之中，这些处理因素也称作固有因素。固有因素是构成调查性研究的重要内容，如对脑血栓的流行状况进行研究时，饮食习惯就是一个固有因素。确定处理因素应注意几个问题：

（1）明确处理因素。研究中的处理因素是根据研究的假设和要求来决定的，处理因素不应太多，否则会使分组增多，受试对象的例数增多，各因素之间的影响增大，使分析非常困难。而处理因素过少，虽便于分析，但花费较大，效率较低，难以提高研究的广度和深度。因此，应根据研究的目的确定几个主要且关键的处理因素。

（2）处理因素必须标准化。处理因素在整个研究中应保持不变，如研究过程中试验药品的批号剂量应一致，给药途径应一致，手术和操作的熟练程度应保持恒定等。

主要处理因素作用于研究对象的反应称试验效应。这种效应将通过临床试验中各种观察指标显示出来，因而指标的选择也是研究设计时应该重视的问题。观察指标应当客观性强，灵敏度高，精确性好。最好选用易于量化的指标，即经过仪器测量和检验所获得的指标。它比凭医生询问患者所获得的感性指标更为客观、可靠。选定的指标灵敏度高，可使处理因素的效应更好地显示出来。指标的精确性包括准确度和精密度。准确度是观察值与真值的接近程度，主要受系统误差的影响，精密度是在重复观察时观察值与其平均值的接近程度，其差值属随机误差。

2. 设计样本量

研究者确定了研究内容、研究对象和基本的研究设计之后，就需要确定样本纳入多少受试者。样本量的设计是临床试验设计中一个极为重要的环节，直接关系到研究结论的可靠性、重复性，以及研究效率的高低。样本量越大，就需要越多的人力、物力、经费和时间，执行过程中的质量控制也更困难；样本量越小，则研究结果的可重复性和代表性越差，容易得出假阴性或假阳性的结论。因此，需要通过统计学方法计算出验证研究目的所需要的样本数量。

统计学的样本量估计是基于相关变量前期信息分析积累计算完成的，可以通过预试验研究、他人研究结果并结合相关专业知识对分析变量做出判断和假设。对于预试验或探索性研究，由于缺少临床信息，通常可以不做样本量估计，而以小规模研究开始，但需要说明不做样本量估计的理由。如果国际或国家标准规定了最少试验例数，也可以不做样本量估计。对于确证性试验，由于已有充分的临床基础，需要基于前期研究结果完成严谨的样本量估算。

样本量估计需要考虑的统计特征主要有统计分布、检验水准、检验效能、单双侧检验和平衡与否等。

（1）统计分布：样本量估计方法的选择与主要指标的统计分布假定密切相关，基于正态分布的假定会选择参数方法，基于非正态分布的假定会选择非参数方法。同样，生存分析的样本量估计方法会因 Weibull(韦布尔)分布族的假定而有所不同。

(2)检验水准:检验水准也就是Ⅰ类错误概率,Ⅰ类错误也称为假阳性错误,用 α 表示,即实际上总体并无差异,原假设 H_0 是成立的,但是通过假设检验 $P \leqslant \alpha$,在设定 α 的检验水准下,拒绝了 H_0,认为有差异,出现了假阳性的现象。检验水准最常用以双侧 0.05 的水准。对于优效性检验设定单侧 $\alpha = 0.025$ 的情形,以及等效性或非劣效性检验设定双单侧的 $\alpha = 0.025$ 的情形,其本质仍然是双侧 0.05 的检验水准。但在某些情况下,检验水准的设定有所不同。例如,为控制整体Ⅰ类错误概率 α,涉及多重检验时(如定义多个主要指标),每次检验的名义检验水准 α^* 将小于或等于 α;涉及期中分析时,考虑 α 消耗,每次检验的 α^* 将小于 α。此外,对于生物等效性检验,习惯取双侧 α 为 0.1。

(3)检验效能:用 $1-\beta$ 表示,β 代表Ⅱ类错误概率,Ⅱ类错误也称为假阴性错误,指在设定的 α 基础上,原假设 H_0 为假且检验结果拒绝了 H_0 的概率。检验效能越高,发现差别的可能性越大,但同时所需样本量也越大。临床试验中,检验效能通常不得低于80%。在样本量估计过程中,可通过对检验效能的敏感性分析提供不同的样本量方案以供研究人员选择。

(4)单侧和双侧检验:单侧检验的样本量明显小于双侧检验的样本量。一般来说,医学研究领域的统计检验约定俗成地使用双侧检验,如果采用单侧检验,则需要给出充足的理由。需要指出,对于一般意义的检验水准 0.05 而言,如果取单侧水准为 0.025 的话,其实质仍然是双侧 0.05 水平。

(5)平衡或非平衡设计:所谓平衡设计,即每组的样本量相同。在其他条件不变且各组样本量相同时,平衡设计效率最高,即试验所需总样本量最小。因此,研究设计应尽可能采用平衡设计。非平衡设计是指比较组间的样本量有明显差别,这种差别习惯上成倍数关系。例如新药Ⅲ期临床试验,因为安慰剂对照的疗效相对可以确定,同时出于伦理考虑,安慰剂对照组的样本量会安排小一些,而试验组的样本量相对要大一些,如对照组的 2 倍或 3 倍。

根据统计学方法估计出的样本量是在给定条件下满足临床研究需要的最小样本量,但在实际研究过程中,受试者的依从性差,或者受试者发生不良事件、失访等导致的病例脱落和剔除,会导致最终可评价例数减少。因此,需要在样本量估计的基础上适度扩大样本量,以保证最终有效样本量可以满足最小样本量要求。从分析角度来讲,样本量调整通常会考虑不大于20%的脱落率,具体如何确定脱落率还要根据不同研究项目而定,确定的依据主要来自专业方面的判断,或参考以往相关研究数据的 Meta 分析结果。

样本量估计方法,即样本量的计算公式,应根据研究背景、研究假设、设计模型、主要评价指标的数据特征等做出正确选择。由于样本量计算公式繁多,本书不做详细介绍,读者可参考《中国卫生统计》2012 年至 2014 年连续刊发的"样本量估计及其在 nQuery 和 SAS 软件上的实现"系列文章(共 19 篇)。该系列文章以样本量估计专业软件 nQuery Advisor 7.0 为依据,系统介绍常用的样本量估计方法,给出计算公式及其权威出处,通过实例加以说明,同时还给出了 SAS 9.2 软件实现的程序,便于广大读者应用。

目前常用的样本量估计软件有 nQuery Advisor + nTerim、PASS、DSTPLAN、G * Power、PC - Size、PS、SAS Power and Sample Size application(PSS)、Stata + R。这些软件中,nQuery 和 PASS 最常用,它们涵盖了几乎所有的样本量统计方法。下面简要介绍这些软件。

nQuery Advisor + nTerim:爱尔兰 Statistical Solutions 公司开发的商业软件,由 nQuery Advisor 7 软件加入 nTerim 模块组成,前者原先是一独立样本量估计软件,后者是专门用于期中分析的样本量估计模块。目前最新版本为 3.0,运行于 Windows 平台。该软件同时得到美国食品和药物管理局(Food and Drug Administration,FDA)、欧洲药品管理局及日本与韩国官方的认可,为世界制药企业和生物技术公司 50 强中的 49 家所使用。内容几乎涵盖了样本量计算的所有方面。

PASS:美国 NCSS 公司开发,是一款运行于 Windows 平台的专门用于检验效能分析和样本量估计的软件包,包含 60 多种用于样本量估计的工具包,能够对数十种统计检验条件下的检验效能和样本量进行估算,主要包括区间估计、均数或率的比较(含差异性检验、等效性检验、非劣效性检验、优效性检验)、相关分析、回归分析、生存分析、诊断试验、成组序贯试验、模拟研究等多种情形。该软件界面友好,操作简便,研究者只需要确定研究设计方案及相关参数,就可以通过简单的菜单操作估算出检验效能和样本量。同时,PASS 软件还提供了每种样本量的原理及参数设置的 PDF 文件,供使用者参考学习。

DSTPLAN:是一款运行在 Windows 环境下的免费软件,其本身是基于 Fortran 语言构造,由安德森癌症中心开发。包括的统计分析方法有 t 检验、相关分析、率的比较、$2 \times N$ 的列联表检验,以及生存分析的差异性检验。

G * Power:是一款在 Windows 以及 Mac OS X 环境下运行的免费软件,由德国杜塞尔多夫大学开发,统计分析方法有 t 检验、One - way ANOVA、回归分析、相关分析以及拟合优度分析。该软件在用户输入关键参数后就会立即给出效应量。

PC - Size:是一款运行在 Windows 环境下的免费 DOS 命令行软件,统计分析方法有 t 检验、方差分析、回归分析、相关分析以及率的比较。该软件也可计算效应量。

PS:是一款运行在 Windows 环境下的免费软件,统计分析方法有 t 检验、卡方检验、Fisher(费希尔)确切概率法、McNemar(麦克内马尔)检验、回归分析、生存分析等。

SAS Power and Sample Size application(PSS):该软件运行于 Windows 环境,软件附带在整个 SAS 系列内随同安装。虽然由 SAS 公司开发,但其统计分析方法非常有限,只有 t 检验、率的比较、相关分析、回归分析、方差分析以及生存分析。

3. 招募研究对象

随着课题的确立、研究方案的确定,接下来需要考虑的一个重要因素就是招募研究对象的可行性,包括两个主要目的:招募能够充分代表目标总体的样本,招募到足够的样本量。

在试验过程中,无应答是需要特别关注的问题,尤其是在描述性研究中。无应答对外推性的影响程度取决于研究问题本身以及无应答的原因。25% 的无应答率在许多情况下已经很好了,但当疾病本身会导致无应答时,将严重影响疾病患病率的估计。

处理无应答偏倚最好的方法是减少无应答的人数,如可以通过微信、电话、家访等方法来减少失访的发生率。对那些已经取得联系的研究对象,可以制定一些措施降低其拒绝参加研究的可能性,如避免研究设计中存在有创和不适的检查、报销交通费用、提供检查结果等。

招募率不足是临床研究中最常见的问题之一。在招募进行过程中,要了解在各个阶段研究对象丢失的原因,及时制定应对策略,以提高招募率。

四、科研结论与研究报告

科研结论是在理论论证、调查研究、试验研究、统计分析所取得结果的基础上,通过严密的逻辑推理而得出的具创新性、指导性、客观性、普遍性的论断和对结果的说明或认识等,用以指导医学实践。它以自身的条理性、明确性、客观性反映了论文或研究成果的价值。

结论的语言要简短精辟,总结到位,关键在于客观地表述重要的创新性研究成果所揭示的原理及其普遍性,语气表达的客观性较强。其内容不是对研究结果的简单重复,而是对研究结果更深入的认识,经过判断、归纳、推理等过程而得到的新的总观点。主要包括:

(1)本研究结果说明了什么问题,得出了什么规律,解决了什么理论或实际问题。概括出的科研结论要符合研究结果,做到简明扼要、观点明确。对论文创新内容的概括,一般不要提出新的观点或材料,措辞要准确、严谨,不能模棱两可,含糊其词。

(2)对前人有关问题的看法做了哪些检验,哪些与本研究结果一致,哪些不一致,又做了哪些修正、补充、发展或否定。当论据不够充分或没有把握下结论时,允许用"可能""印象""看来""似乎",而"证实""阐明"等较强的字眼都要慎重使用。

(3)本研究的不足之处或遗留问题。例如是否存在例外情况或本论文尚难以解释或解决的问题,也可提出进一步研究本课题的建议。

对于某一篇论文的"结论",上述要点(1)是必须的,而(2)和(3)则视论文的具体内容可有可无;如果不能得出确切的结论,也可以没有结论,但要有必要的讨论。

科研报告是记录某一科研项目调查、试验、研究的成果或进展情况的科技文体,可供学术期刊或学术会议发表或交流,以便将有价值的研究结果进行推广、应用、转化等。近年来,随着我国在科研领域的投入逐年增加,各种医疗科研项目也在不断增加,科研报告的应用也越来越广泛。下面简要介绍科研报告的内容和注意事项。

科研报告的基本内容应包括如下几个方面:①研究任务的来源;②科研的目的和意义;③国内外的研究概况及发展趋势;④主要研究单位及协作单位、研究人员及协作人员;⑤研究工作的时间进度;⑥研究经费的计算;⑦试验内容及试验结果;⑧主要数据及例证;⑨必要的图表及照片;⑩科学研究结论;⑪存在的主要问题;⑫新的推理和发现。

同时整个报告的布局及语言运用也要尽可能达到"重点突出、内容完整",把科研报告写得"外行明白、内行认可"。

参考文献

[1] 孙燕.抗肿瘤新药临床试验的发展及经验和教训[J].中国新药杂志,2000(3):145-148.

[2] 吴大维,黄慧瑶,唐玉,等.2020年中国肿瘤药物临床试验进展[J].中华肿瘤杂志,2021, 43(2):218-223.

[3] 徐刚.浅谈撰写临床医学科研论文的基本科学方法(一)[J].恩施医专学报,1993(2):42- 46.

[4] 翁鸿,任学群,王行环,等.临床研究的选题原则及选题[J].中国循证心血管医学杂志, 2017,9(3):257-260.

[5] KAHN S R,SHAPIRO S,WELLS P S,et al. Compression stockings to prevent post-thrombotic syndrome:a randomised placebo-controlled trial[J]. Lancet, 2014, 383 (9920):880-888.

[6] 中华医学会外科学分会血管外科学组.下肢动脉硬化闭塞症诊治指南[J].中华普通外科学文献(电子版),2016,10(1):1-18.

[7] 王学军,郭家龙,裴斌,等.脉管复康片治疗下肢动脉硬化性闭塞症疗效和安全性的系统评价[J].中国循证心血管医学杂志,2017,9(1):19-22.

[8] 苏虹,朱启星.医学科研的基本步骤[J].安徽预防医学杂志,2003(4):264-268.

[9] HUNLLEY S B, CUMMINGS S R, BROWNER W S,et al.临床研究设计[M].彭晓霞,唐讯,主译.北京:北京大学医学出版社,2017:2-70.

[10] CCTS工作组,陈平雁.临床试验中样本量确定的统计学考虑[J].中国卫生统计,2015, 32(4):727-731,733.

[11] 吕朵,段重阳,陈平雁.样本量估计及其在nQuery和SAS软件上的实现——均数比较(一)[J].中国卫生统计,2012,29(1):127−131.

[12] 邓居敏,吕朵,陈平雁.样本量估计及其在nQuery和SAS软件上的实现——均数比较(二)[J].中国卫生统计,2012,29(1):132−134,138.

[13] 段重阳,吕朵,陈平雁.样本量估计及其在nQuery和SAS软件上的实现——均数比较(三)[J].中国卫生统计,2012,29(2):275−278,283.

[14] 段重阳,吕朵,陈平雁.样本量估计及其在nQuery和SAS软件上的实现——均数比较(四)[J].中国卫生统计,2012,29(2):279−283.

[15] 吕朵,段重阳,陈平雁.样本量估计及其在nQuery和SAS软件上的实现——均数比较(五)[J].中国卫生统计,2012,29(3):451−455,459.

[16] 段重阳,吕朵,陈平雁.样本量估计及其在nQuery和SAS软件上的实现——均数比较(六)[J].中国卫生统计,2012,29(3):456−459.

[17] 张斌,吕朵,段重阳等.样本量估计及其在nQuery和SAS软件上的实现——均数比较(七)[J].中国卫生统计,2012,29(4):598−602.

[18] 唐欣然,张惠风,揭著业等.样本量估计及其在nQuery和SAS软件上的实现——率的比较(一)[J].中国卫生统计,2012,29(5):754−758.

[19] 张惠风,揭著业,唐欣然等.样本量估计及其在 nQuery 和 SAS 软件上的实现——率的比较(二)[J].中国卫生统计,2012,29(5):759-763,767.

[20] 陈方尧,段重阳,张惠风等.样本量估计及其在 nQuery 和 SAS 软件上的实现——率的比较(三)[J].中国卫生统计,2012,29(6):920-923.

[21] 张惠风,段重阳,陈方尧等.样本量估计及其在 nQuery 和 SAS 软件上的实现——率的比较(四)[J].中国卫生统计,2012,29(6):924-928.

[22] 朱玲湘,唐欣然,段重阳等.样本量估计及其在 nQuery 和 SAS 软件上的实现——率的比较(五)[J].中国卫生统计,2013,30(1):146-149.

[23] 段重阳,揭著业,邱胜等.样本量估计及其在 nQuery 软件上的实现——生存分析(一)[J].中国卫生统计,2013,30(2):290-293,299.

[24] 段重阳,邱胜,张惠风等.样本量估计及其在 nQuery 软件上的实现——生存分析(二)[J].中国卫生统计,2013,30(3):458-463.

[25] 周立志,姚阿玲,陈平雁.样本量估计及其在 nQuery 和 SAS 软件上的实现——相关分析[J].中国卫生统计,2013,30(4):617-619,622.

[26] 周映雪,潘蕾,陈方尧等.样本量估计及其在 nQuery 软件上的实现——回归分析(一)[J].中国卫生统计,2013,30(5):762-765.

[27] 潘蕾,周映雪,陈方尧等.样本量估计及其在 nQuery 软件上的实现——回归分析(二)[J].中国卫生统计,2013,30(6):927-930.

[28] 姚阿玲,周立志,段重阳等.样本量估计及其在 nQuery(nTerim)和 SAS 软件上的实现——期中分析(一)[J].中国卫生统计,2014,31(1):176-180.

[29] 崔轩烨,姚阿玲,周立志等.样本量估计及其在 nQuery(nTerim)和 SAS 软件上的实现——期中分析(二)[J].中国卫生统计,2014,31(2):360-365.

[30] ICH E9. Statistical principles for clinical trials[S]. European Medicine Agency,1998.

[31] 全松.论据的分析与科研结论:临床科研基础知识讲座之五[J].中国实用妇科与产科杂志,1994(5):303-304.

[32] 李建军.临床康复医学研究的选题和实验设计方法[J].中国康复理论与实践,1996(3):124-128.

[33] 林果为,蔡端.临床科研的选题、设计和论文的撰写(1)[J].外科理论与实践,2002(5):406-410.

第二章　临床试验的设计与分析

临床试验是指以人体(患者或健康受试者)为对象的试验,意在发现或验证某种试验药物的临床医学、药理学以及其他药效学作用、不良反应,或者试验药物的吸收、分布、代谢和排泄,以确定药物的疗效与安全性的系统性试验。

试验方法有两个关键:①结论的获得依赖于临床试验的结果而非看似可信的推理过程;②在临床试验过程中,受试者分配到不同的试验组,这样就可以得出结论的差异是由治疗效果的差异所致的结果。临床试验应提前进行规划并在受控条件下开展,为目标问题的解决提供权威的答案。

临床试验需要精细计划,计划过程的第一要素是书面方案。在临床试验方案中,应给予某类特定的患者定义明确的治疗方案和评估手段,还要界定研究应回答的具体问题,并应直接说明患者的数量和对照的性质。某些临床试验实际上只是临床管理的参考,赋予较高的目标,但没有科学意义,也没有切实可行的机会为明确的医学问题提供可靠答案,这样的研究并不能为患者带来获益。

第一节　Ⅰ期临床试验

一、传统Ⅰ期临床试验

传统意义上的Ⅰ期临床试验,其主要目标是确定Ⅱ期和Ⅲ期试验的药物剂量,进行初步的安全性评价并确定有关药物药代动力学的信息。Ⅰ期试验一般从预期不会产生严重毒性的低剂量开始,通常选择最敏感动物十分之一的致死剂量作为起始剂量,然后根据预先计划的步骤增加后续的剂量。必须在对低剂量治疗患者的急性毒性作用进行充足时间的观察后,后续患者的剂量才能增加。剂量递增试验采用基于规则的 3+3 方式递增,每个剂量水平治疗 3~6 名患者。如果在给定的剂量水平下,3 名患者未发现剂量限制性毒性(dose limiting toxicity,DLT),则将进行下一个队列的剂量递增。如果在给定剂量水平上 3 名患者 DLT 的发生率为 33%,则将以相同的水平再治疗 3 名患者。如果在其他患者中未发现进一步的 DLT 病例,则在下一个队列中提高剂量水平;否则,剂量递增将停止。如果在给定剂量水平上 3 名患者 DLT 的发生率大于 33%,则递增将停止。Ⅱ期推荐剂量通常选择 DLT 发生率小于 33% 的最高剂量。

剂量水平本身是基于改进的 Fibonacci(斐波那契)数列。第二级是起始剂量的两倍,第三级比第二级高 67%,第四级比第三级高 50%,第五级比第四级高 40% 等。一般不对同一患者进行后续疗程的递增剂量治疗。

二、加速滴定设计

上述方法没有令人信服的科学依据，只是经验表明它是安全的。传统的Ⅰ期临床试验有3个局限性：①有时会使过多的患者接受亚治疗剂量的新药治疗；②试验可能需要很长时间才能完成；③提供的有关患者间变异性和累积毒性的信息非常有限。

为了解决这些问题，已经开发出了许多新的试验设计。加速滴定设计（accelerated titration design，ATD）可以显著减少Ⅰ期试验的受试者数量，较常规的设置是初期每个剂量组仅设置1例，在一定条件下还允许对同一患者进行剂量递增。将统计模型拟合到完整的数据集，其中包括针对患者治疗的所有疗程的所有毒性等级。该模型包括代表剂量-毒性曲线的陡度，患者间剂量-毒性曲线位置变化的程度以及累积毒性程度（如果有）的参数。所有这些参数都是根据数据估算得出的。

三、连续重新评估方法

O'Quigley等人使用剂量-毒性模型来指导剂量递增以及确定最大耐受剂量，为剂量-毒性曲线的陡度建立了贝叶斯先验分布，并且在每个患者接受治疗后更新该分布。该模型基于第一阶段治疗数据以及患者是否发生了DLT来确立。这种方法称为连续重新评估方法。对于每个新患者，该模型用于确定导致特定百分比的患者发生DLT的预计剂量。

四、其他设计方法

对于某些肿瘤疫苗和分子靶向药物，毒性反应不是限制剂量的主要因素，还需要考虑引起免疫应答的最低剂量，因此标准设计可能是不合适的。Rahma等提出了用于疫苗试验的新设计。

在Ⅰ期试验中发现提供最大生物学效应的剂量通常不切实际，因为这可能需要大量患者。例如，要有90%统计效能在单侧10%显著性水平下检测两个剂量水平之间的平均反应中的一个标准误差，则每个剂量水平需要14名患者。Korn等人开发了一种顺序程序，用于在生物学反应的度量为二元法时找到这种剂量。在最初的加速阶段，他们会按剂量水平治疗一名患者，直到看到生物学反应为止。然后，他们使用每剂量水平治疗3~6名患者作为一个队列。若在给定剂量水平上的3名患者中，生物反应为零至一个响应时，升级到下一个水平；若在3名患者中出现两三个响应，则他们将队列扩展到6名患者；若6名患者出现五六个生物反应，则宣布该剂量为生物活性水平并终止试验。在一个剂量水平上有4个或更少的生物反应时，将继续递增。

零期概念的验证试验设计也已经开发，主要适用于预期不会引起毒性的极低浓度的单剂量新药治疗患者，从而使得研究人员可以通过测量给药前后的药效学终点来早期评估药物的分子靶标是否受到抑制。这些试验需要事先开发用于测量药效学终点的分析方法，以及用于估计同一患者独立组织样品的测量变异性的数据库。该估计值应反映组织采样的可变性以及检验技术的可变性。开发的方法的前提是对测定变异性有良好的估计，并具有足够可重复的测定方法，从而能够根据观察到的药效学终点水平的变化可靠地将单个患者分为反应者或非反应者。Rubinstein 等人描述的设计可利用少量患者来确定药物是否在相当大比例的患者中引起靶标抑制。

第二节 Ⅱ期临床试验

一、受试者选择

传统意义上的Ⅱ期临床试验是根据肿瘤类型在现有治疗方案无效的患者中单独进行的。分子靶向药物的开发为Ⅲ期临床试验患者的选择和评估带来了新的复杂性。如果明确知道药物的靶标,则更适合根据靶标表达或基因组改变来选择患者,而不是根据疾病的主要部位来选择患者。即使未将靶标表达用作资格标准,也应在肿瘤表达靶标足够多的患者中对药物进行评估。因此,Ⅱ期临床试验开始时就要对可用的靶标进行足够的检测。

药物通常有多个靶点,每个靶点可能有几种候选分析方法,但靶标的表达或改变往往被证明只是相关基因组信息的一部分。例如,抗表皮生长因子受体抗体西妥昔单抗和帕尼单抗的有效性最终取决于肿瘤是否具有激活的 K-RAS 突变。

传统Ⅱ期临床试验的主要目标是确定新药活跃的原发性肿瘤部位,而新的重要目标是开发有前途的预测性生物标记物,以鉴定出哪类肿瘤患者最有可能(或最少)对药品有反应。Ⅱ期试验开发阶段也用于选择将在新药Ⅲ期试验中使用的检测方法以及确定用于选择此类试验患者或进行分析的标准时间。

如果为进入广泛的Ⅱ期临床试验的患者保存了肿瘤标本,则不需要针对所有候选靶标预先开发检测方法,但是无法确保那些肿瘤候选标记呈阳性的患者亚群获得足够的收益。Pusztai 等人描述了一种混合方法,该方法从进行标准单臂两阶段设计开始,评估无限制患者的总体缓解率是否足够大。如果在标准Ⅱ期临床试验的第一阶段中总体缓解率足够,则将进行第二阶段,并增加其他不受限制的患者。如果在第一阶段总体反应太少,则可以开始为期两个阶段的Ⅱ期研究,以限制标记物阳性患者进入。如果有多个可能的标记物,则限制标记物之一为阳性的患者进入,并确保每个标记物都有足够数量的阳性患者用来进行评估。

如果基于对药物靶标以及这些靶标在疾病进展中的生物学认识尚不知道有效的预测性生物标记物,那么寻找有效的生物标记物可能会成为Ⅱ期临床试验的主要目标。通过比较缓解者和非缓解者之间的基因组变异频率和候选基因的预处理表达水平,可以潜在地确定分析开发目标的优先级。如果没有足够的候选靶标,则可以使用全基因组表达谱来对可能对药物产生反应的肿瘤进行分类。Dobbin 等为全基因组表达谱研究提供了样本量指南,通常推荐至少 20 名缓解者来开发分类。Pusztai 等进行了计算机模拟研究,其结果表明,曲妥珠单抗在全基因组表达谱分析中只有 5 个缓解者可以进行分析,而 HER2 转录本的过表达可能无法作为曲妥珠单抗治疗晚期乳腺癌的生物标记物。如果响应者的数量非常有限,他们建议根据候选基因进行分析。

二、单臂Ⅱ期临床试验

（一）单药试验设计

对于单药Ⅱ期试验,基于实体瘤指南中疗效评估标准的缓解率通常提供了令人满意的终点。针对单药Ⅱ期试验,已经开发了多种统计应用方案和样本量方法。最受欢迎的方法之一是经典的两阶段设计。n_1 名可评估患者在试验的第一阶段进入研究,如果这 n_1 名患者中缓解数不超过 r_1,则应计为终止并且该药物被认为不敏感而被拒绝;否则,应继续对 n 名可评估的患者进行试验。在第二阶段结束时,如果观察到的缓解率小于或等于 r/n,则拒绝药物,其中 r 和 n 由所用的设计确定。

表 2-1 和表 2-2 展示了其中一些基于网络的交互式计算机程序优化设计,可从"http://brb. nci. nih. gov"获得。为了选择一种设计,研究者要指定感兴趣的靶点活性水平 p_1,以及较低的活性水平 p_0。最佳设计的每个三元组的第一行为设计提供了可能性,其中 10 种接受药物的情况和概率均不及 p_0,10 种拒绝药物的疗效优于 p_1,受这两个因素的影响,最佳设计可最大限度地减少平均样本量。在较低的活性水平 p_0 处计算平均样本量,以最大限度地保护患者免受非活性药物的侵害。这两个表显示了每种设计的 r_1、n_1、r 和 n 的最佳值、平均样本量,以及活性水平为 p_0 的药物在第一阶段后停药的可能性;还展示了"小中取大"设计,该设计提供了满足上述两个限制的最大样本量中的最小值 n。尽管小中取大设计的平均样本量比最佳设计要大一些,但在某些情况下,它们是可取的,因为平均样本量的小幅增加足以抵消最大样本量的大幅减少。

篮子设计的合格与否基于肿瘤中特定的基因组改变而不是组织学类型,这些设计通常是非随机试验,它们可能包括多种药物。对患者分类,给予针对其肿瘤中所含分子改变的药物,而针对篮子设计已经开发了许多新的统计方案。该设计也结合了通过组织学相互作用对药物进行的中期测试。如果该相互作用在统计上不显著,则将忽略组织学并确定合并样本的数量,否则将对组织学进行独立分析。贝叶斯版本为连续分析和确定哪些组织学与其他药物在敏感性上可能有所不同提供了更大的优化。

有些学者建议使用无进展生存期代替缓解来评估可能具有细胞抑制作用的分子靶向药物。可以使用表 2-1 和表 2-2 设计单臂Ⅱ期临床试验,以测试在开始治疗后的 12 个月之内(在特定的里程碑时间)稳定疾病患者的比例是否大于指定的值 p_0,但这仅适用于 p_0 值是稳定的,且在所有试验中均具有良好的特征。

表 2-1　西蒙两阶段Ⅱ期临床设计：$p_1 - p_0 = 0.2$

		optimal design（优化设计）				minimax design（小中取大设计）			
		拒绝阈值				拒绝阈值			
p_0	p_1	r_1/n_1	r/n	EN(p_0)	PET(p_0)	r_1/n_1	r/n	EN(p_0)	PET(p_0)
0.05	0.25	0/9	2/24	14.5	0.63	0/13	2/20	16.4	0.51
		0/9	2/17	12.0	0.63	0/12	2/16	13.8	0.54
		0/9	3/30	16.8	0.63	0/15	3/25	20.4	0.46

		optimal design(优化设计)				minimax design(小中取大设计)			
		拒绝阈值				拒绝阈值			
p_0	p_1	r_1/n_1	r/n	$EN(p_0)$	$PET(p_0)$	r_1/n_1	r/n	$EN(p_0)$	$PET(p_0)$
		1/12	5/35	19.8	0.65	1/16	4/25	20.4	0.51
0.10	0.30	1/10	5/29	15.0	0.74	1/15	5/25	19.5	0.55
		2/18	6/36	22.5	0.71	2/22	6/23	26.2	0.62
		3/17	10/37	26.0	0.55	3/19	10/36	28.2	0.46
0.20	0.40	3/13	12/43	20.6	0.75	4/18	10/33	22.3	0.50
		4/19	15/54	30.4	0.67	5/24	13/45	31.2	0.66
		7/22	17/46	29.9	0.67	7/28	15/39	35.0	0.36
0.30	0.50	5/15	18/46	23.6	0.72	6/19	16/39	25.7	0.48
		8/24	24/63	34.7	0.73	7/24	21/53	36.6	0.56
		7/18	22/46	30.2	0.56	11/28	20/41	33.8	0.55
0.40	0.60	7/16	23/46	24.5	0.72	17/34	20/39	34.4	0.91
		11/25	32/66	36.0	0.73	12/29	27/54	38.1	0.64
		11/21	26/45	29.0	0.67	11/23	23/39	31.0	0.50
0.50	0.70	8/15	26/43	23.5	0.70	12/23	23/37	27.7	0.66
		13/24	36/61	34.0	0.73	14/27	32/53	36.1	0.65
		6/11	26/38	25.4	0.47	18/27	24/35	28.5	0.82
0.60	0.80	7/11	30/43	20.5	0.70	8/13	25/35	20.8	0.65
		12/19	37/53	29.5	0.69	15/26	32/45	35.9	0.48

注:对于(p_0, p_1)的每个值,给出了3组误差概率(α, β)的设计。第一行、第二行和第三行分别对应错误概率极限$(0.10, 0.10)$、$(0.05, 0.20)$和$(0.05, 0.10)$。

在试验的第一阶段累计n_1名患者。如果缓解率不大于r_1/n_1,则停止并拒绝药物。否则,应继续累计n名患者。最终分析时,如果反应率不大于r/n,则拒绝药物。

表 2-2　西蒙两阶段 II 期临床设计:$p_1 - p_0 = 0.15$

		optimal design(优化设计)				minimax design(小中取大设计)			
		拒绝阈值				拒绝阈值			
p_0	p_1	r_1/n_1	r/n	$EN(p_0)$	$PET(p_0)$	r_1/n_1	r/n	$EN(p_0)$	$PET(p_0)$
		0/12	3/37	23.5	0.54	0/18	3/32	26.4	0.40
0.05	0.25	0/10	3/29	17.6	0.60	0/13	3/27	19.8	0.51
		1/21	4/41	26.7	0.72	1/29	4/38	32.9	0.57
		2/21	7/50	31.2	0.65	2/27	6/40	33.7	0.48
0.10	0.25	2/18	7/43	24.7	0.73	2/22	7/40	28.8	0.62
		2/21	10/66	36.8	0.65	3/31	9/55	40.0	0.62

		optimal design（优化设计）				minimax design（小中取大设计）			
		拒绝阈值				拒绝阈值			
p_0	p_1	r_1/n_1	r/n	$EN(p_0)$	$PET(p_0)$	r_1/n_1	r/n	$EN(p_0)$	$PET(p_0)$
		5/27	16/63	43.6	0.54	6/33	15/58	45.5	0.50
0.20	0.35	5/22	19/72	35.4	0.73	6/31	15/53	40.4	0.57
		8/37	22/83	51.4	0.69	8/42	21/77	58.4	0.53
		9/30	29/82	51.4	0.59	16/50	25/69	56.0	0.68
0.30	0.45	9/27	30/81	41.7	0.73	16/46	25/65	49.6	0.81
		13/40	40/110	60.8	0.70	27/77	33/88	78.5	0.86
		16/38	40/88	54.5	0.67	18/45	34/73	57.2	0.56
0.40	0.55	11/26	40/84	44.9	0.67	28/59	34/70	60.1	0.90
		19/45	49/104	64.0	0.68	24/62	45/94	78.9	0.47
		18/35	47/84	53.0	0.63	19/40	41/72	58.0	0.44
0.50	0.65	15/28	48/83	43.7	0.71	39/66	40/68	66.1	0.95
		22/42	60/105	62.3	0.68	28/57	54/93	75.0	0.50

注：对于(p_0,p_1)的每个值，给出了3组误差概率(α,β)的设计。第一行、第二行和第三行分别对应错误概率极限(0.10,0.10)、(0.05,0.20)和(0.05,0.10)。α是接受具有反应概率p_0的药物的概率；β是拒绝药物的可能性，其反应概率为p_1。对于每种设计，当真实响应概率为p_0时，$EN(p_0)$和$PET(p_0)$表示预期的样本量和提前终止的概率。

（二）组合方案设计

从本质上来说，组合方案设计可确定一种新药是否会在一种有效的治疗方案中增加抗癌活性。在使用表2-1和表2-2设计单臂试验时，p_0应代表现有标准方案的活性水平，但是如果存在研究间的不同和患者预后因素的差异，那么，基于假定的已知p_0的单臂试验可能就不合适了。几种单臂研究设计方法已经被开发出来解释或控制p_0的变异性。其中一种方法是：将单臂试验的分析与一组特定的对照患者进行比较，并根据预后因素进行匹配，同时在相同的机构进行治疗。这种方法可能比仅使用假定的已知p_0值更好。

对于使用特定历史对照的缓解率的比较试验，应使用适合随机临床试验的公式来计算样本量。通过插入要使用的历史对照的数量，可以计算出单臂Ⅱ期试验中采用新方案治疗所需的患者数量。对于二元终点，这些计算的结果如表2-3所示，具有80%的把握度以及10%的显著性水平。列表中的条目表明，如果至少有30例适当的历史对照，则少于40例新患者即可检测到25%的差异；同时，使用这种单臂方法检测15%的差值几乎是不可能的，而检测20%的差值通常至少需要50个合适的历史对照和60例新患者。Mick等提出，将患者在Ⅱ期临床试验中的进展时间与同一患者在先前试验中的进展时间进行比较，这些时间的比率称为生长调节指数，如果该指数平均大于1.3，则认为该药是有活性的。然而实际上各种临床方案的随访间隔是不同的，并且在计算进展时间的比率时可能存在很大的可变性和偏差。随着肿瘤的增大，倍增时间可能会增加，因此在某些情况下假阳性结果的可能性也会增加。

表 2-3　采用过往对照和二元终点的单臂Ⅱ期试验中需要的患者数量[①]

过往对照的成功比例	过往对照数量				
	30	40	50	75	100
	94[②]	69	59	50	46
0.10	36	32	30	28	27
	21	20	19	18	18
	—	226	126	80	67
0.20	68	49	43	36	33
	29	25	24	21	21
	*	*	307	113	86
0.30	132	69	54	41	37
	36	29	26	23	21
	*	*	*	137	95
0.40	267	83	59	43	37
	39	29	25	22	20
	*	*	*	136	91
0.50	370	80	54	38	33
	34	25	22	18	17
	*	*	910	104	72
0.60	178	56	39	28	25
	22	17	14	12	12

注:①单侧显著性水平为 10%,把握度为 80%。

②顶部的是需要检测 15% 差异的新患者人数。

* 中部和底部分别用于检测 20% 和 25% 的差异。

三、随机Ⅱ期临床试验

建议使用以肿瘤进展时间为终点的随机设计,以评估可能具有抑制作用的药物的单药Ⅱ期临床试验,以及将新药添加到有效治疗方案中的试验。随机Ⅱ期和Ⅲ期试验设计之间有两个关键的区别。首先,随机Ⅱ期试验可以使用抗肿瘤作用的敏感指标作为终点指标,这样的终点指标不需要"验证",尽管它可能不是直接反映患者获益的可接受的Ⅲ期终点指标,也不是生存期的有效替代指标,而仅用于确定是否进行Ⅲ期试验。Ⅲ期试验终将以公认的Ⅲ期终点评估新方案。Ⅱ期试验还可能有助于优化可用于Ⅲ期的方案,并提供有关最佳目标人群的信息。其次,用于计划和分析Ⅱ期试验的Ⅰ类错误"α 水平"可以通过Ⅲ期试验的两侧 5% 的水平提高,使该 α 水平提高到单侧的 10%,从而减少所需患者数量。

与Ⅲ期临床试验相比,Ⅱ期临床试验所需的患者更少,但与Ⅱ组单臂试验相比,它们通常需要更多的患者。然而,在评估事件终点的时间或评估联合方案时,随机Ⅱ期临床试验通常是必要的。表 2-4 和表 2-5 显示了随机Ⅱ期临床试验所需的患者人数,主要终点是在特定时间内缓解率或无进展患者的比例。

表 2-4　基于无进展生存的随机 Ⅱ 期临床试验中观察的总事件数

危害减少	中位数比率	平等随机化				2∶1 随机化①			
		$\alpha=0.10$②		$\alpha=0.05$②		$\alpha=0.10$②		$\alpha=0.05$②	
		Power=0.8	Power=0.9	Power=0.8	Power=0.9	Power=0.8	Power=0.9	Power=0.8	Power=0.9
25%	1.33	301	417	219	319	339	469	246	358
30%	1.43	195	270	141	206	219	303	159	232
33%	1.50	155	215	113	164	175	242	127	185
40%	1.67	96	132	70	101	108	149	78	114
50%	2.00	52	72	38	55	59	81	43	62

注：①三分之二的患者被随机分配到新的治疗组。

②单侧显著性水平。

表 2-5　随机 Ⅱ 期临床试验各组患者数量，终点在里程碑处成比例无进展，Time T Power 为 80

对照组 T-mo DFS	T-mo DFS 单侧显著性水平升高 5%				T-mo DFS 单侧显著性水平升高 10%			
	0.10	0.15	0.20	0.25	0.10	0.15	0.20	0.25
0.05	129	72	48	35	99	56	38	28
0.10	176	91	58	41	133	70	45	32
0.15	216	108	66	46	163	82	51	36
0.20	250	121	73	50	188	92	56	39
0.25	278	132	79	53	208	100	60	41
0.30	300	141	83	55	224	106	63	42
0.35	315	146	85	56	235	110	65	43
0.40	324	149	86	56	243	112	65	43

注：DFS——disease-free survival，无病生存。

　　Rosner 等描述了一种针对治疗性靶向药物的 Ⅱ 期临床研究的"随机停药设计"。所有符合条件的患者都开始服用该药物，并给予 2～4 个疗程的治疗，然后对患者进行评估：有进展的患者从研究中移除，有客观肿瘤反应的患者继续治疗，剩下的患者随机选择继续或停止用药，对随机分组的持续组和中断组患者的进展时间进行比较。Freidlin 和 Simon 评估并进一步发展了这个设计，可能需要对大量患者进行治疗，就像直接随机的 Ⅱ 期设计那样。该设计的优点在于：由于所有患者都开始使用新方案，随机停药设计的累积率可能更好。Hong 和 Simon 开发了一种"run-in 设计"，该设计是在所有 run-in 期短时间内让所有患者都接受测试药物，然后测量中间终点反应，并用于对随后的随机分组进行分层，以决定继续治疗或接受对照治疗。这种设计允许人们使用短期反应作为预测生物标志物。

第三节　Ⅲ 期临床试验设计

　　好的治疗研究需要提出重要的问题并得到可靠的答案，它们可能包括保留传统的治疗方法,跨专业转移患者管理责任,在医生之间标准化程序,并需与一大群人分享。

一、无缝Ⅱ/Ⅲ期设计

有一些研究者已经开发了无缝Ⅱ/Ⅲ期试验的设计。通常情况下,将患者随机分配到新的治疗方案组或对照组,使用Ⅱ期终点(如缓解率或进展时间)进行中期分析,以确定采用新治疗方法后的结果是否足以支持继续Ⅲ期试验。如果累积继续进行,则累积和随机化将继续进行,并使用可接受的Ⅲ期终点进行最终分析,将Ⅱ期患者纳入最终分析。

伞形试验是整合的Ⅱ/Ⅲ期随机试验,在这些试验中患者参加随机试验,其中包括针对其肿瘤中包含的基因组改变的试验治疗方法,它们通常针对特定的组织学类型的癌症进行。诸如ISPY-2之类的"平台试验"属于Ⅱ期试验,涉及多个方案和多个生物标志物层,以确定哪种组合方案值得进行Ⅲ期评估。它们使用"适应性随机化",即在每个阶层的治疗之间平等地随机化,随后被分配给短期反应率更高的方案。

Freidlin等讨论了使用一个对照臂和多个新的治疗臂进行临床试验的统计和实践方面。Freidlin等还提出了一种新的药物随机Ⅱ期设计方案,该方案可候选预测性生物标志物,用于确定该药物是完全无活性,或仅在标志物阳性组中具有活性,还是与生物标志物状态无关而具有活性。这种设计使研究人员能够决定是否将生物标志物开发继续进行到Ⅲ期开发。

二、终点

评估治疗效果的主要终点应该是患者获益的直接衡量标准,生存和症状控制就是这样的终点。尽管转移性疾病持久、完全的消退可以作为良好的替代指标取代生存期延长这一主要评价终点,但部分肿瘤缩小,尤其是持续时间短的肿瘤,通常不是进行Ⅲ期试验的合适终点。Torri等在晚期卵巢癌的随机临床试验中对缓解率差异和中位生存期差异之间的关系进行Meta分析。他们发现,反应率的大幅提高与中位生存期的微小改善相对应。因此,使用缓解率作为终点可能导致患者接受越来越强的毒性治疗,而他们的净收益很少甚至没有。正确地验证一个终点是否可作为临床获益的替代指标,需要对有关该疾病的一系列随机临床试验进行分析。临床试验通常将通过风险比或对数风险比衡量的生存治疗效果,以及无进展生存的反应或风险比差异衡量作为候选替代治疗效果。候选替代药物的治疗差异的幅度与临床获益方面的治疗差异的幅度相关,但这并不足以表明临床结果与在同一治疗组上测得的候选替代药物有关,因为这可能仅反映已知的缓解者偏倚与非缓解者偏倚。

三、受试者选择

为确保Ⅲ期临床试验的结果适用于本临床研究机构以外的其他临床研究机构的患者,该试验通常需多中心广泛参与。然而,越来越多的人认识到,肿瘤的主要特征之一是肿瘤间的异质性。就不同患者相同的原发部位出现的肿瘤而言,其肿瘤发生、病理生理学和药物敏感性通常并不相同。因此,仅对预期可识别的亚组患者有效的药物进行广泛的临床试验通常不再是一种合适的研究策略。特别是分子靶向药物,其有效性可能仅限于肿瘤的一个敏感子集,该子集可以基于药物的分子靶标是否在肿瘤中失调来表征。即使使用细胞毒性药物,通常也会根据每个受益患者的具体情况进行治疗。许多分子靶向药物的高成本使得传统的广泛合格试验方法变得越来越不可持续。

如果临床试验是基于确定肿瘤可能对药物敏感的试验来选择患者，那么就可以用较少的患者进行临床试验。Simon 和 Maitournam 已经评估了这种针对性设计的效率。当不到一半的患者"测试阳性"且新疗法对测试阴性的患者无效时，可以通过将资格限制为测试阳性的患者来大幅度减少所需的样本量。Simon 和 Zhao 提供了一个基于网络的计算机程序，使研究人员能够将此类设计与标准的广义合格设计进行比较（http://brb. nci. nih. gov）。该靶向方法有效地用于转移性乳腺癌曲妥珠单抗的开发。大约 450 名肿瘤 HER2 过表达的患者参加了一项随机临床试验，该试验提供了令人信服的证据，证明曲妥珠单抗延长了生存期。如果该研究在没有评估 HER2 表达的情况下进行，那么需要 8000 多例患者才能获得类似的统计学效力。即使对未被选中的患者进行了大规模的研究并给出了具有统计学意义的结果，受益的规模也会非常小，因为 25% 的 HER2 过表达患者的受益会被剩下的 75% 的受益不足所稀释，而且仅根据整体人群中较小的获益比例就批准或使用一种具有明显毒性的药物也是存在疑问的。

在许多情况下，预测性生物标志物的生物学证据缺乏说服力，因此人们希望将标志物阳性和标志物阴性的患者包括在内，且要求所有患者都对标志物进行评估，并确定研究的样本量，以便有足够的统计数据来评估标志物阳性患者的治疗效果，并使用多重测试方法，以确保这种"所有人"设计的研究型 Ⅰ 型错误水平不超过 5%。Zhao 和 Simon 在 "http://brb. nci. nih. gov" 上提供了基于网络的计算机程序，以促进此类设计在临床试验中的使用。

这些富集和全患者设计假定，在 Ⅲ 期临床试验开始之前，已经开发出一个具有分析验证试验和阳性阈值的单一预测性生物标志物。由于癌症生物学的复杂性使其很难实现，因此开发了几种适应性设计使生物标志物纳入 Ⅲ 期试验中，同时也严格评估"生物标志物阳性"人群治疗效果的统计学意义。"适应性阈值设计"避免了预先设定阳性阈值的要求，而自适应标记设计（adaptive signature design）使多个候选生物标志物得到评估。适应性富集设计是针对一个或多个候选生物标志物的通用设计，这些标志物可在进行中期分析时修改合理性，同时将 Ⅰ 型错误严格限制在预期水平上。Hong 和 Simon 开发了一种"磨合设计"，允许在短暂的磨合期后对新疗法进行药物代谢动力学、免疫学或中间反应终点测量，并将其用作预测性生物标志物。Simon 等描述了一种前瞻性回顾性方法，使用存档的肿瘤标本对有关预测性生物标志物的随机 Ⅲ 期临床试验重新进行了重点分析。该方法要求大多数患者都能获得存档标本，并且在进行盲法检测之前必须制定出一套专注于单一标志物的分析计划。该方法用于确定 KRAS 突变是结肠直肠癌患者对抗表皮生长因子受体抗体反应的阴性预测生物标志物。

四、随机化

为了确定一种新的治疗方法是否可以治愈疾病，需要足够的非随机对照组，将新疗法与历史对照组进行比较，选择接受新疗法的患者通常比对照组的患者更多。通常没有足够的证据来确定是否存在预后差异，并且可能尚未测量出对照的当前已知预后因素。通过随机分配治疗组可以避免前面提到的大部分系统偏差。随机化虽然不能确保某项研究纳入的样本代表该疾病的全部人群，但还是有助于在目标患者人群中公正地比较、评价不同的治疗方案。

在药物开发中,随机和非随机试验通常都有作用。在某些情况下,可以使用非随机格式来确定哪些方案足以用于随机Ⅲ期评估以及确定在临床环境中效果较差的情况。对于重要的公共卫生问题,除非预期的治疗对结果的影响非常大,否则对可靠答案的需求要求使用随机的Ⅲ期试验。

在患者符合条件且同意参加试验并接受随机选择后,应对患者进行随机分组。应该使用一个随机的和不可破译的随机程序,并通过一个由独立于参与医生的由个人组成的中央随机办公室来实施随机化。

五、分层

在随机试验中,当患者的重要预后因素已知时,通常建议分层随机化以确保这些因素的均匀分布,这通过为每个层次的患者准备一个单独的随机列表来完成。每个列表必须平衡,以保证在每组 4～10 个患者中,治疗组包含相同数量的患者。在板块内治疗任务的顺序是随机的,在随机分组时必须知道每个患者的分层因素。然而,即使涉及通过生物标志物亚组进行的亚组分析,缺乏分层也不会使随机研究无效。

一般来说,最好将分层限制在那些已知的对结果有重要独立影响的因素。如果两个因素密切相关,则只需包含一个因素。许多临床试验人员认为,分层是不必要的,因为可以在分析中对已知的不平衡因素进行调整,并且其对统计功效的影响可忽略不计。但是当样本量可能受到限制时,分层有助于确保中期分析的平衡,并为研究者提供对结果的信心。分层也是一种有助于确定什么是重要的预后因素的方法。

许多临床试验使用动态分层方法。最流行的方法是 Pocock 和 Simon 提出的方法,它可以有效地平衡许多预后因素。Kalish、Begg 等的多项研究表明,如果将分层因素包括在用于最终分析的模型中,那么适应性分层的作用就是使Ⅰ型真实误差小于标称比率,因此分析有些保守。Simon 表明,基于模型的分析不需要使用适应性分层方法。我们可以定义一个线性测试统计量,反映对分层变量调整后结果处理的效果差异,并通过重新应用适应性分层方法生成测试统计量的零分布。适应性分层处理分配的 Pocock-Simon 方法具有不确定性。因此,可以复制分层的治疗方案,保持固定的患者注册顺序和患者的分层变量,为随机化的治疗方案重新计算检验统计量的值,重复此过程 1000 次,从而生成无效值检验统计量的分布。

六、样本量

Ⅲ期临床试验的方案应该确定累计患者的数量和最终分析结束后的随访时间,或者应该确定最终分析发生时的事件数量。样本量计划的方法通常基于以下假设:在随访期结束时,针对单个主要终点将实验治疗与对照治疗进行比较,进行统计学显著性检验。0.05 的统计学显著性水平意味着,如果治疗效果没有真正的差异,那么获得的数据中观察到的极端结果差异的概率为 0.05。显著性水平不代表零假设成立的概率,它表示在零假设成立的情况下观测到差异的概率。传统统计理论不把概率归因于假设,而只归因于数据。

单侧显著性水平表示的是仅在偶然情况下获得与实际观测到的差异大小和方向相同的

差异的概率。双侧显著性水平表示在任意方向上偶然获得与实际观测到的绝对值一样大的差异的概率。双侧显著性水平通常是单侧显著性水平的两倍，0.05 已被广泛认可为Ⅲ期临床试验的标准证据水平。

当治疗的效果不同时，获得统计上显著结果的概率被称为试验的把握度。随着样本数量和随访范围的增加，把握度也随之增大。然而，这种把握度的关键取决于两种治疗方法的实际效果差异的大小，通常设为 0.80 或 0.90，即两种治疗方法的差异是检测出的最小可能。

统计学家已经开发出了有效的样本量估算方法，以比较Ⅲ期试验中的生存曲线或无病生存曲线。表 2-6 展示了假设风险比（两个治疗组的死亡率的比值）随时间变化而恒定所需的总事件数。表 2-6 展示了在一个给定群组中必须发生的事件总数，以提供 90% 的把握度来检测试验治疗相对于对照治疗的特定危害减少。对于指数分布，死亡风险降低的百分比可以表示为中位存活率，显示在表 2-6 的第二栏中。当主要终点指标是总体存活率时，事件就是死亡，对于无病生存曲线，事件是死亡或复发，所需的死亡或事件数量与所需的患者数量的转换取决于生存分布的实际形状、累积率以及累积结束后的随访时间。但是，最好将最终分析的时间指定为获得指定死亡或事件数量的时间，而不是绝对的日历时间。

表 2-6　比较生存曲线所需的事件数

减少死亡风险的百分比/%	指数分布中位存活率	观察总死亡人数* /人
25	1.33	508
30	1.43	330
33	1.50	257
40	1.67	162
50	2.00	88

注：两组的总死亡人数的把握度＝用来检测中位存活率 0.90 把握度。类型Ⅰ错误 $\alpha=0.05$（双侧）。

在某些情况下，就治疗效果而言，通过在超过某个里程碑时间（如 5 年）后无进展或死亡的患者比例的差异来考虑治疗效果可能会很方便。表 2-7 和表 2-8 提供了在此基础上计划进行临床试验所需的患者人数，这种方法对以生存期或无病生存期为终点的研究不太灵活，因为它假定所有患者都将在最低限度时间内得到随访。这些表通常可用于检测二元终点中的差异，这些差异在表中表示为成功率。为了比较Ⅲ期临床试验的治疗方法，通常认为差异大于 15%～20% 是不现实的。确立能够提供良好统计能力以检测实际预期的治疗改善的样本量非常重要。

表 2-7　两个治疗组的患者数量，以比较比例（单侧试验）

较小成功率	较大-较小成功率									
	0.05	0.10	0.15	0.20	0.25	0.30	0.35	0.40	0.45	0.50
0.05	512①	172	94	62	45	35	28	23	19	16
	381②	129	72	48	35	27	22	18	15	13

续表

较小成功率	较大-较小成功率									
	0.05	0.10	0.15	0.20	0.25	0.30	0.35	0.40	0.45	0.50
0.10	786	236	121	76	54	40	31	25	21	17
	579	176	91	58	41	31	24	20	16	14
0.15	1026	292	144	88	60	44	34	27	22	18
	752	216	108	66	46	34	26	21	17	14
0.20	1231	339	163	98	66	48	36	29	23	19
	900	250	121	73	50	37	28	22	18	15
0.25	1402	377	178	105	70	50	38	29	23	19
	1024	278	132	79	53	38	29	23	18	15
0.30	1539	407	189	111	73	52	38	30	23	19
	1122	300	141	83	55	39	30	23	18	15
0.35	1642	429	197	114	74	52	38	29	23	18
	1196	315	146	85	56	40	30	23	18	14
0.40	1711	441	201	115	74	52	38	29	22	17
	1246	324	149	86	56	39	29	22	17	14
0.45	1745	446	201	114	73	50	36	27	21	16
	1271	327	149	85	55	38	28	21	16	13
0.50	1745	441	197	111	70	48	34	25	19	15
	1271	324	146	83	53	37	26	20	15	12

注:①上行——显著性水平为0.05,把握度为0.90;②下行——显著性水平为0.05,把握度为0.80。

表2-8　两个治疗组的患者数量,以比较比例(双侧试验)

较小成功率	较大-较小成功率									
	0.05	0.10	0.15	0.20	0.25	0.30	0.35	0.40	0.45	0.50
0.05	620①	206	113	74	54	42	33	27	23	19
	473②	159	88	58	43	33	27	22	18	16
0.10	956	285	146	92	64	48	38	30	25	21
	724	218	112	71	50	38	30	24	20	17
0.15	1250	354	174	106	73	53	41	33	26	22
	944	269	133	82	57	42	32	26	21	18
0.20	1502	411	197	118	79	57	44	34	27	22
	1132	313	151	91	62	45	34	27	22	18
0.25	1712	459	216	127	84	60	45	35	28	23
	1289	348	165	98	65	47	36	28	22	18
0.30	1880	495	230	134	88	62	46	36	28	22
	1414	375	175	103	68	48	36	28	22	18

续表

较小 成功率	较大-较小成功率									
	0.05	0.10	0.15	0.20	0.25	0.30	0.35	0.40	0.45	0.50
0.35	2006	522	239	138	89	63	46	35	27	22
	1509	395	182	106	69	49	36	28	22	18
0.40	2090	537	244	139	89	62	45	34	26	21
	1571	407	186	107	69	48	36	27	21	17
0.45	2132	543	244	138	88	60	44	33	25	19
	1603	411	186	106	68	47	34	26	20	16
0.50	2132	537	239	134	84	57	41	30	23	17
	1603	407	182	103	65	45	32	24	18	14

注：①上行——显著性水平为0.05，把握度为0.90；②下行——显著性水平为0.05，把握度为0.80。

七、析因设计

析因设计是通过使用同一患者回答一个以上治疗问题来提高Ⅲ期临床试验效率的一种方法。例如，考虑涉及因子A(无论使用药物 A_1 还是 A_2 用于诱导)和因子B(是否使用药物 B_1 或 B_2 用于合并)的 2×2 因子设计，该设计有4个治疗组：A_1B_1、A_1B_2、A_2B_1 和 A_2B_2，尽管有4个治疗组，但是可以利用所有患者评估每种治疗因子的平均效果。要将 A_1 与 A_2 进行比较，可以忽略因子 B 或在两个因子 B 层次上平均因子 A 的治疗效果。通常在假设两种药物的疗效之间没有相互作用的情况下计算 2×2 析因试验的样本量。样本量与简单的两臂试验大致相同。析因设计提供了以一个成本为代价回答两个问题的可能性，但是在结果解释方面可能会有歧义。对于不太可能出现负面相互作用或两个因素都不太可能产生实质性影响的情况，析因设计可以大大提高临床试验的效率。

Simon 和 Freedman 开发了贝叶斯方法来进行析因试验的设计和分析，避免忽略人的相互作用或将忽略人的相互作用的假设一分为二，为此类临床试验的设计和分析提供了灵活的方法。贝叶斯方法还避免了对交互作用的初步测试。

八、非劣效性试验

非劣效性试验通常将标准治疗与侵入性较小或较方便的治疗进行比较，后者在主要终点方面预期不会优于标准治疗。对于此类试验，不能确定两种治疗在主要终点方面是完全等同的。通常的方法是将试验计划为具有较高的统计能力，以检测有效性的小幅下降，而这需要大样本量。由于不能拒绝没有治疗差异的标准无效假设会导致采用新的且可能是劣等的治疗方案，因此对非劣效性试验结果会出现误解。对于此类试验的分析应强调置信区间，而不是统计显著性检验。从有效性的真正差异的置信区间可以更清楚地看出哪些差异与数据一致。非劣效性试验通常是为了区分无效假设，即治疗方法是等价的，而替代方法是新治疗方法差一个 δ 值，设计非劣效性试验的关键问题之一就是 δ。较小的 δ 值需要进行较大型的试验，而较大的 δ 值需要进行较小型但无意义的试验。该试验将能够检测到的有效性降低应该是标准治疗有效性的一部分。例如，假设标准治疗是 12 个月的化疗方案，相对于不进行化疗,其 5 年生存率提高 10%,而新的目标方案是仅使用 6 个月即可。如果我们希望拥有强大的效力来检测有效性是否降低一半,那么 δ 应该代表 5 年生存率相差 5%。如果我们希望有强大的效力来检测有效性是否降低了 1/4,那么 δ 应该代表 5 年生存率相差 2.5%。δ 的适当值只能在对建立标准治疗方法有效性的研究进行仔细检查后才能确定。如果这些研究不存在或不充分,则非劣效性试验可能不适用。

非劣效性试验设计的另一个问题是缺乏内部验证的假设,即对照治疗实际上对手头的患者群体有效。如果在研究之间标准治疗的有效性差异很大,则有可能会发现新方案不劣于标准,因为该标准在当前研究中无效。因此,非劣效性试验仅在标准方案高度有效且可重复使用时才适用。

九、贝叶斯方法

传统的治疗等效试验的设计和分析方法都不能满意地解释标准治疗的有效性评估的不确定性。Simon 开发了一种贝叶斯方法来解决此问题,还展示了如何评估治疗等效性试验的样本量,样本量多少取决于有效对照 C 优于 P 的证据强度和一致性以及有效性差异的大小。

传统的统计方法(即频数法)认为实验中收集的数据是随机的;他们测试关于代表固定但未知治疗效果的参数的假设。例如,在假设真实响应概率相等的零假设下,频率主义方法得出关于观察到的响应率差异的概率声明。贝叶斯统计方法认为参数以及数据是随机的,并且是从先前的分布中选择的。假设真正的治疗效果是从先验分布中随机抽取的,这意味着什么? 一种解释是,我们根据先前对该疗法和其他类似疗法的经验,认为先验分布表示对该疗法效果价值的主观信念。此类主观先验分布会因个人的经验、偏见、环境甚至经济利益的不同而异。贝叶斯方法使用贝叶斯定理根据研究数据更新参数的先验分布,以产生参数的后验分布。使用后验分布可以检验有关治疗是否等效的假设。因此,贝叶斯方法可以得出有关参数的直接概率陈述,如"治疗效果为 0.04 的概率"。关于参数的概率陈述似乎表明了我们想知道的内容,但是结果可能取决于先前的分布和数据。

许多贝叶斯统计学家使用"非信息性"先验分布。例如,对于 -1 和 +1 之间的所有差异,响应概率差异的非信息先验分布可能是恒定的。这种无信息的先验代表着这样一种信念,即巨大的差异和微小的差异一样可能,积极的差异和消极的差异一样可能。因此,基于表面无害的非信息性先验分布的方法可能不适用于基于小样本量的实际研究中的推论。Spiegelhalter 等建议对临床试验中"热情"和"怀疑"两种先验进行分析。前者可能由治疗的开发者持有,而后者可能由监管者持有。当数据如此广泛且强大而后验分布几乎不变时,无论使用热情还是怀疑的先验都可以获得可靠的结论。然而,这种方法通常需要非常大的样本量,远大于使用标准方法所需要的样本量。

对于某些参数,可能存在一致的先验分布。例如在评估细胞毒性时通常有广泛的共识,即患者-亚群相互作用不太可能产生大的治疗效果,Simon 在亚群分析的贝叶斯方法中利用了这一点。

关于在临床试验中使用贝叶斯方法有几个重要的误解。首先,一些人认为贝叶斯方法为随机分配治疗提供了一个充分的选择,然而事实上,对贝叶斯方法的有效性来说,随机化和频率化方法一样重要。其次,有些人错误地认为贝叶斯临床试验比频繁试验需要更少的患者。贝叶斯样本容量计算依赖于使用的先验分布。使用怀疑先验,贝叶斯方法所需的样本量可能比传统的样本量大得多。最后,一些统计学家认为,在临床试验中使用贝叶斯方法的主要障碍是计算后验分布的困难。然而,主要的局限性在于分析的主观性对Ⅲ期临床试验会产生影响。进行随机临床试验是因为专家的意见常常是错误的。

贝叶斯方法对Ⅰ期和Ⅱ期试验可能非常有用。对于此类试验,事先分配仅适用于研究者或申办者。对于Ⅲ期试验,情况更为复杂。尽管研究者或申办者的主观意见应在检验无治疗效果的主要假设中不起作用,但是一旦确定了治疗的基本有效性,就还有许多其他分析可以帮助医生决定如何使用新治疗方法。通常情况下,对这些分析的回答无法像对原始无效假设的检验那样精确或只有很少的错误,贝叶斯方法可能会发挥一定的作用。不同的医生可能对治疗有不同的先验信念,且治疗效果如何可能因患者而异;贝叶斯方法对医生确定如何对所遇患者实施结果可能有用。但是,贝叶斯模型可能像任何其他模型一样过度拟合数据,并且可能产生不良的预测。

第四节　Ⅲ期临床试验分析

一、意向性分析

意向治疗原则表明,所有随机分组的患者均应纳入试验的主要分析中。对于癌症试验,通常将其解释为所有"合格"随机患者。由于治疗偏差,过早死亡或患者退出而将患者排除在分析之外会严重影响结果。通常被排除的患者的结局要比未被排除的患者差。研究人员经常认为,患者的不良结局是因为对治疗的依从性不足,但因果关系的方向可能相反。例如在冠状动脉药物项目中,对安慰剂方案依从性差的 5 年死亡率为 28.3%,显著高于对安慰剂方案依从性良好的 15.1%。在随机试验中,依从性差的治疗组比另一个治疗组的治疗效果差,或者依从性差的原因可能有所不同。所有合格的随机患者的意向治疗分析应作为主要分析。如果一项研究的结论依赖于排除,则这些结论值得怀疑。治疗计划应被视为要评估的政策。预期的治疗不能均匀地提供给所有患者,但是所有合格的患者通常应在Ⅲ期临床试验中进行评估。

二、中期分析

如果重复进行统计学显著性检验,结果差异在某一点具有统计学显著性(0.05 水平)的概率可能大于 5%,该概率称为分析计划的Ⅰ类错误。Fleming 等表明,如果一项为期 3 年的试验每 3 个月比较两个相同的治疗方法,进行统计学显著性检验,则Ⅰ型错误可能高达 26%。有些试验发表时没有说明目标样本量,也没有说明发表的分析是否代表计划的最终分析,或者是试验过程中执行的多个分析之一。在这种情况下,人们必须怀疑研究者没有意识到规范的统计和非正式多重分析的风险。

中期分析由数据监视委员会来检查中期结果,而不是由参与的医生进行监视,这已经成为Ⅲ期多中心临床试验的标准。这种方法可通过由经验丰富的个人仔细评估中期结果来保护患者,并有助于保护研究免受由对中期结果的误解而导致的损害。通常中期结果信息仅可用于数据监测委员会。研究负责人不是数据监视委员会的成员,因为他们在继续进行试验时可能会有利益冲突。数据监视委员会确定结果何时成熟并发布,这些程序仅用于Ⅲ期试验。

目前已有许多有用的统计设计来监视中期结果。除非在双侧 $P<0.0025$ 水平上差异具有统计学意义,否则均应减去中期差异。如果中期差异在该水平上不显著,试验将继续进行,直到达到最初预期的规模。最终分析是在不考虑中期分析的情况下进行的,Ⅰ类错误几乎不受监测的影响。许多其他机构根据预先规定的计划的中期分析发展了中期监测的分组顺序方法。最常用的一种方法是 O'Brien 和 Fleming 的方法,判断中期差异是否具有统计学意义的临界 P 值取决于试验期间进行的分析次数。在癌症临床试验中,中期分析中的极端治疗差异比中期结果不支持实验性治疗实质上优于对照的假设更常见。一旦确定了基本的临床结果,无效分析就很重要,数据监视委员会负责帮助做出这些困难的判断。已经开发出了多种统计数据来进行“无效性监测”。即使在主要终点为生存的试验中,基于无病生存等中间终点的无效性分析也特别有效。

随机削减方法被广泛用于无效性分析。在任何中期分析中都会计算出在试验结束时拒绝零假设的可能性。该概率的计算取决于已经获得的数据,并假设在最初计划试验样本量时使用的实验处理方法的优越性的其他假设是正确的。如果此条件功效小于约 0.20,则可以接受无效假设而终止试验。如果在试验过程中仅进行了几次这种类型的中期分析,则基本上可以将 0.20 的临界值提高到至少 0.40。通过随机缩减,中期分析不必等距分布,并且无须预先指定中期分析的数量。

三、显著性水平、假设检验和置信区间

假设预先指定的概念对医学试验很重要。显著性水平可以作为解释结果的有用辅助手段,显著性水平受样本量的影响,并且不能拒绝零假设并不意味着这些处理是等效的。

置信区间通常比显著性水平提供更多的信息,治疗差异大小的置信区间提供了与数据一致的一系列效应。显著性水平不能说明治疗效果的大小,因为它取决于样本的大小。但是通过权重区间传达的应该是治疗效果,以权衡临床决策的成本和收益。许多所谓的负面结果实际上是无意义的,置信区间有助于确定何时是这种情况。

四、多重比较

表 2-9 显示了仅通过偶然机会获得一项统计学上显著($P<0.05$)差异的概率,它是两种等效治疗方法的独立比较次数的函数。仅进行 5 次比较得出至少一个假阳性结论的机会是22.6%。当在临床试验分析中考虑终点数目、中期分析和患者子集时,这些结果令人不安。临床试验中进行的比较并不是完全独立的,但这对改善问题没有多大影响。Fleming 和 Watelet 进行了计算机模拟,以确定当比较 3 个二分变量确定的 6 个子集中的两个等效处理时,获得统计学上显著处理差异的机会。在最终分析中,至少一个子集的治疗之间具有统计学显著差异的概率为 20%,而在最终分析或 3 个中期分析中,具有统计学显著差异的概率为39%。主要终点应在方案中定义,预先指定子集分析和有关次要终点的分析,并且只有在预

先定义的显著性水平降低时才应声明统计显著性,以将研究型 I 型误差限制在 5％以内。

表 2-9   在两种等效处理的多次比较中,偶然获得至少一个有统计学意义差异($P < 0.05$)的概率

比较次数	模拟试验中至少有一个显著差异的百分比/％
1	5.0
2	9.7
3	14.3
4	18.5
5	22.6
10	40.0
20	64.1

第五节   临床试验结果的报告

有效报告结果是研究不可或缺的一部分,但实际上临床试验结果的报告质量参差不齐,图 2-1 中总结的指南改编自 Simon 和 Wittes 提出的指南。

- 应当讨论数据的质量控制和评估缓解
- 在研究中登记的所有患者均应考虑在内
- 主要终点的不可评估率不应超过 15％
- 按治疗组比较结果时不排除符合条件的患者
- 样本量应足够大,以建立或最终排除具有重要临床意义的影响。应给出治疗规模与控制效果的置信度区间
- 出版物应提供方案规定的样本量和中期分析计划以及分析的实际时间
- 治疗效果的主张不应基于 II 期临床试验
- 应仔细讨论结论的可概括性,并基于前瞻性计划和对研究型 I 型错误的统计控制来证明特定于子集的声明的合理性

图 2-1   临床数据报告指南总结

许多文献报道的小型临床试验的阳性结果可能都是假阳性结果。假设在 100 个试验中有 10 个试验,试验治疗效果比对照治疗效果要好,这样在一个小型或中型的临床试验中有 90％的机会发现差异,当然在这 10 个试验中,预期有 9 个在统计学上有显著性差异,而其余 90 个试验中,假设治疗组与对照组大致相当。其中有 5％(4.5)的差异有统计学意义。因此,在 13.5(9＋4.5)个试验中产生统计学上的显著性结果,在 5％或 33％的病例中,该发现为假阳性。33％的错误发现率是惊人的,但它取决于一个假设,即只有 10％的试验研究提出了具有巨大疗效的新疗法。

这些结果强调,不能只看文献中呈现的结果,"阳性"结果需要得到证实,尤其是小规模研究的阳性结果,然后才能应用于普通人群。

Meta 分析是对某一主题研究的定量总结。它与传统的文献综述的不同之处在于它强调对单个研究结果的量化,并将多个研究的结果结合起来。这种治疗方法的关键组成部分将随机临床试验,包括已开始的所有相关随机临床试验(无论是否已发表),从分析中排除随机患者,并评估治疗效果基于各个试验汇总的平均结果。注意仅限于随机试验,因为来自非

随机比较的偏倚可能大于可能出现的小到中度治疗效果。包括已在某个地理区域中启动的所有相关随机试验，都是为避免发表偏见而进行的尝试。避免排除任何随机患者也可以避免偏见。根据平均合并结果评估治疗效果是一种对证据的整体进行评估的尝试，而不是对极端孤立的报告进行评估的尝试。在计算平均治疗效果时，针对每个试验分别计算治疗之间结局差异的量度。例如，可以为每个试验计算风险比对数的估计值。然后计算这些研究特定差异的加权平均值，并评估该平均值的统计显著性。这种 Meta 分析方法要求访问每个试验中所有随机患者的个体患者数据。它还需要所有相关试验的负责人的协作，而且劳动强度很大。然而，它代表了 Meta 分析方法的黄金标准。

Meta 分析中需要关注的一个主要问题是各个试验是否足够相似，以使平均效应的计算在医学上有意义。如果治疗干预或对照治疗相差太大，或者患者人群太多，则结果可能没有医学上的意义，无法为个别患者做出治疗决策。通常在癌症疗法中，这些研究的治疗方案或患者人群不会完全相同，但是它们之间的差异不会使结果毫无意义。在这种情况下，Meta 分析可能有助于回答有关个别试验无法可靠解决的一类治疗的重要问题。例如，评估原发性乳腺癌辅助治疗的试验通常旨在检测无病生存期的差异，并且通常需要进行 Meta 分析来评估生存期。同样，子集分析通常只能在 Meta 分析的背景下进行有意义的评估，因为没有针对该目标确定单独试验的规模。

第六节 临床终点评估

临床终点是用于评估与药物动力学参数、药效学测定、药物疗效和安全性等药物作用有关的效应变量。临床终点及其分析应在设计方案中预先特别指明。

现代药物开发始于 1976 年，当时，16 位经验丰富的治疗淋巴瘤的肿瘤学家聚集在一起，决定什么是治疗反应的可靠衡量标准。肿瘤学家使用卡尺或直尺测量了球体，并决定需要将垂直直径乘积的大小相差 50%，才能将检测的错误率降低到大约 5%。药物开发的关键原则是，肿瘤学寻求的益处首先是总体生存率（OS）的提高，因此决定使用垂直直径乘积的 50% 的减小作为反应的量度是为了减少误差，而不是因为它代表了可以带来收益的值。但如下所述，这个价值及其衍生的价值往往是利益的晴雨表。

1981 年，在接受垂直直径的乘积减少 50% 作为反应的衡量标准的五年之后，Miller 等报告了 WHO 的倡议，该倡议制定了"反应、复发和无瘤间隔期报告"的标准化方法。根据 1976 年的建议，WHO 标准建议对恶性肿瘤"用直尺或游标卡尺二维测量表面积，通过将最长直径乘以最大垂直直径来确定其表面积"。此外，完全缓解（complete remission，CR）定义为所有已知疾病的消失，由两次观察间隔不少于 4 周来确定，而如果出现"50% 的降低"则指定为部分缓解（partial remission，PR）。"两次观察间隔不少于 4 周"得出的多个病变垂直直径乘积的总和。因此，最初选择的 50% 降低作为"操作上"可靠的值，逐渐成为宣布对大多数癌症有效的阈值。2000 年，当有人建议用目前广泛使用的实体瘤疗效评价标准（response evaluation criteria in solid tumors，RECIST）代替 WHO 标准时，这种效力得以延续。作者指出："特别是部分反应的定义是一个任意约定，对每个患者而言，整体肿瘤负荷降低 50% 并没有内在含义。"然而所选择的阈值（一维降低 30%）与垂直直径乘积之和降低 50% 相当，实际上几乎是无法区分的,从而使 1976 年标准得以延续。表 2-10 将 WHO 标准 2 与 RECIST 1.03 和 RECIST 1.1 的标准进行了比较,而图 2-1 直观地显示了可以作为反应或进展所需的 RECIST 阈值。RECIST 的反应阈值与 WHO 标准相似,而 RECIST 的进展阈值则允许在宣布治疗失败之前有更多的进展。

WHO 和 RECIST 1.0 的十年经验促成了 2009 年的更新,即 RECIST 1.1,表 2-10 突出显示了差异。RECIST 1.1 的特定更改包括将 1 cm 的病变确定为最小可测量的部分,将所需测量的病变数减少到总共 5 个(每个器官 2 个病变),并阐明淋巴结短于 1 cm 可计为 CR。疾病进展得到了修正,如果基于目标病灶的总体疾病状况评估确实使目标病灶的最小总和增加了 20%,则阈值只有绝对增加 5 mm,单个非目标病灶的增加不足以对进展进行评分。RECIST 1.1 保留了与 RECIST 1.0 中相同的响应类别,包括:

(1)CR:所有病灶完全消失。

(2)PR:目标病灶最长直径的总和减少≥30%。

(3)疾病稳定:变化不符合反应或进展标准。

(4)进展:目标病变的最长直径的最小总和增加≥20%。

表 2-10　疗效评价标准的关键特征

	WHO	RECIST 1.0	RECIST 1.1	CNS RANO 标准	iRECIST 免疫治疗
尺寸	一维和二维①	一维	一维	二维	根据 RECIST 1.1
可测量的病变定义	没有定义	最长直径≥20 mm;大多数模式≥10 mm(螺旋 CT)	最长直径:CT≥10 mm;卡尺≥10 mm;胸部 X 线≥20 mm	HGG:增强对比性病变≥10 mm;LGG:T2/FLAIR 高信号病变	根据 RECIST 1.1
可测量点	没有定义	没有定义	≥15 mm 短轴	—	—
基线评估疾病负担	全(未注明)	可测量的靶病变多达 10 个(每个器官 5 个);其他病变非靶	靶病变多达 5 个(每个器官 2 个);其他病变非靶	HGG:最多 5 个病灶 LGG:数量未指定	根据 RECIST 1.1
总和	二维直径的乘积之和或线性一维直径之和	靶病变最长直径之和	淋巴结靶病变最长直径或短轴的总和	垂直直径的乘积之和	淋巴结靶病变最长直径或短轴的总和;新病灶单独记录②
新病灶			总是 PD	不确定的 PD	导致 UPD;下一次评估需要定义 PD
CR	所有已知疾病消失	所有已知疾病消失	所有已知疾病的消失;节点必须<10 mm	所有已知病变消失;未使用皮质类固醇	根据 RECIST 1.1
PR	减少 50%	直径之和减少 30%	直径之和减少 30%	≥降低 50③稳定或减少皮质类固醇的使用	根据 RECIST 1.1
反应确认	≥相隔 4 周	≥相隔 4 周	≥相隔 4 周④	≥相隔 4 周	≥相隔 4 周④

续表

	WHO	RECIST 1.0	RECIST 1.1	CNS RANO 标准	iRECIST 免疫治疗
疾病进展	≥25%的大小增加1个或更多可测量的病变,或出现新的病变⑤	≥20%的总和增加,作为参考最小总和在研究中;或出现新的病变	≥20%的总和增加,最小绝对增加≥5 mm,作为参考最小总和在研究中;或出现新的病变	≥25%的总和增加;任何新的病变;在稳定或增加皮质类固醇剂量的情况下,T2/FLAIR病变的大小显著增加	与最低点或基线相比,增加≥20%;或出现新的病变;定义为UPD;需要在4~8周后确认或进展
	不可测量的疾病:估计增加≥25%	不可测量的疾病:明确的进展	不可测量的疾病:明确的进展	不可测量的疾病:进展清楚;明确的临床恶化	新的,不可测量的疾病定义进展,如果进一步增加超过UPD
稳定疾病	非PR,非PD	非PR,非PD	非PR,非PD;方案定义的小时间间隔	非PR,非PD;稳定或减最少类固醇使用	非iPR,非iPD

注:WHO——世界卫生组织;RECIST——实体瘤疗效评价标准;CNS——中枢神经系统;RANO——神经肿瘤学反应评估;CT——计算机断层扫描;HGG——高级别胶质瘤;LGG——低级别胶质瘤;FLAIR——液体衰减反转恢复;PD——进展性疾病;UPD——未经证实的进展性疾病;PR——部分缓解;CR——完全缓解;iRECIST、iPR、iPD,参考免疫治疗相关标准。

①按照惯例,二维测量通常用于使用WHO标准评估反应的试验。

②最初版本的iRECIST评估了两个最长垂直直径的乘积之和,最多有5个新的病变≥5 mm×5 mm纳入基线。

③为LGG定义的轻微反应:25%~50%下降;稳定或减少类固醇使用。

④确认只需要非随机试验。

⑤在实践中,一些群体将其改为直径产品总和的25%。

一、RECIST 的变化

RECIST的广泛使用使临床试验结果的报告标准化,并提高了重现性。然而,RECIST日益提高的精确度和法典化使人们认识到它的局限性。例如,在中枢神经系统(central nervous system,CNS)疾病方面存在着独特的挑战,这些挑战涉及对基于对比增强的肿瘤大小测量的响应。伪进展是指由于放射后血管通透性的短暂增加而导致的造影剂增强的,而伪反应描述了应用皮质类固醇或诸如贝伐单抗等药物后血管通透性降低而引起的造影剂增强的降低。基于二维测量确定神经胶质瘤反应的原始MacDonald标准已作为神经肿瘤学反应评估(response assessment in neuro-oncology,RANO)标准的一部分进行了更新,然后扩展为包括用于评估高级别神经胶质瘤(high-grade glioma,HGG)和低级别神经胶质瘤(low-grade glioma,LGG)反应的单独参数-等级神经胶质瘤和转移性CNS疾病。例如,在LGG中,由于病变很少显示用于测量HGG的对比增强,因此测量了T2/液体衰减反转恢复(fluid attenuated inversion recovery,FLAIR)图像。

图2-2中,球体满足进展性疾病(progressive disease,PD)和部分缓解(PR)实体瘤缓解评价标准(RECIST),计算出每个参数相对于基线的百分比。为了满足PD的阈值,最长直

径必须增加 120%,这相当于球面垂直直径的乘积增加 144%,体积增加 173%。尽管 PR 的定义与 WHO 使用的几乎相同,但 RECIST 有更高的门槛来满足 PD6。

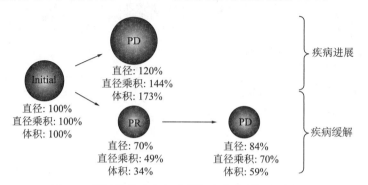

图 2-2 进展性疾病和部分缓解实体瘤缓解评价标准

研究人员还偶然观察到免疫治疗后肿瘤体积增加,这可能是由于 T 细胞的浸润,有时符合 RECIST 定义的进展性疾病(PD)或导致出现了以前的影像学上无法检测到的病变。这被称为伪进展。对研究人员来说,在不高估的情况下量化这一进展具有挑战性。作为第一种方法,免疫应答 RECIST(iRECIST)返回到二维测量并允许出现新的病灶,将它们增加到总的肿瘤负担中。随后的努力与 RECIST 更加紧密地结合,继续允许出现新的病灶,如表 2-11 所示。在这个模式中,新的或扩大的病变最初被分类为未经证实的进展性疾病(UPD)。下一次影像学检查要么证实病情进展而停止治疗,要么证明病情稳定或改善,并允许患者继续接受研究。

最后,由于沿胸膜或腹膜表面生长,RECIST 要求对间皮瘤进行修饰,通常无法测量最长的尺寸。有学者建议在横向计算机断层扫描(computed tomography,CT)图像上的三个水平的两个位置上测量垂直于胸壁的肿瘤厚度。这 6 个测量值的总和定义了一个胸膜一维测量值,然后将其添加到任何其他 RECIST 可测量的疾病中,疗效类别遵循 RECIST。尽管这种方法被广泛使用,但由于难以选择要测量的位置,因此并不完美。包括双对比磁共振成像(double contrast magnetic resonance imaging,DC-MRI)、氟脱氧葡萄糖正电子发射断层扫描(fluorodeoxyglucose positron emission tomography,FDG-PET)和体积测量在内的其他方法最终可能会更有用,但需要进一步研究。

替代疗效评价标准:尽管客观缓解率(objective remission rate,ORR)很有价值,但并不是所有的肿瘤类型都符合标准化定义。RECIST 的局限性已经得到解决的例子包括淋巴瘤、皮肤 T 细胞淋巴瘤(cutaneous T cell lymphoma,CTCL)、前列腺癌、胃肠道间质瘤(gastrointestinal stromal tumor,GIST)、肝细胞癌、卵巢癌腹膜表面疾病、原发性胰腺癌等。如下所述,已经出现了不同的评价标准来量化这些疾病,随着时间推移这些标准也会定期更新完善。

二、淋巴瘤国际工作组标准

由于淋巴结在疾病评估中具有特殊的挑战,如在正常大小的淋巴结中定义 CR,一个国际工作组(international working group,IWG)于 1999 年召开会议,以制定评估恶性淋巴瘤治疗效果的建议。这些指南随后在 2007 年进行了更新,以纳入疾病代谢活动的 FDG-PET 评估,并在 2014 年再次进行称为"Lugano 分类"的更新,该更新根据现有 IWG 标准评估了基于 FDG 亲和力的淋巴瘤和不具有 FDG 亲和力的淋巴瘤。大范围的更新内容包括:分期标准的修订,使用 5 分制量表评估 FDG-PET 影像,放弃未确诊的 CR 术语,以及对缓解后进行监视扫描的建议。5 分制是基于对背景、纵隔水平和肝脏的摄取。CR 通过代谢活动的分辨率来定义。最近的修订将反应标准与 RECIST 更加紧密地结合在一起,将轻度缓解(mild remission,MR)添加为新类别,并设定了定义疾病进展的最小尺寸要求。该标准需要持续改进,并在免疫疗法时代进行疗效评估,且对如何解决肿瘤耀斑或假性进展提出了挑战。

三、皮肤 T 细胞淋巴瘤(CTCL)的严重程度加权评估工具

CTCL 是一种皮肤病变与血液和淋巴结共存的疾病,是原发于皮肤的由 T 淋巴细胞克隆性增生造成的疾病,由一组临床表现、组织学特征及病程预后各不相同的疾病组成。严重程度加权评估工具(severity weighted assessment tool,SWAT)为皮肤病变严重程度(斑块,斑块或肿瘤)指定一个因子,将该因子乘以每种病变类型涉及的皮肤百分比,然后将它们相加。这个复杂的系统形成了 FDA 批准伏立诺他(vorinostat)用于 CTCL 的基础。

四、前列腺癌工作组制定的用于前列腺癌的标准

一系列前列腺癌工作组(PCWG;PCWG1、PCWG2 和 PCWG3)已经细化了前列腺癌的疗效标准,传统上前列腺癌是很难评估的疾病,其骨转移倾向也很难评估。大多数的监管批准都是基于总生存期(overall survival,OS),而无进展生存期(PFS)是次要终点。然而,不同的临床表现[例如,仅具有前列腺特异性抗原(PSA)或仅具有骨疾病、淋巴结或内脏疾病的患者]需要 PFS 的复合终点。此外,在评估骨病中,有效疗法开始后不久经常会发生公认的耀斑现象。为了解决这个问题,PCWG3 建议使用在治疗开始后 9 周获得的骨扫描作为研究评估的基准。尽管 PSA 的早期增加可忽略不计,但 3 周后确认的 PSA 增加 25% 可以认为是疾病进展,但如果认为患者具有临床获益,则不一定需要中止研究(表 2-11),可以适当使用其他终点,如骨骼相关事件和循环肿瘤细胞(circulating tumor cells,CTCs)。

表 2-11　替代疗效标准

	基线	疗效判断标准	进展判断标准
CA125 卵巢癌 (GCIG 标准)	2;预处理样品>2×ULN	在 28 天确认 CA125 下降≥50%	2×最低点或 2×ULN,如果标准化治疗 2 次间隔 1 周
前列腺癌 PSA (PCWG3)	PSA≥1.0 ng/mL;预计预处理 PSA-DT:需要≥3 个值≥4 周	在第 12 周报告基线(增加或减少)的百分比变化,以及使用瀑布图在任何时间分别报告最大的变化(增加或减少) 忽略早期增加(<12 周)	PSA 上升≥25%,绝对上升≥2 ng/mL 高于最低点,经 3 周后的第二个值(即确认的上升趋势);PSA 上升≥25%,≥2 ng/mL 高于基线>12 周
睾丸癌中的 hCG 和 AFP		半衰期:hCG 为 2~3 天;AFP 为 5~7 天	增加的水平通常表明需要改变治疗

续表

	基线	疗效判断标准	进展判断标准
CT 成像 Choi 标准			
GIST 中 CT 图像的 Choi 标准		肿瘤减小≥10%，或肿瘤密度降低≥15%	肿瘤增大≥10%，CT 上不符合肿瘤衰减的 PR 标准
FDG-PET 标准			
使用 PET 扫描时的 EORTC 疗效标准	绘制感兴趣的区域和 SUV 计算	CMR：完全分辨摄取 PMR：超过1个治疗周期后 SUV 降低≥25% SMD：SUV 增长<25%，下降<15%	PMD：在基线确定或出现新的 FDG-avid 病变的区域，SUV 增加>25%
Percist 标准	最小病变：SUL 峰>1.5×正常肝脏；比较各部位 FDG 摄取最高的病灶	CMR：摄取完全分辨率；PMR：SUV 峰值降低≥30%	PMD：SUV 峰值增加>30% 或出现新的 FDG-David 病变

注：CA125——癌症抗原 125；GCIG——妇科癌症小组；ULN——正常上限；PSA——前列腺特异性抗原；PCWG3——前列腺癌第 3 工作组；DT——时间加倍；hCG——人绒毛膜促性腺激素；AFP——甲胎蛋白；CT——计算机断层扫描；GIST——胃肠道间质瘤；PR——部分反应；FDG——氟脱氧葡萄糖；PET——正电子发射断层扫描；EORTC——欧洲癌症研究和治疗组织；SUV——标准化的摄取值；CMR——完全代谢反应；PMR——部分代谢反应；SMD——稳定的代谢性疾病；PMD——进行性代谢疾病；PERCIST——实体瘤中的 PET 反应标准；SUL——SUV 标准化为去脂体重。

五、基于计算机断层扫描的胃肠道间质瘤和肝细胞癌的肿瘤密度或体积

胃肠道间质瘤（gastrointestinal stromal tumor，GIST）和肝细胞癌（hepatocellular carcinoma，HCC）的治疗可能有效果时，肿瘤缩小可能极小，因此很难使用 RECIST 评估。治疗后 GIST 的大小可能保持不变，肿瘤块的中心坏死，而在边缘发生进展。另一种评估方法即 Choi 标准，将 GIST 中的疗效定义为最长直径总和减少≥10% 或肿瘤密度减少≥15%（表 2-11）。虽然这些阈值得到了其他人的验证，但是传统的 RECIST 认为肿瘤是稳定的，而且 Choi 标准以肿瘤增大 10% 来确定进展为时过早。因此其虽然很有价值，但 Choi 标准的技术复杂性和复制困难性使其无法被广泛接受。肝癌通常使用局部治疗，以产生肿瘤坏死为目标，并且在存活肿瘤中常常出现治疗失败。在肝癌中，可以通过 Choi 标准或测量肿瘤的动脉增强区域来获得对疗效的区分。最终，对于诸如 GIST 和 HCC 之类的肿瘤，体积测量可能会超过肿瘤评估策略。

六、氟脱氧葡萄糖正电子发射断层扫描（FDG-PET）

新药的监管批准集中在根据 WHO、RECIST 或 IWG 标准进行的疗效评估，FDG-PET 常用作这些标准判断的辅助手段。尽管摄取 FDG 是一种有力的诊断工具，并且与肿瘤活性密切相关，但它具有局限性，包括肿瘤中 FDG 亲和力的变异性、患者的活动、碳水化合物摄入、血糖和时机等的差异，以及良性的摄取来源，包括炎症和术后部位（表 2-11）。已经提出了定量 FDG-PET 摄取和评估反应的两种主要方法，即欧洲癌症研究与治疗组织（European

Organization for Research and Treatment of Cancer,EORTC)标准和实体瘤 PET 反应标准 (PERCIST)。两者都定义了 4 个响应类别。PERCIST 使用经去脂体重校正(SUL)的肿瘤标准化摄取值(standard uptake value,SUV),研究表明其具有极好的一致性。

七、乳腺癌的病理完全缓解

新辅助治疗下乳腺癌治疗的评估是一个独特的反应终点。新辅助疗法的目的是提高生存率,使局部晚期癌症适合手术治疗,或有助于保护乳房。在这种情况下,病理完全缓解(pathological complete response,pCR)可以定义为切除的乳腺组织中不存在癌细胞。pCR 率已被提议作为无事件生存期(event-free survival,EFS)或 OS 的替代终点,以支持批准新药物或临床试验中试验的药物组合。在一项纳入 12 项新辅助试验的 11955 名患者的汇总分析中,pCR 的个体患者的 EFS 和 OS 均有改善。然而,在试验水平上,pCR 率与 EFS 或 OS 无关,这可能是因为乳腺癌异质性引起了试验中的亚型。尽管如此,在新辅助治疗中仍采用 pCR 率来支持帕妥珠单抗和曲妥珠单抗的批准。

八、血清生物标志物水平

生物标志物已被开发用于多种目的,包括评估预后、及早发现复发以及监测对治疗的反应(表 2-11)。尽管它们在肿瘤学中得到了广泛应用,但它们并不具有精确的肿瘤测量结果。除了敏感性和特异性方面的问题外,它们还受到现有疗法、疗效的限制,因此,如果没有高效的挽救性治疗,生物标志物的价值就很小。例如无症状的卵巢癌患者,其疾病进展的唯一证据是 CA125 单独升高,在有其他进展的证据之前进行治疗是毫无益处的。正如 Karam 和 Karlan 所指出的,研究结果强调了"改善复发性卵巢癌挽救疗法的必要性"。

(1)CA125:尽管有公认的局限性,但 CA125 被广泛使用。例如,妇科癌症小组标准已经发展到可以帮助确定患者的肿瘤是否对治疗产生反应。根据 CA125 标准(被定义为比基线下降 50%)来判断具有疗效的患者比例高于 RECIST 标准,这并不令人惊讶,因为 RECIST 下降 30%代表了降低 65%肿瘤体积,因此是更严格的疗效标准阈值。进展定义为两次中 CA125 增至最低值的两倍以上,在这种情况下,阈值比 RECIST 更高,RECIST 的体积需增加 73%才符合进展。

(2)PSA:PSA 报告患者结局的能力得到了广泛研究。如前所述,PSA 已被纳入 PCWG 指南,第二次测量时 PSA 增加 25%可定义为进展。PSA 加倍时间与不进行治疗时的 OS 相关,但未用于疗效评估。

(3)人绒毛膜促性腺激素(hCG)和 α 甲胎蛋白(AFP):由于睾丸癌是一种具有明确生物记物的预后良好的疾病,因此结果评估集中于快速识别肿瘤对治疗效果较差的患者。由于两种标记物的半衰期都相对较短(hCG 的半衰期为 1~2 天,AFP 的半衰期为 5~7 天),因此可以计算下降率并将其与预后相关。但是,2010 年美国临床肿瘤学会(American Society of Clinical Oncology,ASCO)关于血清肿瘤标志物的指南得出的结论是,仍然没有足够的证据建议仅根据标志物的缓慢下降而改变治疗方法。两个周期后水平升高(早期升高可能是由于肿瘤溶解)可能表明需要改变治疗方法。这些标志物可用于手术切除后的分期、预后和监测。

(4)癌胚抗原(CEA):自 1965 年被发现以来,就 CEA 在根治性切除后发现复发和监测治疗的能力进行了广泛研究。一般而言,CEA 升高表明疾病进展。

（5）糖类抗原 199（CA199）：此标志物主要用于胰腺癌。尽管对肿瘤变化非常敏感,但导管梗阻可引起假阳性升高,因此在临床试验评估中没有使用指南。

九、循环肿瘤 DNA 和循环肿瘤细胞（CTCs）

CTCs 是十亿分之一的血细胞中的一种,被认为是肿瘤转移的机制,高水平或成群的细胞预示着不好的结果。目前正在开发多种不同的 CTCs 检测方法,并且 FDA 批准了 CellSearch 检测（Menarini Silicon Biosystems,宾夕法尼亚州亨廷顿谷）用于评估乳腺癌、结肠直肠癌和前列腺癌患者的预后。尽管每 7.5 毫升 CTC≥5 表示预后不良,但尚未显示基于 CTC 改变治疗方法可改善预后。PCWG3 指出,CTC 数量从不利（5 个或更多细胞）变为有利的变化可以用作临床试验终点。

最初于 1948 年在外周血非细胞部分中发现脱氧核糖核酸（deoxyribonucleic acid,DNA）,称为无细胞 DNA（cell-free DNA,cfDNA）。随后 30～35 年,癌症患者血清中 cfDNA 升高的报道中指出,其中一部分来自肿瘤。胰腺癌和急性髓细胞性白血病患者血浆中分别检测到带有突变的 KRAS 和 NRAS 的 DNA,这是确定肿瘤细胞促成 cfDNA 的明确证据。这导致了术语循环肿瘤 DNA（circulating tumor DNA,ctDNA）的诞生,以描述从肿瘤细胞释放到血液中的 cfDNA 片段,并引发了人们的希望,即简单的血液检查可确定癌症治疗的成功与否。

ctDNA 保留了在肿瘤中观察到的单核苷酸变异（single nucleotidevariation,SNV）、插入、缺失、较大的染色体改变以及异常的表观遗传变化。有赖于肿瘤负担和生物学因素,源自肿瘤的 cfDNA 比例在 0.1%～90%,而来自残留疾病的比例低至 cfDNA 的 0.001%,后者使检测下限（lower limit of detection,LLOD）成为用于肿瘤监测的 ctDNA 检测方法的关键特征。当调查已知或复发突变时,通过聚合酶链反应（polymerase chain reaction,PCR）进行 ctDNA 定量分析是理想的选择,但 PCR 方法在罕见或未知突变情况下表现不佳。对于后者,血浆 cfDNA 的全基因组测序是可行的,但由于实际成本而缺乏足够的敏感性,因此无法用于常规临床应用。这些局限性导致人们将注意力集中在无处不在的肿瘤表观遗传学上。CpG 岛（CGI）的甲基化过高和总体甲基化程度低下普遍发生,而且相当稳定且具有可量化性。经过严格验证的前瞻性临床研究,评估基于 ctDNA 的疾病监测,应最终获得监管部门的批准及其在临床中心的适应性。

第七节　临床疗效评价

早期描述的临床终点测量方法可以量化肿瘤负荷。获得这些数据后的情况因临床环境不同而异。在临床试验的背景下,测量肿瘤大小并对疗效进行分类。而目前则主要根据真正的临床获益（如生存终点的改善或症状缓解）来批准新药。在具体情况下,针对临床获益的指标（如缓解率）可能支持常规或加速审批。

一、客观缓解率和疾病稳定

客观缓解率（ORR）是在最短时间段内肿瘤大小减少预定义量的患者比例。FDA 通常将 ORR 定义为 PR 和 CR 的总和。尽管总生存期(OS)仍然是金标准,但已提倡 ORR 及其相关终点,如反应持续时间(duration of response,DOR)和无进展生存期(PFS)作为评价抗肿瘤疗效的替代标准。尽管对疗效的标准化定义是从最初的肿瘤测量结果演变而来的,但研究表明,ORR 通常与 OS 相关,尽管 ORR 通常仅解释了生存获益可变性的一小部分。同样重要的是响应的持续时间,该值是从初始反应开始到记录的肿瘤进展为止所测得的值。

更加重要的是疾病稳定(stable disease,SD),其定义为既无反应也无进展的萎缩。FDA 不愿意将 SD 作为 ORR 的一部分,因为它通常是潜在疾病的生物学指标,而不是药物的治疗效果。尽管如此,研究人员越来越多地使用术语临床受益率(clinical benefit rate,CBR)来表示 CR+PR+SD。这代表滥用术语"临床获益",因为 CR、PR 和 SD 是客观的肿瘤发现,并未显示疗法的真正临床益处。尽管试图将临床益处归因于肿瘤减小或 SD,但实际上,没有证据表明其正确性。最初通过评估疼痛(镇痛消耗和疼痛强度)、Karnofsky 行为状态和体重的综合指标来评估吉西他滨对胰腺癌的益处。胰腺癌的临床获益要求至少一个参数持续改善(≥4 周),而其他参数不恶化。CBR 及其双胞胎疾病控制率(disease control rate,DCR)在许多情况下均具有夸大的功效。在超过 140 项采用细胞毒性或靶向疗法的 Ⅱ 期临床试验中,SD 率与 PFS 或 OS 均不相关。此外,在这些试验中,近 80% 均未定义 SD。如果没有标准化的定义被证明是会影响临床结果的有意义的改变,则不应将"研究者之间没有明确的沟通"测试用于临床试验终点,SD 不应作为反应终点。的确,FDA 评估了新药的应用以证明其"益处",通常被定义为 OS 或在某些情况下为 PFS,且通过毒性定量评估。

二、无进展生存期、进展时间和治疗失败时间

在癌症药物开发中,通常会发现 ORR 被评估为 Ⅱ 期试验的活性指标,而随机的 Ⅲ 期试验则依赖于其他终点,如 PFS 和进展时间(time to progression,TTP)。尽管 PFS 和 TTP 试图在接近治疗的情况下评估疗效,但它们对结果的评分不同,并且不可互换。TTP 的定义是从随机化到疾病进展的时间。在 TTP 分析中,死亡是在死亡时或在较早随访时进行检查的。相反,PFS 定义为从随机化时间到疾病进展或死亡的时间。尽管两种分析均对因不良事件而中止试验参加的患者进行了检查,但仅在 TTP 分析中才对在研究中死亡的患者进行检查。那些支持 PFS 的人认为,在某些情况下,死亡可能是该疗法的不良反应,对疗效的正确评估应考虑到这种严重的毒性作用。尽管许多人认为 PFS 和 TTP 应该是癌症临床试验的可接受终点,但是在大多数肿瘤案例中,没有令人信服的证据表明 PFS 是 OS 的替代品,在有证据的案例中,PFS 和 TTP 的价值是有争议的。而缺乏可靠的进展定义、研究者偏倚、确定性偏倚和审查(图 2-12)也会影响结果。

另一个终点是治疗失败的时间(time to failure,TTF),这是一个综合终点,用于衡量从随机到任何原因(包括疾病进展、治疗毒性或死亡)终止治疗的时间。尽管 FDA 不建议将 TTF 作为药物批准的监管终点,而且在 Ⅲ 期临床试验中发现的毒性导致的高审查率应导致对该位置的重新评估,大多数人认为疗效和耐受性很重要,而 TTF 兼具了这两个属性。

三、总生存期

总生存期(OS)被定义为从随机化到死亡的时间,一直被认为是临床试验终点的金标

准,部分原因是OS明确且不受解释偏差的影响(表2-12)。生存终点的另一个优点是,即使新疗法的肿瘤控制效果明显好转,它也可以在治疗效果与高治疗相关死亡率之间取得平衡。但是,有些人担心结果可能会因随后的疗法而混淆。人们通常将后一种担心作为当人们查看OS时PFS或TTP优势"消失"的原因。但是,正如对临床试验的回顾所证实的那样,差异的大小并没有消失,只是统计学上的有效性。在转移性乳腺癌中使用伊沙匹隆(ixabepilone)加卡培他滨是一个明显的例子,其中1.6个月的PFS优势"消失"为1.8个月的OS优势。

在评估随机对照试验时,务必始终通过意向性治疗(intention-to-treat,ITT)来进行OS和PFS分析。在ITT分析中,通常将其描述为"一次随机化,始终进行分析",即无论随后发生的情况如何,对随机分组时分配给一组的所有患者均进行分析。ITT分析避免了因存在脱落和依从性差患者而造成偏差,而这些会否定随机性,并高估了临床效果。

表 2-12　重要癌症审批终点的比较

监管证据	终点	优势	缺点
用于常规批准的临床效益	总生存期(OS)	①普遍接受的直接衡量临床获益的方法 ②易测量 ③包括与治疗有关的死亡率,这些死亡率可能掩盖了一部分患者的获益 ④精确测量,明确的 ⑤不取决于评估间隔	①可能需要更大的样本量 ②可能需要更长的随访时间 ③可能会受到交叉和/或顺序治疗的影响 ④包括非癌症死亡 ⑤需要随机对照试验
	症状终点 (患者报告的结果)	患者对直接临床获益的看法	①致盲通常很困难 ②数据经常丢失或不完整 ③小变化的临床意义尚不清楚 ④多重分析 ⑤缺乏经过验证的工具
用于加速批准或常规批准的替代	无病生存期 (DFS)	与生存终点相比,样本量更小且所需的随访时间更短	①未经统计验证可在所有情况下作为生存的替代指标 ②没有精确测量;容易受到评估偏见的影响,尤其是在开放标签研究中 ③定义因研究而异
	客观缓解率 (ORR)	①可以在单臂研究中进行评估 ②与生存终点相比,可在较早或较小的研究中进行评估 ③归因于药物而不是固有的肿瘤生物学的影响 ④早期终点,通常在开始治疗后的几个月内达到 ⑤进行性疾病的定义可确定结束治疗的统一时间并捕获数据	①并非在所有情况下都直接衡量收益;反应与临床获益之间的相关性不确定 ②不能全面衡量药品活性 ③只有一部分受益于短暂反应的患者,很少具有临床意义 ④需要预期一致的定义;有意义的响应持续时间未标准化 ⑤PD的定义是任意的,没有证据表明它实际上代表了受益期的结束

续表

监管证据	终点	优势	缺点
	完全缓解（CR）	持久的完全缓解可代表临床获益	
用于加速批准或常规批准的替代	无进展生存期或肿瘤进展时间*	①与 OS 端点相比,样本量更小,所需的跟进时间更短 ②包括稳定疾病的测量 ③不受交叉或后续疗法的困扰 ④通常基于客观和定量评估	①经过统计验证,仅在某些情况下可作为生存的替代指标 ②没有精确测量;容易受到评估偏差的影响,尤其是在开放性研究中 ③定义因研究而异;在构成临床获益的差异幅度上几乎没有共识 ④需要随机临床试验设计以提供对照组 ⑤需要频繁且持续的放射学或其他评估 ⑥涉及平衡治疗部门之间的评估时间

注:* 无进展生存包括所有死亡;进展时间审查在进展之前发生的死亡。

资料来源:美国卫生与公共服务部、美国食品与药物管理局、药物评估与研究中心、生物制品评估与研究中心. 批准癌症药物和生物制剂的临床试验终点指导原则[EB/OL].〔2018 年 6 月 8 日〕. https://www.fda.gov/downloads/Drugs/Guidances/ucm071590.pdf.

四、Kaplan-Meier 曲线

在典型的临床试验中,数据通常以 Kaplan-Meier 曲线的形式呈现。在不连续的时间间隔中,对每个组在间隔结束时无进展且存活的患者（PFS 分析）或存活的患者（OS 分析）的数量进行计数,并除以时间间隔开始时该组患者的总数。从该计算中排除了在同一间隔内因 PD 以外的原因或死亡而被检查的患者。这样做的好处是,它可以使被检查的患者包括在对被检查的 PFS 或 OS 的可能性的估计中,它们仅在检查范围之外被排除。

在构造 Kaplan-Meier 曲线时,将计算每个时间间隔的概率。在任何评估间隔结束前,"无进展"存活的概率或被视为"幸存者"的概率,是在所有上述评估间隔内存活的概率乘以该兴趣间隔的概率的乘积。人们可能会问,每项研究中的两条曲线在多大程度上有所不同。有一种有价值的度量是中值 PFS 或 OS,这是大多数研究中根据 Kaplan-Meier 曲线计算得出的值。

五、风险比

错误地引用风险比（hazard ratio, HR）的情况越来越多,而不是更传统的疗效指标,如中位 PFS 和 OS。因为风险比是一个没有维数的值,所以它具有有限的值,并且主要提供相对功效的度量。它没有量化收益的大小。医生,尤其是患者,想要知道受益的大小——寿命延长的程度——在某种程度上,他们可以理解,而不是无量化的比例。顾名思义,风险比是风险的比率。风险率量化患者在定义的观察间隔内经历"风险事件"或"风险"的可能性,用比率（或百分比）表示。此观察期可能为 1 天、1 个月、1 年或更长时间。具体而言,危害率表示在任何即将到来的时间段内患者将继续活着而没有疾病或死亡进展的条件概率。风险比为 0.8 并不意味着风险事件（进展或死亡）的发生率将减少 20%,仅表示风险事件的发生率与

控制臂的发生率相比降低了 20%，但最终会发生死亡或进展。可以从用于生成 Kaplan-Meier 曲线的数据中轻松获得危害率，如图 2-4 所示。通常，风险比越低，试验疗法效果越好。为了确定风险比是否具有统计学意义，可以使用对数秩检验来证明两种治疗方法导致相同生存概率的原假设是错误的，或者使用参数方法编写回归建立模型并将数据拟合模型，以便可以确定整个试验的风险比及其统计学意义。在许多情况下，可以使用 Cox 比例风险模型。尽管理想的风险比将在整个研究期间获得不同的收益，但实际上，可能无法分析 Kaplan-Meier 曲线中描述的整个时间段。随着时间的流逝，尚未死亡或尚未经历疾病进展的患者数量下降，并且任何此类事件都会对风险率以及风险比产生不成比例的影响。因此，Kaplan-Meier 曲线的这些区域通常不用于计算总风险比。尽管从表面上讲是合理的，但这样做的效果忽略了 Kaplan-Meier 曲线对上一级研究不太有利的部分，从而提高了风险比。

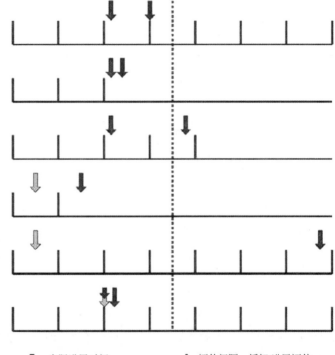

注：理想情况下，如顶部所示，响应评估将在预先指定的时间进行。但是，对进度进行评分的日期可能会受到确定性或审查性偏差的影响。如果在预定日期之前进行评估或延迟评估，则可能会产生确定性偏差。例如，关心没有不良反应且可能已被随机分配了安慰剂的患者的临床医生可能更倾向于在预定时间之前及早调查症状并记录病情进展，同时推迟对随机分配到试验组的患者的评估，包括可能遇到的毒性。同样，可能会通过审查（随机试验中日益严重的问题）可能经历早期进展的患者（有益影响）或审查长期没有进展的患者（有害影响）来影响给定研究部门的结果。最后，当独立的放射学检查与研究者对病情进展的评估不一致并检查患者时，可以进行有益的检查。该结果通常是有益的，因为对即将经历进展的患者进行了审查。

图 2-3　疾病响应评估时间

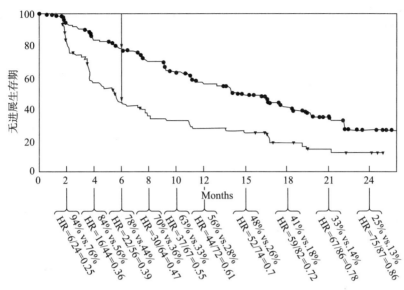

图 2-4　Kaplan-Meier 曲线用于估计风险比（HRs）

（资料来源：VILLARUZ L C，SOCINSKI M A. 临床观点：RECIST 的定义、局限性、测量的实际考虑因素［J］．ClinCancer Res，2013，19：2629-2636.）

六、森林图

对确定治疗效果异质性程度的兴趣导致了使用森林图来显示各亚组的治疗效果。尽管概念上很简单，但这些图易出错，因为亚组由较小的数字组成，因此置信区间比整个组都大。最常见的表现形式包括在"无影响点"的垂直线（如风险比为 1.0），符号大小通常与子组的大小成比例，每个子组的置信区间由一条从符号向外延伸到两边的直线描述。如果子组的置信区间超过"无影响点"，通常将其解释为不一定有效，因为子组中没有影响。

七、瀑布图、蛛网图和游泳图

前面讨论过的初始的 50％ 截止值的任意性质及其演变到当前的 RECIST 阈值，即最大直径减小 30％，这引发了一些有效的疑问：为什么 30％ 是有价值的，而不是 29％ 或 25％？在这种背景下，瀑布图（图 2-5）变得越来越流行，因为瀑布图将所有患者的受益或不足描述为连续的反应，而不是二分式的反应率。如果响应阈值要求收缩的幅度甚至大于 30％，则 ORR 与 PFS 和 OS60－62 之间观察到的相关性可能会更高。类似的，可以设想到，如果将 SD 定义得更窄一些（如范围从－20％到－29％，则 SD 可能与 PFS 和 OS 相关）。在 30 多年前，选择最佳的淋巴瘤手术值的原因是，30％ 的单维收缩（RECIST 对反应的定义）代表了超过 65％ 的体积下降，这一程度的肿瘤消退对大多数癌症的 OS 影响不足为奇。因为 20％ 的减少代表了 50％ 的体积减小，所以我们目前评定为 SD 的一些反应仍然会影响 PFS 和 OS 也就不足为奇了。

尽管 Kaplan-Meir 曲线描绘了在任何时间点无不良事件患者的百分比，但是 HR 利用相反的值，即遭受不良事件的患者的百分比。呈现该图是为了提供对如何估算 HR 的理解。在图的底部，对于 x 轴上注明的间隔，显示了无不良事件（在这种情况下，事件表示进展或死亡)的患者的百分比(在 6 个月的时间点上,相当于 78%、44%)。这样就可以知道遭受不良事件的患者所占的比例(100% 减去无不良事件的百分比)。在任何时间点,后两个值的比率都会提供一个 HR,在此示例中,可以看到该 HR 最初为"低"(25%),但随着时间逐渐增加(24 个月为 86%)。这种趋势在临床试验中很常见,早期审查率很高,这可能会影响解释。在计算试验的 HR 时,可以想象在无数点上进行这种分析,实际上是随着时间的推移对此进行平均。

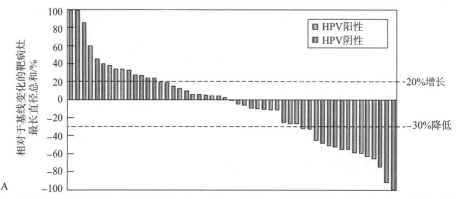

注:瀑布图,显示了每位患者在研究治疗中最大获益。左边的条表示肿瘤增加的患者,而右边的条表示肿瘤消退的患者。肿瘤大小增加的患者具有"最佳结果",这解释了为什么并非每个患者的值都超过 20%,这是为进行性疾病评分所期望的。在某些患者中,最初的重新评估高于基线,但不超过 20%,这就是所描述的第一次重新评估。理想情况下,至少应在 4 周后确认疗效。

(a)瀑布图

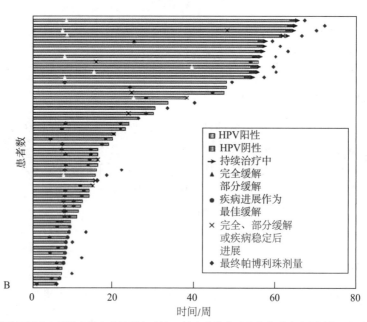

注:游泳图描绘了图表上所代表的患者的研究时间,x 轴上的值表示患者接受治疗的周数。在该图中,显示了所有接受治疗的患者,而大多数游泳图通常仅描绘已获得缓解或疾病稳定的患者。图例描述了所使用的符号。

(b)游泳图

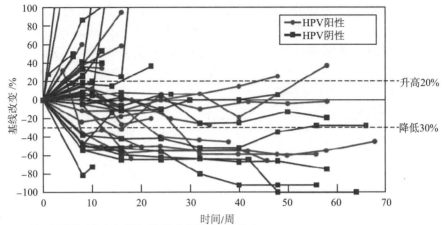

注：蛛网图描绘了每个患者随时间推移的肿瘤缩小程度。

(c)蛛网图

图 2-5 瀑布图、游泳图和蛛网图的示例

（资料来源：SEIWERT T Y，BURTNESS B，MEHRA R，et al. HPV，human papillomavirus[J]. Lancet Oncol,2016,17(7):956-965.）

显示临床数据的另外两种方法是游泳图和蛛网图，如图 2-4 所示，游泳图水平地绘制了各个患者留在研究中的持续时间，通常描绘的是经历反应的患者子集。在蛛网图中，以定义的时间间隔报告了每位患者相对于基线的百分比变化，而瀑布图仅描述了最大的下降，而对于只有肿瘤生长的患者，则描述了最小的增长或"最佳响应"。所有这 3 种方法都可以提供数据的可视化效果，但缺乏用于分析的统计框架。瀑布图缺少持续时间的信息，游泳图缺乏响应深度的信息，蛛网图和游泳图都无法准确地描述分数响应率。蛛网图在描述免疫治疗试验的结果时特别有用，一些患者表现出最初的进展事件，然后出现消退（假进展），而另一些患者则表现出明显的疾病早期进展，称为过度进展。

八、生活质量

可以说，对参加临床试验的癌症患者的评估有两组终点：癌症结果和患者结果。癌症结果可以用肿瘤的疗效、疗效的持续时间、无症状时期以及复发的早期识别表示。相比之下，患者结果可以通过测量治疗前后的生存率和生活质量（the quality of life，QOL）的提升来评估治疗获益。医生倾向于将注意力集中在与癌症相关的结果上，而常常忽略了对 QOL 的评估。尽管可以使用当前可用的仪器在临床环境中进行 QOL 评估，但必须对其进行完善。这种改进不仅要注重以不偏不倚的方式提取有价值的信息，而且同样重要的是，要开发一种人性化的工具。

九、新终点

尽管 RECIST 的结果代表了肿瘤生长和消退的最终结果，但其算法并未描述肿瘤动力学，因此无法提供有关药物活性的完整信息。为了解决这个问题，越来越多的研究描述了动力学测量的结果（图 2-6）。增长率常数使用在患者接受治疗时收集的数据和一个新颖但简单的两阶段数学方程式，可以估算出肿瘤消退和生长的伴随速率。观察到 OS 与增长率常数之间具有高度相关性,但不是回归速率常数。实际上,如肿瘤消退的最低点、到达最低点的时间和 PFS 所示,肿瘤对疗法的反应都是生长速率常数的替代。除了提供与 OS 高度相关的方法,估算生长速率常数还可以比较各个试验的疗效,预测持续治疗更长时间的结果,提供疗效的准确量度,而不影响确定性偏差和审查,以及通过将小型研究的结果与注册研究的数据进行基准比较来评估小型研究的结果。这种方法的效性有待进一步验证。

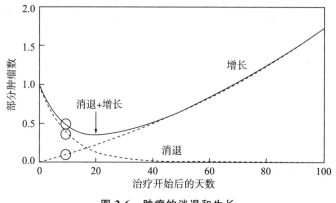

图 2-6　肿瘤的消退和生长

紫色线是绝大多数实体瘤患者在临床上通常会观察到的现象,即肿瘤最初消退,但随后发生了进展和生长。然而这实际上是在治疗患者时肿瘤同时发生两个过程的结果。这两个同时发生的过程是由红色虚线表示的肿瘤敏感部分的指数回归,以及由绿色虚线表示的肿瘤的耐药或相对耐药部分同时呈现指数增长。逐渐减少的部分将不会造成任何长期伤害,因为它将死亡并且永远不会复发,而不断增加的部分则是导致疾病进展并最终导致死亡的原因。尽管这是同时发生的,但人们可以用数学方法估计回归速度常数和增长速度常数。消退率代表肿瘤敏感部分消失的速率。生长速率是抗性或相对抗性部分的生长速率。重要的是,如图 2-5 所示,尽管临床医生认为肿瘤正在减少,但这两个过程是同时发生的。

十、真实世界评估

有两点值得讨论,首先是早先讨论的反应评估方法已被用于药物开发,用于评估临床试验结果,它们不是患者在临床常规护理中使用的方法。在照顾患者时,医生会使用临床试探法,并根据影像、标记、行为状态、疼痛、不良反应等参数来决定何时继续或停止治疗。了解药物在这种情况下的效果或结果研究是批准后调查的重要领域。除了某些例外,实际中的疗效很少像临床试验中所述的那样有希望。这就是为什么在临床试验中正确进行临床评估如此重要。

参考文献

［1］ Subramanian J,Simon R. Gene expression-based prognostic signatures in lung cancer: ready for clinical use? ［J］. J Natl Cancer Inst 2010,102(7):464-474.

［2］ GREEN S,BENEDETTI J,CROWLEY J. Clinical Trials in Oncology［M］. 2nd ed. London:Chapman & Hall/CRC Press,2003.

［3］ LEVENTHAL B G,WITTES R E. Research Methods in Clinical Oncology［M］. New York:Raven Press,1988.

［4］ EISENHAUER E A,O'DWYER P J,CHRISTIAN M,et al. Phase Ⅰ clinical trial design in cancer drug development［J］. J Clin Oncol,2000,18(3):684-692.

［5］ SIMON R,FREIDLIN B,RUBINSTEIN L,et al. Accelerated titration designs for phase I clinical trials in oncology［J］. J Natl Cancer Inst,1997,89(15):1138-1147.

［6］ DANCEY J,FREIDLIN B,RUBINSTEIN L V. Accelerated titration designs. In: Chevret S,ed. Statistical Methods in Dose- Finding Experiments［M］. New York: Wiley,2006:91-114.

［7］ HEATH E I,LARUSSO P M,IVY S P,et al. Theoretical and practical application of traditional and accelerated titration phase Ⅰ clinical trial designs:the Wayne State Experience［J］. J Biopharm Stat 2009,19(3):414-423.

［8］ O'QUIGLEY J,PEPE M,FISHER L. Continual reassessment method:a practical design for Phase Ⅰ clinical trials［J］. Biometrics,1990,46(1):33-48.

［9］ BABB J,ROGATKO A,ZACKS S. Cancer phase Ⅰ clinical trials:efficient dose escalation with overdose control［J］. Stat Med,1998,17(10):1103-1120.

［10］ GOODMAN S N,ZAHURAK M L,PIANTADOSI S. Some practical improvements in the continual reassessment method for phase I studies［J］. Stat Med,1995,14(11): 1149-1161.

［11］ MOLLER S. An extension of the continual reassessment methods using a preliminary up-and-down design in a dose finding study in cancer patients,in order to investigate a greater range of doses［J］. Stat Med,1995,14(9-10):911-922.

［12］ RAHMA O E,GAMMOH E,SIMON R M,et al. Is the"3＋3"dose escalation phase Ⅰ clinical trial design suitable for therapeutic cancer vaccine development? A recommendation for an alternative design［J］. Cancer Res,2014,20(18):4758-4767.

［13］ KORN E L,RUBINSTEIN L V,HUNSBERGER S A,et al. Clinical trial designs for cytostatic agents and agents directed at novel molecular targets［M］//Adei A A, Buolamwini J K. Strategies for Discovery and Clinical Testing of Novel Anticancer Agents［M］. Amsterdam:Elsevier,2004:366-380.

［14］ KUMMAR S,KINDERS R,RUBINSTEIN L,et al. Compressing drug development timelines in oncology using phase "0" trials［J］. Nat Rev Cancer,2007,7(2):131-139.

[15] RUBINSTEIN L V,STEINBERG S M,KUMMAR S,et al. The statistics of phase 0 trials[J]. Stat Med,2010,29(10):1072-1076.

[16] KARAPETIS C S,KHAMBATA-FORD S,JONKER D J,et al. K-ras mutations and benefit from cetuximab in advanced colorectal cancer[J]. N Engl J Med,2008,359 (17):1757-1765.

[17] PUSZTAI L,ANDERSON K,HESS K R. Pharmacogenomic predictor discovery in phase Ⅱ clinical trials for breast cancer [J]. Clin Cancer Res, 2007, 13 (20): 6080-6086.

[18] LEBLANC M,RANKIN C,CROWLEY J. Multiple histology phase Ⅱ trials[J]. Clin Cancer Res,2009,15(13):4256-4262.

[19] DOBBIN K K,ZHAO Y,SIMON R M. How large a training set is needed to develop a classifier for microarray data? [J]. Clin Cancer Res,2008,14(1):108-114.

[20] EISENHAUER E A,THERASSE P,BOGAERTS J,et al. New response evaluation criteria in solid tumors:revised RECIST guideline (version 1. 1)[J]. Eur J Cancer, 2009,45(2):228-247.

[21] SIMON R. Optimal two-stage designs for phase Ⅱ clinical trials[J]. Control Clin Trials,1989,10(1):1-10.

[22] SIMON R. Genomic driven clinical trials in oncology[J]. Annals of Internal Medicine, 2016,165(4):270-278.

[23] CUNANAN K M,IASONOS A,SHEN R,et al. An efficient basket trial design[J]. Statistics in Medicine,2017,36(10):1568-1579.

[24] SIMON R,GEYER S,SUBRAMANIAN J,et al. The Bayesian basket design for genomic variant driven phase II trials[J]. Semin Oncology,2016,43(1):13-18.

[25] SEYMOUR L,IVY S P,SARGENT D,et al. The design of phase II clinical trials testing cancer therapeutics:consensus recommendations from the clinical trial design task force of the National Cancer Institute investigational drug steering committee [J]. Clin Cancer Res,2010,16(6):1764-1769.

[26] VIDAUURRE T,WILKERSON J,SIMON R,et al. Stable disease is not preferentially observed with targeted therapies and as currently defined has limited value in drug development[J]. Cancer J,2009,15(5):366-373.

[27] EL-MARAGHI R H,EISENHAUER E A. Review of phase II trial designs used in studies of molecular targeted agents:outcomes and predictors of success in phase III [J]. J Clin Oncol,2008,26(8):1346-1354.

[28] KORN E L,FREIDLIN B. Conditional power calculations for clinical trials with historical controls[J]. Stat Med,2006,25(17):2922-2931.

[29] THALL P F,SIMON R,ESTEY E. New statistical strategy for monitoring safety and efficacy in single-arm clinical trials[J]. J Clin Oncol,1996,14(1):296-303.

[30] ESTEY E H,THALL P F. New designs for phase 2 clinical trials[J]. Blood,2003,

102(2):442-448.

[31] KORN E L,LIU P Y,LEE S J,et al. Meta-analysis of phase II cooperative group trials in metastatic stage IV melanoma to determine progression-free and overall survival benchmarks for future phase II trials[J]. J Clin Oncol,2008,26(4):527-534.

[32] MICK R,CROWLEY J J,CARROLL R J. Phase II clinical trial design for nontoxic anticancer agents for which time to disease progression is the primary endpoint[J]. Control Clin Trials,2000,21(4):343-359.

[33] SEYMOUR L. The design of clinical trials for new molecularly targeted compounds: progress and new initiatives[J]. Curr Pharm Des,2002,8(25):2279-2284.

[34] KORN E L,ARBUCK S G,PLUDA J M,et al. Clinical trial designs for cytostatic agents:are new approaches needed? [J]. J Clin Oncol,2001,19(1):265-272.

[35] RUBINSTEIN L V,KORN E L,FREIDLIN B,et al. Design issues of randomized phase 2 trials and a proposal for phase 2 screening trials[J]. J Clin Oncol,2005,23 (28):7199-7206.

[36] ROSNER G,STADLER W,RATAIN M. Randomized discontinuation design:application to cytostatic antineoplastic agents[J]. J Clin Oncol,2002,20(22):4478-4484.

[37] FREIDLIN B,SIMON R. An evaluation of the randomized discontinuation design[J]. J Clin Oncol,2005,23:1-5.

[38] HONG F,SIMON R. Run-in phase III trial designs with pharmacodynamic predictive biomarkers[J]. J Natl Cancer Inst,2013,105(21):1628-1633.

[39] TEMPLE R J. Special study designs:early escape,enrichment,studies in non-responders [J]. Commun Stat Theory Methods,1994,23:499-531.

[40] HUNSBERGER S,ZHAO Y,SIMON R. A comparison of phase II study strategies [J]. Clin Cancer Res,2009,15(19):5950- 5955.

[41] GOLDMAN B,LEBLANC M,CROWLEY J. Interim futility analysis with intermediate endpoints[J]. Clin Trial2008,5(1):14-22.

[42] THALL P F. A review of phase 2-3 clinical trial designs[J]. Lifetime Data Anal, 2008,14(1):37-53.

[43] SHER H I,HELLER G. Picking the winners in a sea of plenty[J]. Clin Cancer Res, 2002,8(2):400-404.

[44] THALL P F,SIMON R,ELLENBERG S S. Two-stage selection and testing designs for comparative clinical trials[J]. Biometrika,1988,75:303-310.

[45] PARMAR M K,BARTHEL F M,SYDES M,et al. Speeding up the evaluation of new agents in cancer[J]. J Natl Cancer Inst,2008,100(17):1204-1214.

[46] BERRY S M,CONNOR J D,LEWIS R J. The platform trial:an efficient strategy for evaluating multiple treatments[J]. JAMA,2015,313:1619-1620.

[47] FREIDLIN B,KORN E L,GRAY R,et al. Multi-arm clinical trials of new agents: some design considerations[J]. Clin Cancer Res,2008,14(14):4368-4371.

[48] FREIDLIN B,MCSHANE L M,POLLEY M Y,et al. Randomized phase II trial designs with biomarkers[J]. J Clin Oncol,2012,30(26):3304-3309.

[49] SIMON R. Randomized clinical trials principles and obstacles[J]. Cancer,1994,74(9 Suppl):2614-2619.

[50] TORRI V,SIMON R,RUSSEK-COHEN E,et al. Relationship of response and survival in advanced ovarian cancer patients treated with chemotherapy[J]. J Natl Cancer Inst,1992,84(6):407-414.

[51] BUYSE M,MOLENSBERGHS G,BURZYKOWSKI T,et al. The validation of surrogate endpoints in meta-analyses of randomized experiments[J]. Biostatistics,2000,1(1):49-67.

[52] DANIELS M J,HUGHES M D. Meta-analysis for the evaluation of potential surrogate markers[J]. Stat Med,1997,16(17):1965-1982.

[53] KORN E L,ALBERT P S,MCSHANE L M. Assessing surrogates as trial endpoints using mixed models[J]. Stat Med,2004,24(2):163-182.

[54] BUYSE M,SARGENT D J,GROTHEY A,et al. Biomarkers and surrogate endpoints—the challenge of statistical validation[J]. Nat Rev Clin Oncol,2010,7(6):309-317.

[55] SIMON R. An agenda for clinical trials:clinical trials in the genomic era[J]. Clin Trials,2004,1(5):468-470.

[56] SIMON R. A roadmap for developing and validating therapeutically relevant genomic classifiers[J]. J Clin Oncol,2005,23(29):7332-7341.

[57] SIMON R. New challenges for 21st century clinical trials[J]. Clin Trials,2007,4(2):167-169,173-177.

[58] SIMON R,MAITOURNAM A. Evaluating the efficiency of targeted designs for randomized clinical trials[J]. Clin Cancer Res,2005,10:6759-6763.

[59] SIMON R,MAITOURNAM A. Evaluating the efficiency of targeted designs for randomized clinical trials[J]. Erratum. Clin Cancer Res,2006,12:3229.

[60] HOERING A,LEBLANC M,CROWLEY J. Randomized phase III clinical trial designs for targeted agents[J]. Clin Cancer Res,2008,14(14):4358-4367.

[61] MANDREKAR S J,SARGENT D J. Clinical trial designs for predictive biomarker validation:theoretical considerations and practical challenges[J]. J Clin Oncol,2009,27(24):4027-4034.

[62] SIMON R M. Genomic Clinical Trials and Predictive Medicine[M]. Cambridge,United Kingdom:Cambridge University Press,2013.

[63] FREIDLIN B,SUN Z,GRAY R,et al. Phase III clinical trials that integrate treatment and biomarker evaluation[J]. J Clin Oncol,2013,31(25):3158-3161.

[64] FREIDLIN B,MCSHANE L M,KORN E L. Randomized clinical trials with biomarkers:design issues[J]. J Natl Cancer Inst,2010,102(3):152-160.

[65] JIANG W,FREIDLIN B,SIMON R. Biomarker adaptive threshold design:a procedure for

evaluating treatment with possible biomarker-defined subset effect[J]. J Natl Cancer Inst,2007,99(13):1036-1043.

[66] FREIDLIN B,SIMON R. Adaptive signature design:an adaptive clinical trial design for generating and prospectively testing a gene expression signature for sensitive patients[J]. Clin Cancer Res,2005,11(21):7872-7878.

[67] FREIDLIN B,JIANG W,SIMON R. The cross-validated adaptive signature design for predictive analysis of clinical trials[J]. Clin Cancer Res,2010,16(2):691-698.

[68] SIMON R,SIMON N. Adaptive enrichment designs for clinical trials[J]. Biostatistics,2013,14(4):613-625.

[69] SIMON R M,PAIK S,HAYES D F. Use of archived specimens in evaluation of prognostic and predictive biomarkers[J]. J Natl Cancer Inst,2009,101(21):1-7.

[70] SIMON R. Stratification and partial ascertainment of biomarker value in biomarker driven clinical trials[J]. J Biopharm Stat,2014,24(5):1011-1021.

[71] POCOCK S,SIMON R. Sequential treatment assignment with balancing for prognostic factors in the controlled clinical trial[J]. Biometrics,1975,31(1):103-115.

[72] KALISH L A,BEGG C B. Treatment allocation methods in clinical trials:a review [J]. Stat Med,1985,4(2):129-144.

[73] SIMON R, SIMON N. Using randomization tests to preserve type I error with response-adaptive and covariate- adaptive randomization[J]. Stat Probab Lett,2011,81(7):767-772.

[74] RUBINSTEIN L,GAIL M,SANTNER T. Planning the duration of a comparative clinical trial with loss to follow-up and a period of continued observation[J]. J Chronic Dis,1981,34(9-10):469-479.

[75] SIMON R,FREEDMAN L S. Bayesian design and analysis of 2 by 2 factorial clinical trials[J]. Biometrics,1997,53(2):456- 464.

[76] SIMON R. Confidence intervals for reporting results from clinical trials[J]. Ann Intern Med,1986,105(3):429-435.

[77] MAKUCH R,SIMON R. Sample size requirements for evaluating a conservative therapy[J]. Cancer Treat Rep,1978,62(7):1037-1040.

[78] DURRLEMANN S,SIMON R. Planning and monitoring of equivalence studies[J]. Biometrics,1990,46:329-336.

[79] SIMON R. Bayesian design and analysis of active control clinical trials[J]. Biometrics,1999,55(2):484-487.

[80] SPIEGELHALTER D J,FREEDMAN L S,PARMAR M K. Bayesian approaches to randomized trials[J]. J R Stat Soc Series A General,1994,157:357-387.

[81] SIMON R. Bayesian subset analysis:application to studying treatment-by-gender interactions[J]. Stat Med,2002,21(19):2909-2916.

[82] RUBIN D B. Bayesian inference for causal effects:the role of randomization[J]. Ann

Stat,1978,6:34-58.

[83] SIMON N,SIMON R. Using Bayesian modeling in frequentist adaptive enrichment designs[J]. Biostatistics,2018,19(1):27-41.

[84] PETO R,PIKE M C,ARMITAGE P,et al. Design and analysis of randomized clinical trials requiring prolonged observation of each patient. II. Analysis and examples[J]. Br J Cancer,1977,35(1):1-39.

[85] BARR J,TANNOCK I. Analyzing the same data two ways:a demonstration model illustrate the reporting and misreporting of clinical trials[J]. J Clin Oncol,1989,7(7): 969-978.

[86] TANNOCK I,MURPHY K. Reflections on medical oncology:an appeal for better clinical trials and improved reporting of their results[J]. J Clin Oncol,1983,1(1):66-70.

[87] ISIS-2(SECOND INTERNATIONAL STUDY OF INFARCT SURVIVAL) COLLABORATIVE GROUP. Randomised trial of IV streptokinase,oral aspirin,both or neither among 17187 cases of suspected acute myocardial infarction:ISIS-2 [J]. Lancet,1988,2 (8607):349-360.

[88] FLEMING T R,GREEN S J,HARRINGTON D P. Considerations of monitoring and evaluation treatment effects in clinical trials[J]. Control Clin Trials,1984,5(1):55-66.

[89] ELLENBERG S,FLEMING T R,DEMETS D. Data Monitoring Committees in Clinical Trials:A Practical Perspective[M]. Hoboken,NJ:Wiley,2002.

[90] SMITH M,UNGERLEIDER R,KORN E,et al. The role of independent data monitoring committees in randomized clinical trials sponsored by the National Cancer Institute [J]. J Clin Oncol,1997,15(7):2736-2743.

[91] HAYBITTLE J L. Repeated assessment of results in clinical trials of cancer treatment [J]. J Radiol,1971,44(526):793-797.

[92] O'BRIEN P C,FLEMING T R. A multiple testing procedure for clinical trials[J]. Biometrics,1979,35(3):549-556.

[93] FLEMING T R,HARRINGTON D P,O'BRIEN P C. Designs for group sequential tests[J]. Control Clin Trials,1984,5(4):348- 361.

[94] KORN E L,FREIDLIN B,MOONEY M. Stopping or reporting early for positive results in randomized clinical trials:the National Cancer Institute Cooperative Group experience from,1990 to,2005[J]. J Clin Oncol,2009,27(10):1712-1721.

[95] FREIDLIN B,KORN E L. Monitoring for lack of benefit:a critical component of a randomized clinical trial[J]. J Clin Oncol,2009,27(4):629-633.

[96] DEMETS D L. Futility approaches to interim monitoring by data monitoring committees[J]. Clin Trials,2006,3(6):522- 529.

[97] LAN K K G,SIMON R,HALPERIN M. Stochastically curtailed test in long-term clinical trials[J]. Commun Stat Seqen Anal,1982,1:207-219.

[98] BERKSON J,GAGE R P. Calculation of survival rates for cancer[J]. Proc Staff Meet

Mayo Clin,1950,25(11):270-286.

[99] CUTLER S J,EDERER F. Maximum utilization of the life table method in analyzing survival[J]. J Chronic Dis,1958,8(6):699-712.

[100] KAPLAN E I,MEIER P. Nonparametric estimation from incomplete observations. J Am Stat Assoc,1958,53:457-481.

[101] TANNOCK I F. False-positive results in clinical trials:multiple significance tests and the problem of unreported comparisons[J]. J Natl Cancer Inst,1996,88(3-4):206-207.

[102] FLEMING T R,WATELET L. Approaches to monitoring clinical trials[J]. J Natl Cancer Inst,1989,81(3):188-193.

[103] DIXON D O, SIMON R. Bayesian subset analysis[J]. Biometrics,1991,47(3): 871-881.

[104] GAIL M,SIMON R. Testing for qualitative interactions between treatment effects and patient subsets[J]. Biometrics1985,41:361-372.

[105] BEGG C B. Quality of clinical trials[J]. Ann Oncol,1990,1(5):319-320.

[106] POCOCK S J,HUGHES M D,LEE R J. Statistical problems in the reporting of clinical trials:a survey of three medical journals[J]. N Engl J Med,1987,317(7):426-432.

[107] SIMON R,WITTES R E. Methodologic guidelines for reports of clinical trials[J]. Cancer Treat Rep,1985,69(1):1-3.

[108] SIMON R. Randomized clinical trials and research strategy[J]. Cancer Treat Rep, 1982,66(5):1083-1087.

[109] SIMON R. Commentary on "Clinical trials and sample size considerations:another perspective"[J]. Stat Sci,2000,15:95-110.

[110] IOANNIDIS J P. Why most published research findings are false[J]. PLoS Med, 2005,2:696-701.

[111] BEGG C B,BERLIN J A. Publication bias and dissemination of clinical research[J]. J Natl Cancer Inst,1989,81(2):107- 115.

[112] COLLINS R,GRAY R,GODWIN J,et al. Avoidance of large biases and large random errors in the assessment of moderate treatment effects:the need for systematic overviews[J]. Stat Med,1987,6(3):245-254.

[113] POCOCK S J. Group sequential methods in the design and analysis of clinical trials [J]. Biometrika,1977,64:191-999.

[114] MOERTEL C G,HANLEY J A. The effect of measuring error on the results of therapeutic trials in advanced cancer[J]. Cancer,1976,38(1):388-394.

[115] MILLER A B,HOOGSTRATEN B,STAQUET M,et al. Reporting results of cancer treatment[J]. Cancer,1981,47:207-214.

[116] THERASSE P,ARBUCK S G,EISENHAUER E A,et al. New guidelines to evaluate the response to treatment in solid tumors. European Organization for Research and Treatment of Cancer, National Cancer Institute of the United States, National

Cancer Institute of Canada[J]. J Natl Cancer Inst,2000,92(3):205-216.

[117] EISENHAUER E A,THERASSE P,BOGAERTS J,et al. New response evaluation criteria in solid tumours:revised RECIST guideline (version 1. 1) [J]. Eur J Cancer, 2009,45:228-247.

[118] SCHWARTZ L H,SEYMOUR L,LITIÈRE S,et al. RECIST 1. 1—standardisation and disease-specific adaptations:perspectives from the RECIST Working Group[J]. Eur J Cancer,2016,62:138-145.

[119] HAWKINS-DAARUD A,ROCKNE R C,ANDERSON A R,et al. Modeling tumor-associated edema in gliomas during anti- angiogenic therapy and its impact on imageable tumor[J]. Front Oncol,2013,3:66.

[120] FINK J,BORN D,CHAMBERLAIN M C. Pseudoprogression:relevance with respect to treatment of high-grade gliomas[J]. Curr Treat Options Oncol,2011,12(3):240-252.

[121] WEN P Y,MACDONALD D R,REARDON D A,et al. Updated response assessment criteria for high-grade gliomas:response assessment in neuro-oncology working group[J]. J Clin Oncol,2010,28(11):1963-1972.

[122] WEN P Y,CHANG S M,VAN DEN BENT M J,et al. Response assessment in neuro- oncology clinical trials[J]. J Clin Oncol,2017,35(21):2439-2449.

[123] EISELE S C,WEN P Y,LEE E Q. Assessment of brain tumor response:RANO and its offspring[J]. Curr Treat Options Oncol,2016,17(7):35.

[124] LIN N U,LEE E Q,AOYAMA H,et al. Challenges relating to solid tumour brain metastases in clinical trials,part 1:patient population,response,and progression. A report from the RANO group[J]. Lancet Oncol,2013,14(10):e396- e406.

[125] WOLCHOK J D,HOOS A,O'DAY S,et al. Guidelines for the evaluation of immune therapy activity in solid tumors:immune-related response criteria[J]. Clin Cancer Res,2009,15(23):7412-7420.

[126] SEYMOUR L,BOGAERTS J,PERRONE A,et al. ,for RECIST working group. iRECIST: guidelines for response criteria for use in trials testing immunotherapeutics[J]. Lancet Oncol,2017,18(3):e143-e152.

[127] HODI F S,BALLINGER M,LYONS B,et al. Immune-Modified Response Evaluation Criteria in Solid Tumors (imRECIST):refining guidelines to assess the clinical benefit of cancer immunotherapy[J]. J Clin Oncol,2018,36(9):850-858.

[128] BYRNE M J,NOWAK A K. Modified RECIST criteria for assessment of response in malignant pleural mesothelioma[J]. Ann Oncol,2004,15(2):257-260.

[129] ARMATO S G,BLYTH K G,KEATING J J,et al. Imaging in pleural mesothelioma:a review of the 13th International Conference of the International Mesothelioma Interest Group[J]. Lung Cancer,2016,101:48-58.

[130] CHESON B D,PFISTNER B,JUWEID M E,et al. ,for International Harmonization Project on Lymphoma. Revised response criteria for malignant lymphoma[J]. J Clin

Oncol,2007,25(5):579-586.

[131] CHESON B D,FISHER R I,BARRINGTON S F,et al. ,for Alliance,Australasian Leukaemia and Lymphoma Group, Eastern Cooperative Oncology Group, et al. Recommendations for initial evaluation, staging, and response assessment of Hodgkin and non-Hodgkin lymphoma:the Lugano Classification[J]. J Clin Oncol, 2014,32(27):3059-3068.

[132] YOUNES A, HILDEN P, COIFFIER B, et al. International Working Group consensus response evaluation criteria in lymphoma (RECIL,2017)[J]. Ann Oncol,2017,28 (7):1436-1447.

[133] CHESON B D, ANSELL S, SCHWARTZ L, et al. Refinement of the Lugano Classification lymphoma response criteria in the era of immunomodulatory therapy [J]. Blood,2016,128(21):2489-2496.

[134] MANN B S,JOHNSON J R,HE K,et al. Vorinostat for treatment of cutaneous manifestations of advanced primary cutaneous T-cell lymphoma[J]. Clin Cancer Res,2007,13(8):2318-2322.

[135] D'AMICO A V. US Food and Drug Administration approval of drugs for the treatment of prostate cancer:a new era has begun[J]. J Clin Oncol,2014,32(4):362-364.

[136] GOMELLA L G, OLIVER SARTOR A. The current role and limitations of surrogate endpoints in advanced prostate cancer[J]. Urol Oncol,2014,32(1):28. e1-28. e9.

[137] SCHER H I,MORRIS M J,STADLER W M,et al. ,for Prostate Cancer Clinical Trials Working Group 3. Trial design and objectives for castration-resistant prostate cancer:updated recommendations from the Prostate Cancer Clinical Trials Working Group 3[J]. J Clin Oncol,2016,34(12):1402-1418.

[138] MABILLE M,VANEL D,ALBITER M,et al. Follow-up of hepatic and peritoneal metastases of gastrointestinal tumors (GIST) under imatinib therapy requires different criteria of radiological evaluation (size is not everything!!!) [J]. Eur JRadiol,2009,69(2):204-208

[139] CHOI H,CHARNSANGAVEJ C,FARIA S C,et al. Correlation of computed tomography and positron emission tomography in patients with metastatic gastrointestinal stromal tumor treated at a single institution with imatinib mesylate:proposal of new computed tomography response criteria[J]. J Clin Oncol,2007,25(13):1753-1759.

[140] SHINAGARE A B, BARYSAUSKAS C M, BRASCHI-AMIRFARZAN M, et al. Comparison of performance of various tumor response criteria in assessment of sunitinib activity in advanced gastrointestinal stromal tumors[J]. Clin Imaging, 2016,40(5):880-884.

[141] SCHIAVON G,RUGGIERO A,SCHÖFFSKI P,et al. Tumor volume as an alternative response measurement for imatinib treated GIST patients[J]. PLoS One,2012,7(11): e48372.

[142] LENCIONI R,MONTAL R,TORRES F,et al. Objective response by mRECIST as a predictor and potential surrogate end- point of overall survival in advanced HCC[J]. J Hepatol,2017,66(6):1166-1172.

[143] LIU L,WANG W,CHEN H,et al. EASL- and mRECIST-evaluated responses to combination therapy of sorafenib with transarterial chemoembolization predict survival in patients with hepatocellular carcinoma[J]. Clin Cancer Res,2014,20(6): 1623-1631.

[144] RONOT M,BOUATTOUR M,WASSERMANN J,et al. Alternative Response Criteria (Choi,European Association for the Study of the Liver,and Modified Response Evaluation Criteria in Solid Tumors [RECIST]) versus RECIST 1. 1 in patients with advanced hepatocellular carcinoma treated with sorafenib [J]. Oncologist,2014,19(4):394-402.

[145] YOUNG H,BAUM R,CREMERIUS U,et al. Measurement of clinical and subclinical tumour response using [18F]- fluorodeoxyglucose and positron emission tomography:review and,1999 EORTC recommendations. European Organization for Research and Treatment of Cancer (EORTC) PET Study Group[J]. Eur J Cancer, 1999,35(13):1773- 1782.

[146] WAHL R L,JACENE H,KASAMON Y,et al. From RECIST to PERCIST:evolving considerations for PET response criteria in solid tumors[J]. J Nucl Med,2009,50 (Suppl 1):122S-150S.

[147] PINKER K,RIEDL C,WEBER W A. Evaluating tumor response with FDG PET: updates on PERCIST,comparison with EORTC criteria and clues to future developments[J]. Eur J Nucl Med Mol Imaging,2017,44(Suppl 1):55-66.

[148] VON MINCKWITZ G,UNTCH M,BLOHMER J U,et al. Definition and impact of pathologic complete response on prognosis after neoadjuvant chemotherapy in various intrinsic breast cancer subtypes[J]. J Clin Oncol,2012,30(15):1796-1804.

[149] CORTAZAR P,ZHANG L,UNTCH M,et al. Pathological complete response and long-term clinical benefit in breast cancer:the CTNeoBC pooled analysis[J]. Lancet, 2014,384(9938):164-172.

[150] BARDIA A,BASELGA J. Neoadjuvant therapy as a platform for drug development and approval in breast cancer[J]. Clin Cancer Res,2013,19(23):6360-6370.

[151] BUYSE M,SARGENT D J,GROTHEY A,et al. Biomarkers and surrogate end points:the challenge of statistical validation[J]. Nat Rev Clin Oncol,2010,7(6):309-317.

[152] RUSTIN G J, VAN DER BURG M E, GRIFFIN C L, et al. , for MRC OV05, EORTC 55955 Investigators. Early versus delayed treatment of relapsed ovarian cancer (MRC OV05/EORTC 55955):a randomised trial[J]. Lancet, 2010, 376 (9747):1155-1163.

[153] KARAM A K,KARLAN B Y. Ovarian cancer:the duplicity of CA125 measurement

[J]. Nat Rev Clin Oncol,2010,7(6):335-339.

[154] RUSTIN G J, VERGOTE I, EISENHAUER E, et al., for Gynecological Cancer Intergroup. Definitions for response and progression in ovarian cancer clinical trials incorporating RECIST 1. 1 and CA125 agreed by the Gynecological Cancer Intergroup (GCIG) [J]. Int J Gynecol Cancer,2011,21(2):419-423.

[155] EISENHAUER E A. Optimal assessment of response in ovarian cancer[J]. Ann Oncol,2011,22(Suppl 8):49-51.

[156] HOWARD L E, MOREIRA D M, DE HOEDT A, et al. Thresholds for PSA doubling time in men with non-metastatic castration-resistant prostate cancer[J]. BJU Int,2017,120(5B):E80-E86.

[157] ALBERS P, ALBRECHT W, ALGABA F, et al., for European Association of Urology. Guidelines on testicular cancer: 2015 update[J]. Eur Urol,2015,68(6): 1054-1068.

[158] FIZAZI K, CULINE S, KRAMAR A, et al. Early predicted time to normalization of tumor markers predicts outcome in poor-prognosis nonseminomatous germ cell tumors[J]. J Clin Oncol,2004,22(19):3868-3876.

[159] GILLIGAN T D, SEIDENFELD J, BASCH E M, et al. American Society of Clinical Oncology Clinical Practice Guideline on uses of serum tumor markers in adult males with germ cell tumors[J]. J Clin Oncol,2010,28(20):3388-3404.

[160] GOLDSTEIN M J, MITCHELL E P. Carcinoembryonic antigen in the staging and follow-up of patients with colorectal cancer[J]. Cancer Invest,2005,23(4):338-351.

[161] LOCKER G Y, HAMILTON S, HARRIS J, et al. ASCO,2006 update of recommendations for the use of tumor markers in gastrointestinal cancer[J]. J Clin Oncol,2006,24 (33):5313-5327.

[162] BÜNGER S, LAUBERT T, ROBLICK U J, et al. Serum biomarkers for improved diagnostic of pancreatic cancer: a current overview[J]. J Cancer Res Clin Oncol, 2011,137(3):375-389.

[163] BEIJE N, JAGER A, SLEIJFER S. Circulating tumor cell enumeration by the CellSearch system: the clinician's guide to breast cancer treatment? [J]. Cancer Treat Rev,2015,41(2):144-150.

[164] JACKSON J M, WITEK M A, KAMANDE J W, et al. Materials and microfluidics: enabling the efficient isolation and analysis of circulating tumour cells[J]. Chem Soc Rev,2017,46(14):4245-4280.

[165] MANDEL P, METAIS P. Les acides nucléiques du plasma sanguin chez l'homme [J]. C R Seances Soc Biol Fil,1948,142(3-4):241-243.

[166] LEON S A, SHAPIRO B, SKLAROFF D M, et al. Free DNA in the serum of cancer patients and the effect of therapy[J]. Cancer Res,1977,37:646-650.

[167] SHAPIRO B, CHAKRABARTY M, COHN E M, et al. Determination of circulating

DNA levels in patients with benign or malignant gastrointestinal disease[J]. Cancer, 1983,51(11):2116-2120.

[168] SORENSON G D,PRIBISH D M,VALONE F H,et al. Soluble normal and mutated DNA sequences from single-copy genes in human blood[J]. Cancer Epidemiol Biomarkers Prev,1994,3(1):67-71.

[169] VASIOUKHIN V,ANKER P,MAURICE P,et al. Point mutations of the N-ras gene in the blood plasma DNA of patients with myelodysplastic syndrome or acute myelogenous leukaemia[J]. Br J Haematol,1994,86(4):774-779.

[170] BURGENER J M,ROSTAMI A,DE CARVALHO D D,et al. Cell-free DNA as a post- treatment surveillance strategy:current status[J]. Semin Oncol,2017,44(5): 330-346.

[171] WARTON K,MAHON K L,SAMIMI G. Methylated circulating tumor DNA in blood:power in cancer prognosis and response[J]. Endocr Relat Cancer,2016,23 (3):R157-R171.

[172] PAZDUR R. Endpoints for assessing drug activity in clinical trials[J]. Oncologist, 2008,13(Suppl 2):19-21.

[173] BUYSE M,THIRION P,CARLSON R W,et al. Relation between tumour response to first-line chemotherapy and survival in advanced colorectal cancer: a meta-analysis. Meta-Analysis Group in Cancer[J]. Lancet,2000,356(9227):373-378.

[174] BRUZZI P,DEL MASTRO L,SORMANI M P,et al. Objective response to chemotherapy as a potential surrogate end point of survival in metastatic breast cancer patients[J]. J Clin Oncol,2005,23(22):5117-5125.

[175] VIDAURRE T,WILKERSON J,SIMON R,et al. Stable disease is not preferentially observed with targeted therapies and as currently defined has limited value in drug development[J]. Cancer J,2009,15(5):366-373

[176] MCKEE A E,FARRELL A T,PAZDUR R,et al. The role of the U. S. Food and Drug Administration review process: clinical trial endpoints in oncology [J]. Oncologist,2010,15(Suppl 1):13-18.

[177] BURRIS H A,MOORE M J,ANDERSEN J,et al. Improvements in survival and clinical benefit with gemcitabine as first-line therapy for patients with advanced pancreas cancer:a randomized trial[J]. J Clin Oncol,1997,15(6):2403- 2413.

[178] OHORODNYK P,EISENHAUER E A,BOOTH C M. Clinical benefit in oncology trials:is this a patient-centred or tumour- centred end-point? [J]. Eur J Cancer, 2009,45(13):2249-2252.

[179] RAJU G K,GURUMURTHI K,DOMIKE R,et al. A benefit-risk analysis approach to capture regulatory decision-making:non-small cell lung cancer[J]. Clin Pharmacol Ther,2016,100(6):672-684.

[180] RAJU G K,GURUMURTHI K,DOMIKE R,et al. A benefit-risk analysis approach

to capture regulatory decision-making:multiple myeloma[J]. Clin Pharmacol Ther, 2018,103(1):67-76.

[181] BUYSE M. Use of meta-analysis for the validation of surrogate endpoints and biomarkers in cancer trials[J]. Cancer J,2009,15(5):421-425.

[182] WILKERSON J,FOJO T. Progression-free survival is simply a measure of a drug's effect while administered and is not a surrogate for overall survival[J]. Cancer J, 2009,15(5):379-385.

[183] HORTOBAGYI G N,GOMEZ H L,LI R K,et al. Analysis of overall survival from a phase III study of ixabepilone plus capecitabine versus capecitabine in patients with MBC resistant to anthracyclines and taxanes[J]. Breast Cancer Res Treat,2010,122 (2):409-418.

[184] HENNEKENS C,BURING J. Epidemiology in Medicine[M]. Boston, MA:Little, Brown and Co.,1987.

[185] CUZICK J. Forest plots and the interpretation of subgroups[J]. Lancet,2005,365 (9467):1308.

[186] SEIWERT T Y,BURTNESS B,MEHRA R,et al. Safety and clinical activity of pembrolizumab for treatment of recurrent or metastatic squamous cell carcinoma of the head and neck (KEYNOTE-012):an open-label,multicentre,phase 1b trial[J]. Lancet Oncol,2016,17(7):956-965.

[187] SHEN Y,ANDERSON A,SINHA R,et al. Joint modeling tumor burden and time to event data in oncology trials[J]. Pharm Stat,2014,13(5):286-293.

[188] CHAMPIAT S,DERCLE L,AMMARI S,et al. Hyperprogressive disease is a new pattern of progression in cancer patients treated by anti-PD-1/PD-L1[J]. Clin Cancer Res,2017,23(8):1920-1928.

[189] LE D T,DURHAM J N,SMITH K N,et al. Mismatch repair deficiency predicts response of solid tumors to PD-1 blockade[J]. Science,2017,357(6349):409-413.

[190] FERTÉ C,FERNANDEZ M,HOLLEBECQUE A,et al. Tumor growth rate is an early indicator of antitumor drug activity in phase I clinical trials[J]. Clin Cancer Res,2014,20(1):246-252.

[191] LI C H,BIES R R,WANG Y,et al. Comparative effects of CT imaging measurement on RECIST end points and tumor growth kinetics modeling[J]. Clin Transl Sci, 2016,9(1):43-50.

[192] WILKERSON J,ABDALLAH K,HUGH-JONES C,et al. Estimation of tumour regression and growth rates during treatment in patients with advanced prostate cancer:a retrospective analysis[J]. Lancet Oncol,2017,18(1):143-154.

[193] WESTGEEST H M,UYL-DE GROOT C A,VAN MOORSELAAR R J A,et al. Differences in trial and real-world populations in the Dutch Castration-Resistant Prostate Cancer Registry[J]. Eur Urol Focus,2016.

[194] GORE M E,SZCZYLIK C,PORTA C,et al. Final results from the large sunitinib global expanded-access trial in metastatic renal cell carcinoma[J]. Br J Cancer,2015, 113(1):12-19.

[195] D'ANGELO S,GERMANO D,ZOLFINO T,et al. Therapeutic decisions and treatment with sorafenib in hepatocellular carcinoma:final analysis of GIDEON study in Italy [J]. Recent Prog Med,2015,106(5):217-226.

第三章 抗肿瘤药物临床研究的常见类型

从研究的目的来看，医学研究的设计可以分为探索性研究（exploratory study）与验证性研究（confirmatory study）；从研究的指标来看，可以分为单因素研究和多因素研究；从研究的对象来看，可分为以正常人群为基础的调查研究或社区干预试验、以患者为基础的临床试验和以动物或其他实验材料为基础的动物实验；从研究的时限来看，可以分为前瞻性研究（prospective study）、回顾性研究（retrospective study）和横断面研究（cross-sectional study）；从研究是否对研究对象施加干预来看，可以分为实验性研究（experimental study）和观察性研究（observational study）。

本书主要介绍临床试验的设计与实践，包括随机对照临床试验（randomized controlled trial，RCT）、非随机对照临床试验、诊断试验，以及生物标志物驱动的临床研究。其中，随机对照临床试验常被认为是"金标准"研究。但是，随机对照试验由于在研究对象方面具有严格的纳入排除标准，且实施过程中需严格控制合并用药等，因此也被称为是"理想世界"的研究。

由于"理想世界"的随机对照试验结果的内部真实性较高，外部推广性较差，其结果的实际应用易受到限制，因此基于"真实世界"的研究越来越受到关注。真实世界研究（real world study，RWS）起源于实用性临床试验，指在较大的样本量（覆盖具有代表性的更大受试人群）基础上，根据患者的实际病情和意愿非随机选择治疗措施，开展长期评价，并注重有意义的治疗结局，以进一步评价干预措施的外部有效性和安全性。其涵盖的范围较随机对照试验更宽，除治疗性研究外，还可用于诊断、预后、病因等方面的研究。

RCT 用于评价效力（efficacy），而 RWS 用于确定效果（effectiveness），两者在数据来源、研究设计等方面均存在较大差别。需要注意的是，虽然 RCT 和 RWS 差别较大，但并不是对立关系，前者的结果常需要后者的进一步验证及拓展，二者综合考虑互相补充才是最佳选择。

第一节 随机对照研究

随机对照临床试验（randomized controlled trial，RCT）是采用随机分配的方法，将合格的研究对象分别分配到试验组和对照组，使其接受相应的试验措施，在一致的条件下或环境中，同步地进行研究和观测试验的效应，并用效应指标对试验结果进行科学的测量和评价。

一、研究设计

（一）设计类型
常用的临床试验设计类型有平行组设计、交叉设计、析因设计、动态设计等。

1. 平行组设计

平行组设计(parallel group design)指将受试者随机地分配到试验的各组,各组同时进行、平行推进。平行组设计可为试验药物设置一个或多个对照组,试验药物也可设置多个剂量组。对照组可分为阳性对照或阴性对照。阳性对照一般选用针对所选适应证的当前公认的有效治疗药物,阴性对照一般采用安慰剂,但必须符合伦理学要求。

2. 交叉设计

交叉设计(cross-over design)是一种特殊的自身对照设计,是将自身比较和组间比较设计思路综合应用的一种设计方法,使每位受试者随机地在两个或多个不同试验阶段分别接受指定的处理(试验药或对照药)。最简单的交叉设计是 2 种药物 2 个阶段的形式,又称 2×2 交叉设计,将每个受试者随机分配到两种不同的试验顺序组中,如 AB 或 BA 两种治疗顺序,其中 AB 顺序组的受试者在第一阶段接受 A 处理,在第二阶段接受 B 处理;而 BA 顺序组的受试者在第一阶段接受 B 处理,在第二阶段接受 A 处理。交叉设计既能节约样本量,又能有效控制时间因素和个体差异对处理效应的影响。

3. 析因设计

析因设计(factorial design)是通过不同组合,对两个或多个处理同时进行评价,不仅可检验每个因素各水平间的差异,还可以检验各因素间是否存在交互作用。最简单的析因设计是 2×2 析因设计,有 2 个处理因素,每个处理因素有 2 个水平,两因素各水平组合后即有 4 组,受试者随机分配到这 4 组,即随机分配到两处理因素可能的组合之一。

4. 适应性设计

适应性设计(adaptive design)指在试验过程中,根据不断累积的数据进行期中观察,通过期中分析的结果,及时发现或更正正在进行的试验设计之初一些不合理的假设,最大限度地纠正设计之初估计的偏倚,如判断是否提前结束试验、样本量再估计等,且所有调整都需要在设计之初考虑好,并在试验方案中规定。

(二) 如何选择比较类型

临床试验有 3 种比较类型,即优效性(superiority trial)、等效性(equivalence trial)和非劣效性(non-inferiority trial)试验。

1. 非劣效性试验

非劣效性试验是检验一种药物的效应在临床上是否不劣于另一种药物的试验。其检验假设为试验药总体疗效比对照药的总体疗效要差,且两药总体疗效之差大于或等于非劣效界值 Δ;而备择假设为试验药总体疗效比对照药的总体疗效要好,或者试验药总体疗效虽然比对照药差,但两药总体疗效之差小于 Δ。拒绝了检验假设便可得出试验药非劣于对照药的结论。

非劣效界值即 Δ,由主要研究者和统计学专家根据既往研究或循证医学证据共同确定,并最终由主要研究者确认。一般采用两步法确定 Δ,先估计出阳性对照(以安慰剂为对照)的绝对疗效 M_1,再根据 M_1 确定出 M_2 即 Δ。M_1 的确定采用综合分析法,其中最常用的是 Meta 分析法。以高优指标(数值越大表明疗效越好的指标)为例,先计算出阳性对照与安慰剂效应之差的 95% 双侧置信区间下限(该下限必须大于 0,否则不能视其为阳性对照),考虑到疗效一致性的问题或者历史数据的质量,一般取一个比该下限稍小的数值为 M_1。获得 M_1 后,非劣效界值一般取 $\Delta=M_2=f\times M_1$。f 值越接近 0,若仍能得出非劣效的结论,说明试验药疗效与阳性对照药疗效越相近;但 f 值太小会使试验所需样本量过大,常取 0.5。如果没有历史资料可供借鉴,也可采用目标值法确定 Δ。如在抗菌药物临床试验中,由于阳性对照药的疗效公认且较高,因此非劣效设计时,以治愈率作为主要指标时直接取 $M_2 = 10\% \sim 15\%$。

非劣效性检验可通过置信区间估计进行统计推断。例如两样本率比较的非劣效性试验,按单侧 $100(1-\alpha)\%$ 的置信度计算两总体率差单侧置信区间下限 C_L,如式(3-1),其中 p_T 和 p_C 分别为试验组和对照组的样本率;$S_{(p_T-p_C)}$ 为两个率之差的标准误。

$$C_L = (p_T - p_C) - u_a S_{(p_T - p_C)} \tag{3-1}$$

若 (C_L, ∞) 完全在 $(-\Delta, \infty)$ 范围内即 $C_L > -\Delta$,可以下非劣效的结论。

2. 等效性试验

等效性试验即检验一种药物是否与另一种或多种药物的疗效"相等"(实际上即两药物的疗效相差不超过一个指定的界值 Δ)的试验。等效性试验的检验假设为总体参数间差别超过或等于一个研究者规定的等效性界值 Δ,而备择假设为总体参数间差别小于研究者规定的 Δ。等效性试验需同时进行两次非劣效性检验,分别推断,仅当既说明试验药非劣于对照药,又说明对照药非劣于试验药时,才可得出两药为"等效"的结论。等效性界值 Δ 是一个有临床意义的值,应由临床专家来确定。若 Δ 选大了,可能会将疗效达不到要求的药物推向市场;若 Δ 选小了,则可能会埋没一些本可推广使用的药物。

等效性试验常用 90% 的置信区间来评价。两样本率比较,按双侧 $(1-\alpha)$ 的置信度,计算两总体率差置信区间下限 C_L 和置信区间上限 C_U,如式(3-2)和式(3-3)所示。

$$C_L = (p_T - p_C) - u_{a/2} S_{(p_T - p_C)} \tag{3-2}$$

$$C_U = (p_T - p_C) + u_{a/2} S_{(p_T - p_C)} \tag{3-3}$$

若 (C_L, C_U) 完全在 $(-\Delta, \Delta)$ 范围内,可以下等效结论。

3. 优效性试验

优效性试验为检验一种药物的效应是否优于另一种药物的试验。优效性试验的检验假设为试验药总体疗效小于或等于对照药的总体疗效,而备择假设为试验药总体疗效比对照药好。拒绝了检验假设即可得出试验药比对照药优效的结论。以安慰剂为对照的试验尤其应当进行优效性试验。有时研究者希望试验药比对照药优于某一具有临床意义的数值,认为这才是优效,这时优效性试验称为临床优效性试验。这一具有临床意义的数值为优效性界值 Δ。Δ 为 0 时临床优效性检验即统计优效性检验。

对于两个药物比较的优效性试验,如两药物治愈率的比较,可按单侧 $(1-\alpha)$ 的置信度计算两总体率差的单侧置信区间下限 C_L,若 (C_L, ∞) 不包含 0 即 $C_L > 0$,可得到试验组比对照组统计优效的结论。若 (C_L, ∞) 不包括 Δ 即 $C_L > \Delta$,可得到试验组比对照组临床优效的结论,如式(3-4)所示。

$$C_L = (p_T - p_C) - u_a S_{(p_T - p_C)} \tag{3-4}$$

(三)如何进行随机化

随机化方法有简单随机化、区组随机化、动态随机化等。

1. 简单随机化

简单随机化(simple randomization)也称为完全随机化(complete randomization),指除了为获得期望的统计学把握度而对受试者的数量及组间分配比例有所要求外,对随机化序列不强加任何限制的随机化过程。简单随机化的随机码可通过随机数字表或统计软件产生。

2. 区组随机化

区组随机化(blocked randomization)先把受试者划分成相同或不同的若干区组,同一区组内受试者的性质相同或接近,然后对每个区组内的受试者进行随机分配。

3. 动态随机化

动态随机化(dynamic randomization)指在临床试验的过程中受试者随机分组的概率根据一定的条件而变化的方法,它能有效保证各试验组的例数和某些重要的预后因素在组间的分布接近一致。

4. 中央随机化系统

中央随机化系统是指在多中心临床试验中,各协作医院的随机化分配和药物配给集中由一个独立的机构或组织来安排和实施,各个协作医院通过交互式语音应答系统(interactive voice response system,IVRS)或交互式网络应答系统(interactive Web response system,IWRS)进行联系和操作。交互式语音应答系统是基于计算机网络、服务器、软件的支持,通过电话、传真、其他计算机终端连接,远程进行语音应答服务的系统。利用中央随机系统,可以实施各种随机化方法,实时监控受试者入组登记、筛选、随机、药物发放等。

（四）如何选择对照组

临床试验中设立具有可比性的对照组,是评价药物或治疗方法是否安全、有效的关键。由于临床试验的研究对象是人,因此如何设立对照必须慎重考虑,不能违背伦理,不允许所设立的对照对受试者的健康构成危害。临床试验中常用的对照形式有安慰剂对照(placebo concurrent control)、阳性对照(active/positive concurrent control)、剂量反应对照(doseresponse control)和多组间对照(multiple control groups)。

1. 安慰剂对照

安慰剂是一种伪药物(dummy medication),其外观如剂型、大小、颜色、重量、气味、口味等都与试验药尽可能保持一致,但不含有试验药物的有效成分。安慰剂对照常常用于双盲试验。当使用安慰剂对照不会延误病情治疗、不会有严重或不可逆伤害时,才是合适的对照选择。

2. 空白对照

空白对照是指对照组不施加任何处理措施,适用于:①处理措施非常特殊,无法采用安慰剂对照,或者执行起来极为困难,如试验组为放射治疗、外科手术等;②试验药的不良反应非常特殊,以至于无法使研究者处于盲态。

3. 阳性对照

阳性对照指以公认有效的药物或现有的标准方法作为对照。试验药与阳性对照药物之间的比较需要在相同条件下进行,阳性对照药物使用的剂量、给药方案必须是该药最优剂量和最优方案,否则会导致错误的结论。

4. 剂量反应对照

剂量反应对照是将试验药物设计成几个剂量,而受试者随机地分入其中一个剂量组中,随后观察结果,几个剂量组之间互为对照。剂量反应对照主要用于研究剂量和疗效/不良反应的关系,或者仅用于说明疗效。

5. 多组间对照

同一个临床试验也可以采用多个类型的对照组形式。例如,在一个阳性药物的临床试验中增加一个安慰剂对照组,就形成试验药物同时与安慰剂和阳性药物进行对照的试验。这样除了阳性药物对照所提供的信息外,还能获得更多的信息,实用性更强。

（五）如何实施盲法

除随机化外,盲法(blinding)也是药物临床试验中避免偏倚的有效方法之一,简单来说,就是使研究者和(或)受试者不清楚接受的是何种处理。根据设盲程度,临床试验分为双盲(double-blind)试验、单盲(single-blind)试验和开放(open-label)试验。开放试验不设盲,所有与试验相关的人,包括受试者、研究者、医务人员、监察员、数据管理人员和统计分析人员都知道受试者接受的是何种处理,主观因素引起的偏倚较大。单盲试验是指仅受试者或研究者一方不知道治疗分组的试验。双盲试验是指受试者和所有与试验相关的人都不知道受试者的分组情况。

（六）如何估算样本量

临床试验中所需的样本量应具有足够大的统计学检验把握度,以确保对所提出的问题给予一个可靠的回答,同时也应综合考虑监管部门对样本量的最低要求。样本的大小通常以试验的主要疗效指标来确定,如果需要同时考虑主要疗效指标外的其他指标时(如安全性指标或重要的次要指标),应明确说明其合理性。在采用估计方法计算出样本量之后,还要在此基础上增加一定数量的病例(如20%),以防受试者脱落造成最后有效病例数不足。

（七）如何进行统计分析

1. 统计分析数据集

临床试验的统计分析首先要考虑统计分析集问题,哪些受试者应当包括在内,哪些受试者不应当包括在内。一般情况下,临床试验的分析数据集包括全分析集(full analysis set,FAS)、符合方案集(per protocol set,PPS)、安全性数据集(safety set,SS)、其他的数据集(如抗感染试验中细菌学检查的数据集)等。根据不同研究目的,在统计分析计划中需明确描述数据集的定义。在定义分析数据集时需遵循两个原则:①尽可能地减小偏倚;②防止 I 型错误的增加。

(1)意向性分析(intention to treat,ITT)的原则:是指主要分析应当包括所有随机化的受试者,按其所分到的组别进行随访、评价和分析,而不管其是否依从计划完成过程。意向性分析的重要性是它保证了原始的随机化分组,可以避免因破坏了随机化而造成偏性发生。这一基于所有随机化受试者的分析集通常被称为ITT分析集。

(2)全分析集:尽可能接近符合意向性分析原则的理想的受试者集。该数据集是从所有随机化的受试者中,以最少的和合理的方法剔除后得到的。FAS 一般包括没有重大方案违背、至少接受一次治疗并至少有一次观测数据的受试者。

(3)符合方案集:也称为"可评价病例"样本,是全分析集的一个子集,这些受试者对方案更具依从性。纳入符合方案集的受试者一般具有以下特征:①完成事先设定的试验药物的最小暴露量:方案中应规定受试者服用药物的依从性达到多少为治疗的最小量;若未达到,则作为重大的违反方案而从符合方案集中剔除;②主要指标可以测定,通常指试验前后主要指标均可以测得;③未对试验方案有重大的违背。符合方案集并不要求受试者百分之百符合方案。

(4)安全集:应包括所有随机化后至少接受一次治疗且有安全性评价的受试者,用于安全性分析。

2. 统计分析方法

临床试验中数据分析所采用的统计方法和软件应是国内外公认的;统计分析应建立在正确、完整的数据基础上;采用的统计模型应根据研究目的、试验方案和观察指标选择。数据分析大致可概括为以下几个方面:

(1)描述性统计分析:多用于人口学资料、基线资料和安全性资料,包括对主要指标和次要指标的统计描述。

(2)参数估计、置信区间和假设检验:是对主要指标及次要指标进行评价和估计的必不可少的手段。在试验方案以及统计分析计划中,应当说明检验假设、待估计的处理效应、统计分析方法以及所涉及的统计模型。若考虑应用统计模型控制基线以提高估计精度,或利用可能有差异的基线对估计值进行校正(如采用协方差分析方法),均需在试验方案或统计分析计划中事先说明。假设检验应说明所采用的是单侧还是双侧检验,如果采用单侧检验,应说明理由。应在试验方案或统计分析计划中事先规定主要指标效应分析采用固定效应模型还是随机效应模型。统计分析方法的选择要注意考虑指标的性质及数据分布的特性。无论采用参数方法还是非参数方法,处理效应的估计应同时给出效应大小、置信区间和假设检验结果。除主要指标和次要指标外,其他指标的汇总和报告也应在试验方案或统计分析计划中简要说明,如在整个试验过程中对安全性数据分析所采用的方法等。在确证性试验中,只有方案或统计分析计划中事先规定的统计分析才可以作为确证性证据的依据,而其他的分析只能视作探索性的。

(3)基线和协变量分析:评价药物有效性的主要指标除药物作用以外,常常还有其他因素的影响,如受试者的基本情况、不同治疗中心受试者之间的差异等因素,这些因素在统计学中可作为协变量处理。在试验前应认真考虑可能对主要指标有重要影响的协变量以及采用的可以提高估计精度的方法,以控制处理组间由协变量不均衡所产生的影响。对于确证性分析,应事先在方案中规定在统计模型中校正哪些协变量以及校正的依据。当采用分层随机时,分层因素应作为协变量进行校正。对于事先没有规定校正的协变量,通常不应进行校正,或做敏感性分析,将校正后的结果作为参考,而不应该取代事先规定的分析模型。

(4)多重性问题:在临床试验中由于多次进行假设检验导致I型错误增加的现象。如果在一个试验中存在多个主要指标、两个以上治疗组(包括多剂量组)、多个时间点上的比较、多个亚组分析、多个分析集、多个敏感性分析、多个分析模型或期中分析等情况,不考虑多重性的问题就可能会导致I型错误的增加。

当试验中有多个主要终点并且每个主要终点的假设检验均须有统计学意义才能推断试验药物的临床效益时,不需要考虑多重性问题,不必对I型错误进行调整。相反,在此情况下II型错误会增加。对于此类试验,其样本量的估算应充分考虑这一因素并进行相应的调整。此外,如果已经在研究方案中预先指定了主要指标顺序并且相应的假设检验须按指定顺序进行,则每一个假设检验在此情况下都可以使用预先设定的假设检验水准而无须调整。但是在分层检验中,如果排序靠前的检验没有达到统计学意义,在其后的所有其他检验无论是否有统计学意义都无法作为确证性证据说明试验药物的治疗效益。

（八）如何进行 CONSORT 报告

设计良好又实施得当的随机对照临床试验能为医疗干预措施的有效性提供可靠证据，但设计或报告质量低劣的临床试验会得出有偏倚的结果，从而可能误导患者的治疗和国家公共卫生政策的制定。为了提高临床试验报告质量，David Moher 和 Drummond Rennie 于1996 年组织制定了第一版《临床试验报告的统一标准（Consolidated Standards of Reporting Trials，CONSORT）声明》，并在 2001 年和 2010 年对其进行了修订。该声明主要针对两组平行随机对照试验。

二、随机对照研究案例：FLAURA 研究中国队列

（一）研究背景

奥希替尼是不可逆的三代表皮生长因子受体酪氨酸激酶抑制剂（epidermal growth factor receptor tyrosine kinase inhibitor，EGFR-TKI），能够选择性抑制非小细胞肺癌表皮生长因子受体（non-small-cell lung cancers epidermal growth factor receptor，NSCLC-EGFR）敏感突变和 EGFR T790M 耐药突变，包括中枢神经系统（CNS）转移。FLAURA（NCT02296125）是一项全球多中心、随机、双盲、Ⅲ期临床研究，在 EGFR 敏感突变晚期 NSCLC 患者中，与 EGFR-TKI 对照组（吉非替尼或厄洛替尼）相比，奥希替尼显著延长了无进展生存期（PFS）和总生存期（OS）。FLAURA 中国队列研究由中国研究者主导，入组中国大陆人群，已报道了在 FLAURA 中国队列研究中，与标准治疗组相比，奥希替尼组显著改善了患者的 PFS，HR 0.56（95% CI 0.37，0.85）。

（二）研究设计

FLAURA 研究是一项国际多中心、随机、对照Ⅲ期临床研究，旨在评估奥希替尼单药或标准 EGFR-TKIs 一线治疗 EGFR 敏感突变阳性晚期 NSCLC 患者的疗效和安全性。2017 年，FLAURA 研究达到主要终点，PFS 显著延长了 8.7 个月（18.9 个月 vs. 10.2 个月，HR=0.46），FDA 也基于此结果批准其一线治疗适应证。为了推进奥希替尼在中国落地，进一步开展了FLAURA 中国队列研究，评估奥希替尼在中国人群中的疗效和安全性数据，以及与全球数据的一致性。所有患者按 1:1 随机接受奥希替尼或标准 EGFR-TKI 治疗。主要研究终点是研究者评估的 PFS，次要研究终点包括总生存期（OS）、客观反应率（ORR）、缓解持续时间（DoR）、安全性、患者报告结局（patient-reported outcome，PRO）及中枢神经系统 PFS（CNS PFS）。

（三）统计学方法

全分析集（FAS）包括中国大陆的所有随机化患者，其中 19 例患者隶属于全球队列人群，该 19 例以外的其他患者入组是在全球队列入组完成后进行，全球队列和中国队列均遵循相同的研究方案。靶病灶疾病进展后每 6 周评估一次 OS，OS 定义为从随机化至全因死亡的时间。采用按突变状态分层的对数秩检验分析 OS；采用 Cox 比例风险模型评估预设亚组的风险比。FLAURA 中国队列研究的所有统计分析均被视为探索性分析。数据截止日期为 2019 年 6 月 25 日。

（四）研究结果

在 2020 公布的中国队列 OS 结果中,奥希替尼和标准治疗(standard of care,SoC)的中位随访时间分别为 31.0 个月和 24.9 个月,OS 成熟度分别为 63% 和 68%。奥希替尼和 SoC 的中位 OS 分别为 33.1 个月和 25.7 个月,HR=0.85,疾病死亡风险降低 15%,具有 OS 获益趋势,有显著的临床价值(图 3-1)。

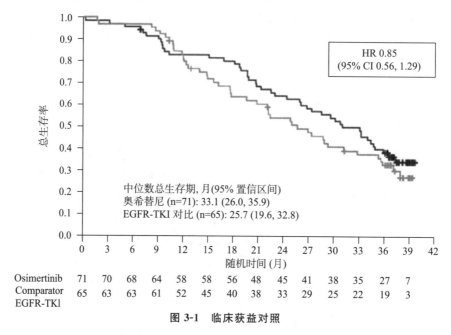

图 3-1　临床获益对照

中国队列使用奥希替尼的总体安全性与全球数据基本一致。除了实验室指标相关的不良事件(adverse event,AE)和疾病相关的 AE 比例更高外,无新的不良事件发生。奥希替尼组特别关注的重要不良事件比例更低,提示在中国人群中也有良好的药物耐受性。

（五）研究结论

在 FLAURA 中国队列研究中,与 EGFR-TKI 对照组相比,奥希替尼组的中位 OS 延长 7.4 个月,有显著性临床意义。该结果与 FLAURA 全球队列数据一致,FLAURA 全球队列奥希替尼组的中位 OS 延长 6.8 个月。FLAURA 中国队列研究中两组的中位 OS 均低于全球队列研究,这可能是由在中国人群与全球人群中的不同疾病特征所致(WHO,PS=1, 85% vs.59%)。奥希替尼组 20% 的患者和 EGFR-TKI 对照组 8% 的患者在研究进行 3 年后仍在继续接受一线治疗。在奥希替尼组中,PFS 获益已转化为第一次后续治疗开始或死亡时间(time to first subsequent therapy or death,TFST)、第二次后续治疗开始或死亡时间(time to second subsequent therapy or death,TSST)和 OS 获益。奥希替尼在中国队列研究中的安全性特征与全球队列研究基本一致;未报告新的安全性事件。

第二节　非随机对照研究

非随机对照研究相对于随机对照研究而言,主要区别在于其对研究对象未进行或无法进行随机分组,其设计类型主要包括非随机同期对照临床试验、自身前后对照研究、历史对照研究、队列研究、病例对照研究、横断面调查研究。非随机同期对照临床试验(nonrandomized concurrent control trial,non-RCT)和随机对照临床试验(randomized controlled trial,RCT)主要针对有干预的临床试验研究,本章主要介绍非随机同期对照临床试验的设计方法和注意事项,此设计主要特点是其为有干预的研究,受试者接受干预措施,如接受不同的治疗,但接受何种治疗由研究者决定,或者根据患者或患者家属是否愿意接受某种治疗来分组,而且各组同时随访及收集数据,最终分析结果。

一、研究设计

(一)非随机对照临床试验设计

由于非随机对照临床试验的病例分组未按照随机化原则,因此相对于随机对照临床试验,其方法较为简单,并且实施方便,但该设计的主要目的在于探索,并非确证性研究,常用于临床研究的前期探索,并建议后续进行严格设计的随机对照研究以获得最终确证性结论。

(二)非随机对照临床试验的统计学方法

由于非随机设计分组并未经过随机化,因此很难做到组间基线一致可比,在分析前需要考虑到各组间的可比性,分析过程中需要控制混杂因素对结果的影响,应采用多元回归分析、倾向性评分法、工具变量模型等混杂因素控制分析模型。

(三)样本量估算

非随机对照临床试验的样本量估算方法与本书前述方法一致,根据研究设计和主要指标的类型选择相应的样本量估算方法进行样本量确定。

(四)非随机对照临床试验设计的注意事项

在临床试验中,随机对照临床试验被认为是标准设计,可以有效地控制偏倚,保证统计分析效能,但由于伦理、时间、经费、样本、研究目的等方面的限制,随机对照临床试验不可能适用于所有情况,因此需要采用非随机对照临床试验设计。其方法简单,易于掌握,可操作性强,实施方便,并可在短时间内获得所需要的样本量。

1. 明确受试对象

对于非随机对照临床试验,研究对象的选择条件应当在研究之初就明确,需要设定严格的入选排除标准,此过程和随机对照研究一致,其入选排除标准甚至应该更加严格,应当考虑到一些可能存在的混杂因素,并在入排标准中加以限制。

2. 避免主观意识

在研究分组、疗效判断过程中应当避免研究者主观意识的影响,尤其是针对一些主观疗效指标(如中医证候、精神疾病量表等)判定时,尽量采用盲法进行,如以独立于研究外的第三方在盲态下进行疗效指标判定。

3. 控制混杂因素的影响

由于分组未采用随机化,若直接对结局指标进行统计分析,则会因为混杂因素的影响而造成结果的偏倚,因此应当采取合适的混杂因素控制分析方法进行结果的计算,如采用多因素分析方法、倾向性评分法、工具变量法等,以增加结果的稳定性,并且这些方法的使用应在研究之初的方案设定中进行事先明确,避免事后分析时因分析结果不理想而不断调整分析方法,从而降低所得结果的可信度。

4. 对结果进行正确解释

非随机对照临床试验的目的主要在于探索,并非最终确证研究,故对结果的解释应当倾向于研究探索,最终确证性结论的获得还应当基于严格设计的随机对照研究。

5. 统计学评价

考虑到非随机临床试验的特点,可采用多因素 Logistic 回归分析模型对混杂因素进行控制。目前针对混杂控制的分析模型有很多种,可以在实际研究过程中根据数据特点和分析目的采用多种模型进行分析验证,以增加结果的可靠性。

6. 非随机对照研究的报告规范

非随机对照研究的引入,可以为循证医学、循证公共卫生评价提供更完整的证据,其研究报告有相应的规范,即非随机对照研究报告规范(transparent reporting of evaluation with nonrandomized designs,TREND)。

二、非随机对照研究案例:帕博利珠单抗联合同步放化疗治疗局部晚期非小细胞肺癌的Ⅰ期试验[①]

(一)研究背景

近期研究显示,放化疗后使用程序性死亡配体 1(PD-L1)抑制剂 Durvalimab 进行巩固治疗,可显著延长Ⅲ期 NSCLC 患者的无进展生存期(PFS),显著提高 3 年总生存率:放化疗后 Drvalumab 巩固治疗 vs. 仅放化疗＝57.0％ vs.43.5％。

在 NSCLC 患者中,经过常规分割放疗后,PD-L1 表达增加。在肺癌小鼠模型中,PD-L1 抑制剂联合放疗通过促进 CD8 阳性 T 细胞浸润,减少骨髓来源的抑制性 T 细胞积累,同时增加肿瘤浸润调节性 T 细胞(tumor infiltrating lymphocytes,TILs),来协同增强抗肿瘤免疫杀伤效应。PD-L1 也可以刺激肿瘤细胞迁移,促进上皮间质转化,诱导放疗抵抗,而 PD-L1 的下调可能通过促进细胞凋亡来降低放疗抵抗。以上临床前研究、临床研究数据表明,放疗和 PD-L1 抑制剂之间具有协同作用。

(二)研究方法

本项前瞻性、多中心、非随机Ⅰ期对照研究,从 2016 年 8 月 30 日开始至 2018 年 10 月 24 日结束,采用3＋3 设计,中位随访时间为 16.0 个月(95％CI＝12.0～22.6),数据收集于 2019 年 7 月 25 日截止。本研究共入组 21 个患者,经多学科会诊,均为局部晚期、不可切除、Ⅲ期 NSCLC。患者入选标准:ECOG 评分为 0 或 1,正常的血象、肾脏和肝脏功能。

本研究的干预措施包括:帕博利珠单抗与同步放化疗联合使用(每周给予卡铂和紫杉醇联合 60 Gy 放疗,每天 2 Gy)。剂量评估队列包括:

队列 1:放化疗后给予足量帕博利珠单抗,每 3 周(q3w)静脉注射 200 mg,2～6 周。

---

① JABBUR S K,BERMAN A T,DECKER R H,et al. Phase 1 trial of pembrolizumab administered concurrently with chemoradiotherapy for locally advanced non-small cell lung cancer:a nonrandomized controlled trial[J]. JAMA Oncol, 2020,6(6):848-855.

队列 2：开始放化疗第 29 天给予减量帕博利珠单抗，每 3 周（q3w）静脉注射 100 mg。

队列 3：开始放化疗第 29 天给予全剂量帕博利珠单抗。

队列 4：开始放化疗第一天给予减剂量帕博利珠单抗。

队列 5：开始放化疗第一天给予全剂量帕博利珠单抗。

基于帕博利珠单抗的最大耐受剂量，计划额外开展包含 6 个患者的安全性扩大队列。剂量限制性毒副作用定义为帕博利珠单抗治疗 1 周期发生≥4 级肺炎。

表 3-1　研究队列

帕博丽珠治疗起始	每 3 周		数量	
	队列	剂量/mg	入组患者	登记时间
放化疗后 2～6 周 （第 56～84 天）	−1	100	NA	NA
	1 起始剂量水平	200	4	2016 年 8 月 30 日—2017 年 1 月 9 日
放化疗结束前 2 周（第 29 天）	2	100	4	2017 年 9 月 15 日—2017 年 8 月 10 日
	3	200	3	2017 年 12 月 20 日—2017 年 11 月 10 日
放化疗开始 （第 1 天）	4	100	3	2018 年 3 月 8 日—2018 年 2 月 23 日
	5	200	3	2018 年 3 月 25 日—2018 年 4 月 4 日
	安全扩展	200	6	2018 年 10 月 24 日—2018 年 6 月 29 日

主要研究终点为帕博利珠单抗联合同步放化疗治疗 NSCLC 的安全性和耐受性；次要终点包括 PFS 和肺炎发生率。

（三）研究结果

在纳入研究的 21 个患者（11 个为女性，中位年龄 69.5 岁）中，任何队列中均未观察到剂量限制性毒副作用，在队列 5 中，发生 1 例 5 级肺炎。4（18％）个患者发生≥3 级免疫相关不良事件，≥1 次帕博利珠单抗治疗患者（$n=21$）的中位 PFS 为 18.7（95％CI＝11.8～29.4）个月，6 个月和 12 个月的 PFS 率分别为 81.0％（95％CI＝64.1％～97.7％）及 69.7％（95％CI＝49.3％～90.2％）。接受≥2 次帕博利珠单抗治疗患者（$n=19$）的中位 PFS 为 21.0（95％CI＝15.3～未达）个月。

表 3-2　所有不良事件

事件	不良事件等级，数量（％）（$n=21$）			
	总数	2 级	3 级	4～5 级
恶心	18(86)	3(14)	0	0
疲劳	18(86)	8(38)	0	0

续表

事件	不良事件等级,数量(%)(n=21)			
	总数	2 级	3 级	4~5 级
便秘	18(86)	2(10)	0	0
咳嗽	16(76)	8(38)	0	0
呼吸困难	16(76)	9(43)	2(9.5)	0
肺炎	7(33)	5(24)	1(5)	1(5)[2]
食管炎	17(81)	8(38)	0	0
淋巴细胞减少	11(52)	3(14)	5(24)	0
贫血	10(48)	6(29)	1(5)	0
血小板减少	10(48)	2(10)	0	0
白细胞减少	10(48)	3(14)	1(5)	0
放射性皮炎	9(43)	4(19)	0	0
中性粒细胞减少	8(38)	1(5)	2(9.5)	0
发热	8(38)	0	0	0
厌食	8(38)	0	0	0
腹泻	7(33)	0	0	0
肢体水肿	5(24)	0	0	0
甲状腺功能障碍	4(19)	4(19)	0	0

注:肺炎报告 1 例 5 级事件。

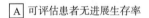

A 可评估患者无进展生存率

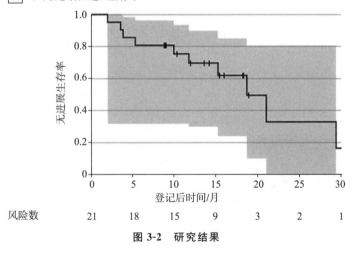

风险数	21	18	15	9	3	2	1

图 3-2 研究结果

（四）研究结论

本研究表明，PD-L1 抑制剂与放化疗同步治疗 Ⅲ 期 NSCLC 是可耐受的，12 个月 PFS 率为 69.7%。考虑到肺炎的风险，此种治疗方案应继续在临床试验的支持下进行评估，密切监测患者的不良反应，严格限定放疗方案中的各种参数及生物标志物水平。

第三节　诊断试验

临床工作中，诊断是一个非常重要的环节，诊断方法的优劣关系到后期治疗方法的选择以及预后判断。诊断试验（diagnostic trial）是评价某种疾病诊断方法的临床试验，包括病史、症状体征、实验室检查、影像和仪器检查（如 X 线、超声波、CT 扫描、磁共振、心电图、内镜等）等各种诊断疾病方法的试验。除了诊断疾病，诊断试验在筛选无症状的患者、判断疾病的严重性、估计疾病临床过程及预后、估计对治疗的反应等方面也能发挥重要作用。

一、如何设计诊断试验

判断某种新的方法是否能够诊断某种疾病，最常用的方法就是将其与标准诊断方法（即金标准）进行比较，确定新方法的优劣。因此，诊断试验在设计阶段首先需要确定金标准；其次，收集研究对象的基本信息，根据金标准将研究对象分为病例组和对照组；最后，在盲法条件下进行同步试验，估计新方法与金标准的一致性程度，从而评价新方法的诊断价值。

诊断试验的金标准通常是指当前医学界公认的诊断某种疾病最可靠的方法。常用的金标准包括病理学诊断（组织学活检和尸体解剖）、手术探查或诊断性操作中发现、特殊的影像学诊断，以及因缺乏特异性诊断方法而采用的医学权威机构颁布的综合诊断标准。另外，对一些慢性进展的非自限性疾病，在随访过程中该疾病的表现才能日趋明了，由此进行判断。因此，一些医学界公认长期随访所获得的肯定诊断也可以作为金标准。由于可能存在病原携带者和隐性感染，病原学、免疫学试验一般不宜作为金标准。

在有金标准的诊断试验中，诊断试验的研究对象包括病例组和对照组两组人群。研究对象应具有良好的代表性，能代表检查对象的总体。

（一）病例组

病例组中的研究对象应该是经金标准确诊为某研究疾病的患者，而且病例组的研究对象应该具有能够反映该疾病的全部特征，如疾病的病情程度（轻、中、重）、临床分期（早、中、晚期）、症状体征（典型的、不典型的）、并发症的有无、是否经过治疗等信息，以保证研究对象的信息能够代表该疾病患者的总体，从而提高诊断试验的精准性。

（二）对照组

对照组中的研究对象应该是经金标准证实未患该疾病的研究对象。未患该疾病的研究对象并不是指必须是正常人，可以是患有其他疾病的患者。当然，对照组应有一定的入选标准和排除标准，尽量保证对照组的研究对象具有同质性，才能正确判断新诊断方法对区别两类人群的诊断能力。如果对照组的人群中包含各类疾病，尤其是某些疾病与研究疾病的特征比较相似，而另一些疾病的特征相差较大，则会导致研究指标因各类疾病患者数比例的不同而不太稳定,从而影响对新方法诊断价值的正确判断。一般在研究的初期阶段,应该选择正常人作为对照组,以保证新诊断方法能较好地区别患者和正常人;然后再选择与该研究疾病容易混淆的其他疾病的患者作为对照组进行鉴别诊断研究,才能对新诊断方法的诊断价值有较为全面的了解。

二、如何收集数据

在诊断试验过程中必须注意收集研究对象的金标准检查结果以及新诊断方法的研究结果,同时还应该收集研究对象中与疾病相关的一些数据。此外,对照组中的研究对象应该是同期进入研究的连续样本或是按比例抽样的样本,而不能由研究者随意抽选,否则就会出现选择偏倚,影响结果的真实性。

在测量和收集有金标准诊断试验的数据过程中,研究者应在盲法状态下对试验结果进行判断,即研究者事先应不知道哪些研究对象为病例,哪些为对照,从而避免主观因素(如心理因素)的影响。而在收集无金标准诊断试验的数据时,由于只有一组病例,因此应采用客观的观测指标,并且两种方法的指标测量应独立完成。

三、如何估算样本量

在有金标准的诊断试验中,可根据待评价诊断试验的灵敏度和特异度的估计值,按照统计学中有关单样本总体率的样本量估算公式,分别估算病例组和对照组的样本量。在无金标准的诊断试验中,样本量估算可参照统计学中关于配对资料的样本量估算公式。

有金标准诊断试验的样本量估算与以下几个因素有关:①灵敏度的估计值;②特异度的估计值;③检验水准 α,即 I 型错误的概率,一般取双侧 0.05;④容许误差 δ,一般在 0.05~0.10 之间取值。

有金标准诊断试验的样本量计算公式为式(3-5)。

$$n = \frac{u_{\alpha/2}^2 P(1-P)}{\delta^2} \tag{3-5}$$

n 为所需样本大小,P 为灵敏度或特异度的估计值,$u_{\alpha/2}$ 为 u 界值(如 $u_{0.05/2} = 1.96$)。通常病例组的样本量由灵敏度来估算,对照组的样本量由特异度来估算。

四、如何进行统计分析

在有金标准的诊断试验中,金标准与新诊断方法的试验结果可用四格表的形式表示,如表 3-3 所示。由于病例组与对照组检验结果的分布有重叠现象,因此试验中可能出现以下 4 种结果:①真阳性(true positive,TP),即实际患病者的新诊断方法试验结果呈阳性;②真阴性(true negative,TN),即实际未患病者的新诊断方法试验结果呈阴性;③假阳性(false positive,FP),即实际未患病者的新诊断方法试验结果呈阳性;④假阴性(false negative,FN),即实际患病者的新诊断方法试验结果呈阴性。其中前两种结果为诊断正确,后两种结果为诊断错误。通过表 3-3 中的数据可计算出评价新诊断方法的一系列统计学指标。

表 3-3　诊断试验评价的 4 种可能结果

新诊断方法 检测结果	金标准检测结果		合计
	病例组（D+）	对照组（D−）	
阳性（T+）	真阳性（a）	假阳性（b）	a＋b
阴性（T−）	假阴性（c）	真阴性（d）	c＋d
合计	a＋c	b＋d	a＋b＋c＋d

（一）基本指标

1. 灵敏度（sensitivity, Se）

灵敏度又称真阳性率、敏感度，是新诊断方法将实际患病的人正确判为患者的能力，即患者被判为阳性的概率。

$$Se = \frac{a}{a+c} \times 100\% \tag{3-6}$$

2. 特异度（specificity, Sp）

特异度又称真阴性率，是新诊断方法将实际未患病的人判为非患病者的比例，即非患病者被判为阴性的概率。

$$Sp = \frac{d}{b+d} \times 100\% \tag{3-7}$$

3. 误诊率（mistake diagnostic rate, α）

误诊率又称假阳性率，是新诊断方法将实际无病的人误判为患者的比例，即非患病者被误判为阳性的概率。

$$a = \frac{b}{b+d} \times 100\% \tag{3-8}$$

4. 漏诊率（omission diagnostic rate, β）

漏诊率又称假阴性率，是新诊断方法将实际有病的人误判为非患者的比例，即患者被判为阴性的概率。

$$\beta = \frac{c}{a+c} \times 100\% \tag{3-9}$$

（二）预测指标

1. 阳性预测值（positive predictive value, PV+）

新诊断方法结果为阳性者中患者的比例。阳性预测值可以用于估计被新诊断方法诊断为阳性者实际得病的概率，其计算公式为式（3-10）。

$$PV_+ = \frac{a}{a+b} \times 100\% \tag{3-10}$$

2. 阴性预测值（negative predictive value, PV−）

新诊断方法结果为阴性者中非患者的比例。阴性预测值可以用于估计被新诊断方法诊断为阴性者实际未得病的概率，其计算公式为式（3-11）。

$$PV_- = \frac{d}{c+d} \times 100\% \tag{3-11}$$

（三）综合评价指标

1. 正确率（π）

正确率又称总符合率，表示新诊断方法的结果与金标准结果符合的程度，它是真阳性与真阴性之和占总人数的比例。其计算公式为式（3-12）。该值越大，说明新诊断方法与金标准的一致性越高，诊断的准确性越高。

$$\pi = \frac{a+d}{a+b+c+d} \times 100\% \tag{3-12}$$

2. Youden 指数（youden index，YI）

Youden 指数又称正确指数，常被翻译为约登指数，是将灵敏度和特异度综合考虑的指标，表示新诊断方法判断真阳性和真阴性的总能力。其计算公式为式（3-13）。该值越大，说明诊断试验的准确性越高。

$$YI = 1 - \alpha - \beta = Se + Sp - 1 \tag{3-13}$$

3. 似然比（likelihood ratio，LR）

似然比是将灵敏度和特异度综合起来的指标，而且该指标不容易受患病率的影响，是评价诊断试验稳定性的指标。似然比可分为阳性似然比（positive likelihood ratio，PLR）和阴性似然比（negative likelihood ratio，NLR）两种。阳性似然比是真阳性率与假阳性率之比，阴性似然比是假阴性率与真阴性率之比。其计算公式分别为式（3-14）和式（3-15）。

$$PLR = \frac{Se}{1-Sp} \tag{3-14}$$

$$NLR = \frac{1-Se}{Sp} \tag{3-15}$$

PLR 值大于 1，表明新诊断方法能够用于诊断某种疾病，而且其值越大表明新诊断方法阳性者得病的概率越大。NLR 则与之相反，该值越小则新诊断方法阴性者未得病的概率越大。

（四）受试者工作特性曲线

诊断指标为二分类变量时，上述各种方法均可以判断新诊断方法的准确性，但如果诊断指标为连续型变量或等级变量时，则可以根据不同的截断值计算得到多个灵敏度、特异度等指标。受试者工作特性曲线（receiver operator characteristic curve，ROC 曲线）是将灵敏度和假阳性率的值分别作为 y 轴和 x 轴绘制而成的图形，它表示灵敏度和特异度之间的相互关系，即不同诊断水平的真阳性率对假阳性率的函数关系，可用于表示某个诊断方法对某种疾病的诊断价值。

ROC 曲线下面积（area under ROC curve，简称 AUC）是最常用的评价 ROC 曲线特性的参数，可以综合评价新诊断方法的诊断价值。ROC 曲线下面积表示新诊断方法的阳性和阴性诊断结果分布的重叠程度。ROC 曲线下面积在（0，1）之间，一般来说，ROC 曲线下面积大于 0.5 才表示新诊断方法是有价值的。ROC 曲线下面积越接近于 1，表明诊断效果越好，当 ROC 曲线下面积等于 0.5 时，表明诊断结果没有临床意义，诊断结果完全由随机因素造成。曲线越靠近左上角，ROC 曲线下面积就越大，表示诊断结果越可靠。ROC 曲线下面积不仅可以评价某种诊断方法的诊断价值，还可以用于比较几种诊断方法。ROC 曲线下面积估计的方法有参数法和非参数法,但计算均比较复杂,大多需要借助于统计软件来实现。

ROC 曲线也常被用来决定最佳诊断界值(cut-off point)。常用曲线上最接近左上角那一点作为最佳诊断界值,因为在该点处假阳性和假阴性之和最小;也可以通过将曲线上所有的点拟合成一条光滑的曲线,然后根据公式计算出这个点,计算较复杂。在实际工作中,YOUDEN 指数常被用来确定最佳诊断界值,即在所有已知的这些点中,YOUDEN 指数最大的点所对应的观察值就是最佳诊断界值。

(五)提高诊断试验效率的方法

1. 选择患病率较高的人群

由于患病率对预测值有较大影响,因此在诊断试验中,当灵敏度和特异度明确时,筛选患病率较高的人群作为研究对象,可以提高阳性预测值,从而可以显著地提高诊断试验的效率。若选择患病率较低的人群,则其阳性预测值会随之降低。

2. 联合试验

一个较为理想的诊断试验应同时具有较高的灵敏度和特异度,但是这样理想的诊断试验毕竟不多。因此,在进行诊断试验的过程中,根据研究目的,经常采用联合试验的方法以提高灵敏度或特异度,从而提高诊断效率。平行试验(parallel tests)和系列试验(serial tests)是较为常用的两种联合试验的方法。另外,也可以通过 Logistic 回归模型综合多个诊断指标以达到提高诊断能力的目的。

(1)平行试验:平行试验又称为并联试验,即针对同一个研究人群同时进行几种诊断方法的诊断试验,只要有一种诊断方法的结果为阳性,即可将受试者判断为患者。只有这几个诊断方法的结果均为阴性,才将受试者判断为非患者。

假设只用 A、B 两种诊断方法进行平行试验,根据概率的乘法原理,其平行诊断试验的灵敏度和特异度计算公式为式(3-16)和式(3-17)。

$$联合灵敏度=A 灵敏度+(1-A 灵敏度)×B 灵敏度 \qquad (3-16)$$
$$联合特异度=A 特异度×B 特异度 \qquad (3-17)$$

由上述公式可以看出,与单个诊断试验相比,平行试验可提高诊断试验的灵敏度,但是降低了特异度,因此平行试验容易出现假阳性。

(2)系列试验:系列试验又称为串联试验,是指针对同一研究人群同时进行几种诊断方法的诊断试验,只有当这些诊断方法的结果均为阳性时才将受试者判断为患者,只要有一种诊断方法的结果呈阴性,就将受试者判断为非患者。

同样假设只用 A、B 两种诊断方法进行系列试验,根据概率的乘法原理,该系列诊断试验的灵敏度和特异度的计算公式为式(3-18)和式(3-19)。

$$联合灵敏度=A 灵敏度×B 灵敏度 \qquad (3-18)$$
$$联合特异度=A 特异度+(1-A 特异度)×B 特异度 \qquad (3-19)$$

由上述公式可以看出,与单个诊断试验相比,系列试验可以提高诊断试验的特异度,但降低了灵敏度,因此系列试验容易出现假阴性。

(3)Logistic 回归模型综合诊断:如果诊断方法较多,且均有一定的诊断价值,但诊断指标的类型不仅只有分类指标,还有连续型指标或等级指标,因此联合试验将受到限制。若要进行联合试验,就需要首先计算出每种诊断方法中诊断指标的最佳诊断界值,然后进行平行试验或系列试验,但这并未考虑不同诊断方法中不同诊断指标各种数值的整合情况。

而 Logistic 回归模型综合诊断方法可以充分考虑每个诊断试验中每项诊断指标对诊断的贡献,将每项诊断指标对诊断的判断用回归系数来表示,从而计算出每位研究对象患病的概率,并以此概率值为连续性资料进行 ROC 曲线估计,从而判断综合诊断的能力。同时,可以 0.5 为界值,分析综合诊断的灵敏度和特异度等诊断指标。

(六)无金标准诊断试验分析

无金标准诊断试验通常用于分析两种方法诊断某种疾病的结果是否一致,因此一般进行一致性分析。根据诊断指标的类型不同,一致性分析的指标也有所区别。

1. 分类指标或等级指标

可以采用 $Kappa$ 系数来表示两种诊断方法的一致性,$Kappa$ 系数的计算公式为式(3-20)。

$$Kappa = \frac{N(a+d)-(R_1C_1+R_2C_2)}{N^2-(R_1C_2+R_2C_2)} = \frac{2(ad-bc)}{N(b+c)+2ad} \tag{3-20}$$

式中,a、b、c、d 为每一类样本的数值,N 为这四个数值的合计值,R_1、R_2、C_1、C_2 分别代表周边的 4 个合计值,分别是 $a+b$,$c+d$,$a+c$,$b+d$。$Kappa$ 系数的取值在 $-1 \sim 1$ 之间。$Kappa$ 系数 $\geqslant 0.75$ 时,表示两者一致性较好;$0.75 > Kappa$ 系数 $\geqslant 0.4$ 时,表示两者一致性一般;$Kappa$ 系数 < 0.4 时,表示两者一致性较差。

2. 连续型指标

可以采用配对 t 检验、Pearson 相关系数、组内相关系数(intraclass correlation coefficient,ICC)、Bland-Altman 法、ATE/LER 区域来进行两种诊断方法的一致性分析。

(1)配对 t 检验:主要用于比较两种诊断方法测量结果的差异有无统计学意义。但是,配对 t 检验仅对两种诊断方法测量结果的系统误差敏感,不能兼顾随机误差。配对 t 检验的检验统计量计算公式为式(3-21)。

$$t = \frac{|\bar{d}-0|}{S_{\bar{d}}} \tag{3-21}$$

式中,$\bar{d}$ 为两种诊断方法测量结果差值的均数,$S_{\bar{d}}$ 为两种诊断方法测量结果差值均数的标准误。当配对 t 检验的结论为 $P \geqslant \alpha$ 时,则尚不能认为两种诊断方法的测量结果有差异。

(2)Pearson 相关系数:主要用于判断两种诊断方法测量结果的关系是否为线性相关,当其相关系数的假设检验结论为 $P < \alpha$ 时,才能认为两种诊断方法的结果有线性相关关系,但不能说明两种诊断方法的测量结果是一致的。Pearson 相关系数的计算公式为式(3-22),Pearson 相关系数假设检验的计算公式为式(3-23)。

$$r = \frac{\sum(x-\bar{x})(y-\bar{y})}{\sqrt{\sum(x-\bar{x})^2\sum(y-\bar{y})^2}} \tag{3-22}$$

$$t = \frac{r-0}{s_r} \tag{3-23}$$

式中,x 和 y 分别表示两种诊断方法的测量值,$\bar{x}$ 和 $\bar{y}$ 为两种诊断方法测量值的均数,s_r 为相关系数的标准误。

(3 组内相关系数(ICC):两种诊断方法测量结果的变异占总变异的比例,同时考虑了系统误差与随机误差的影响。计算公式为式(3-24)。

$$ICC = \frac{MS_{区组} - MS_{误差}}{MS_{区组} + (k-1)MS_{误差} + \dfrac{k(MS_{处理} - MS_{误差})}{n}} \tag{3-24}$$

式中，$MS_{区组}$为随机区组（即被观察对象）间的均方（即方差），$MS_{误差}$为误差的均方，$MS_{处理}$为处理组（即测量方法间）的均方，k为重复次数（即测量方法的数量），n为被观察对象的例数。

ICC 值介于 0～1 之间，0 表示不一致，1 表示完全一致。一般认为，ICC<0.4 表示一致性程度较差，0.4≤ICC<0.75 表示一致性一般，ICC≥0.75 表示一致性程度较高，对于定量资料常常需要更高的 ICC 值。

（4）Bland-Altman 法：主要原理是根据两种诊断方法的测量结果计算出一致性界限（差值的均值±2 倍标准差），并用图形直观地反映，最后结合临床实际意义确定专业界值，从而得出两种诊断方法测量结果是否具有良好的一致性。

Bland-Altman 法的图形是以两组诊断方法测量值的差值为 Y 轴，以两组诊断方法测量值的均值为 X 轴所做的散点图，又称 D-A 图，其中，D 为两种诊断方法测量值的差值，A 为两种诊断方法测量值的均数。

图 3-3 为周宇豪等采用 Bland-Altman 法分析 AIA-1800 法与 12000 法测量游离前列腺特异抗原一致性的结果。

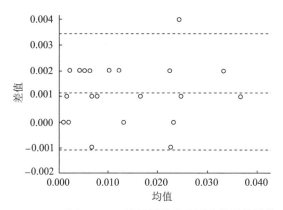

图 3-3　AIA-1800 法与 12 000 法测量游离前列腺特异抗原的 D-A 图

当 D 与 A 独立时，一致性界限（limits of agreement）可作为评价一致性的指标，该界限一般由临床研究者确定，常将（D±1.96SD）包含在内。如果两种诊断方法测量结果的差异位于一致性界限内，并且在临床上是可以接受的，则可以认为这两种诊断方法具有良好的一致性。如果两种诊断方法测量结果的差异超出一致性界值或者在临床上不可以接受，可以认为这两种检测方法一致性较差。当 D 与 A 不独立时，不能简单地计算一致性界值，需要进行线性回归分析，并对回归方程的总体截距和总体回归系数进行假设检验，当总体截距值和总体回归系数均为 0，才能说明两种诊断方法的测量结果具有一致性。

Bland-Altman 法既考虑了随机误差，也考虑了系统误差，同时可以结合专业意义进行判断，对两种诊断方法的一致性评价具有独特的优势。

（5）ATE/LER 区域（allowable total error /limits for erroneous results zones）：主要原

理是分析一种诊断方法测量结果与另一种诊断方法测量结果的总体吻合度,并用图形直观地反映结果,最后结合临床意义,得出两种诊断方法的测量结果是否具有良好的一致性。ATE/LER 图形中各区域部分的划分需要临床专家和统计学专家共同做出判断,以制定界值。

ATE/LER 区域分析需先绘制区域图,即以两种诊断方法的测量结果分别为 y 轴和 x 轴。然后结合临床意义建立 3 个区域:ATE 区域,即容许误差区域,为中间靠近等均线 $y=x$ 附近的白色区域,此区域内的误差在临床应用中被认为是可以接受的,散点落在此范围之内应超过 95%;LER 区域,即限制误差区域,为图形最外围的深灰色区域,它的划分确定了两种诊断方法的差异界限,此区域内的误差在临床应用中被认为不可接受的,该区域中的散点数应该为 0(也有人认为不超过 1%),若有散点落入此区域,则表示两种诊断方法的一致性差;中间区域,为 ATE 区域与 LER 区域之间的浅灰色区域,此区域内的误差在一定范围内可以接受,散点落入中间区域内不得超过 5%。只有同时满足三个区域的判定标准,才可以认为两种诊断方法一致性较高。

图 3-4 为周宇豪等采用 ATE/LER 区域分析 AIA-1800 法与 12000 法测量游离前列腺特异抗原一致性的结果。

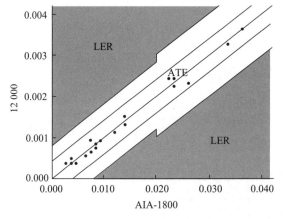

图 3-4　AIA-1800 法与 12000 法测量游离前列腺特异抗原的 ATE/L

五、如何报告研究结果

STARD 报告规范的全称是诊断准确性报告标准(standards for reporting of diagnostic accuracy),该规范以 CONSORT 规范为背景,由荷兰阿姆斯特丹大学的 Bossuyt、Reitsma 等诊断试验领域的权威流行病学家于 2003 年讨论制定,并于 2015 年对该规范进行了更新。

当前,包括国际著名杂志《英国医学杂志》(*British Medical Journal*,BMJ)、《美国医学会杂志》(*Journal of the American Medical Association*,JAMA)、《柳叶刀》(*Lancet*)等多家杂志在其稿约中均提出明确要求:如果作者投递的论文属于诊断试验论文,则论文结构必须遵循 STARD 报告规范。

六、诊断试验案例：低剂量 CT 筛查时新实体结节的发生率和肺癌可能性——NELSON 试验

（一）研究背景和目的

之前，美国指南推荐低剂量 CT 用于高危人群的肺癌筛查。由于定义的差异，首次筛查后新发结节报告较少且并不一致。鉴于此，本研究旨在确定正在开展的荷兰-比利时随机肺癌筛查试验（NELSON）中几轮筛查新发实性结节的情况及其成为肺癌的可能性。

（二）研究方法

这是一项多中心、随机对照试验（NELSON），研究纳入 2003 年 12 月 23 日—2006 年 7 月 6 日间的 15822 例受试者（包括抽烟≥每天 15 支超过 25 年，或≥每天 15 支超过 30 年且目前仍在吸烟或戒烟不到 10 年），将其随机分配为接受低剂量 CT 筛查组（$n=7915$）或非筛查组（$n=7907$）。2004 年 1 月 28 日—2006 年 12 月 18 日，7557 例受试者接受低剂量 CT 初筛；7295 例受试者接受第二轮和第三轮筛查。研究纳入实性且不伴有钙化结节的受试者，由 NELSON 放射科医师定义为新发或前次筛查就存在的小于 15 mm³（研究检测限制）结节。结节体积由软件半自动定量生成。对体积变化≥25％的结节研究者计算其最大体积的倍增时间。肺癌的诊断基于组织学证实，良性结节诊断基于组织学证实或结节大小稳定至少 2 年。

（三）研究结果

研究者分析了第二轮或第三轮筛查中受试者至少发现一个实性非钙化结节的数据。在这两轮筛查中，NELSON 放射科医生在 787 例（11％）受试者中发现 1222 例新发实性结节。49 例（6％）受试者单个新增实性结节为肺癌，共发现 50 个肺癌，占所有新增实性结节的 4％。34 例（68％）肺癌诊断为 I 期肺癌。结节体积具有较高的辨别性（ROC 曲线下面积为 0.795）。结节小于 27 mm³ 者患肺癌的概率很低，为 0.5％（2/417）；结节的体积为 27～206 mm³ 时恶性的概率为 3.1％（17/542）；体积大于 206 mm³ 的结节恶性概率为 16.9％（29/172）。将结节体积≥27 mm³ 作为阈值对肺癌的诊断灵敏度大于 95％。

（四）研究结论

研究表明，每一轮接受低剂量 CT 筛查发现的新增实性结节患者中 5％～7％为肺癌。这些新的结节即使尺寸较小，其恶性可能性仍较高。应考虑将该研究结果加入今后的肺癌筛查指南，且对再次筛查发现新的实性结节应比初次筛查发现的结节在随访策略上更为积极。

第四节　生物标志物驱动的临床研究

生物标志物（biomarker）是指可以标记系统、器官、组织、细胞结构或功能变化的生化指标，能客观评价和指示疾病的发生发展过程及干预治疗的药理学反应等，常用于疾病诊断、预后预测、药物治疗优势人群选择，其在现代医学个性化治疗和精准医学研究领域具有重要作用。本章主要介绍 3 种生物标志物驱动的临床研究设计类型及相应分析结果，包括富集

设计、篮式设计和伞式设计。

一、富集设计

美国 FDA(food and drug administration)2012 年年底发布的《富集设计的指导原则》征求意见稿中将富集设计定义为：在随机对照临床试验中，通过前瞻性利用患者特征（包括人口统计学、病理生理学、组织学、遗传学特征等）来确定试验入组人群，从而使目标药物的有效性在该特定人群中更容易显现。我国国家药品监督管理局（national medical products administration，NMPA）也将该设计写入了 2016 年发布的《药物临床试验的生物统计学指导原则》和 2020 年发布的《抗肿瘤药物临床试验统计学设计指导原则（试行）》中。

（一）富集设计的应用

精准治疗是目前医学领域研究的重要发展方向，在肿瘤患者基因靶向治疗和免疫治疗领域方面尤为重要，根据肿瘤患者的基因特征进行个性化治疗方案的制订，使患者最大限度地获益。富集设计是针对此类问题的一种十分有效的研究设计方法。

（二）富集设计的分类

基于富集设计中不同的富集方法和目的，一般将富集设计分为 3 类。

1. 同质化富集设计

同质化富集设计主要目的是减少入组患者的异质性，增加临床试验成功的把握度，是应用非常广泛的一种设计。其中，减少异质性的策略包括：①制定严格的入组标准，并通过对相关研究人员进行严格培训，保证所入组的患者满足所设的标准；②入组时尽可能选择依从性好的患者，保证试验可以较好地进行；③控制安慰剂效应，可在随机化前设立安慰剂诱导期，从而筛选剔除对安慰剂反应大的患者；④减少患者本身的不确定因素，在筛选期设定一些疾病相关指标，如血压情况、肺功能试验、踏步机运动测试等，选择指标稳定的患者入组；⑤减少其他药物对研究药物的影响，如严格筛选既往用药和试验用药相似，或存在药物相互作用的患者；⑥控制非研究目标疾病或用药导致的过早死亡和提前退出试验；⑦排除很可能无法耐受药物治疗的患者，以及排除可能因非医学原因失访的患者。

同质化富集设计的思想在目前的临床研究中应用很广泛。

2. 预后型富集设计

预后型富集设计是通过识别和选择高危患者以达到富集目的，其实施的手段通常是选择符合某些特定预后指标（如实验室指标、临床指征、基因等）的患者入组，从而可以更容易和更稳定地观察到药品的治疗作用。此种设计在预防或降低风险的研究中十分重要。例如，若选择了不具有特定指征的患者，可导致在研究阶段很少或者不发生所观察的目标临床症状，降低对药物预防作用的估计，甚至无法显示出药物的药效，因此在患者选择时要考虑纳入患者的特征，选择那些更容易出现观察终点指标的患者，降低天花板效应和地板效应的发生率。

预后型富集策略设计可以在一定程度上增加研究药物或措施的绝对有效量，使研究可以在有限的样本量中进行。此类研究的策略是在高危患者人群中先进行研究，当研究取得成功后再推广到现实患者人群中进行更大规模的研究。

3. 预测型富集设计

预测型富集设计的基本思想是选择那些对治疗措施更有可能达到疗效的患者人群。采用预测型富集设计,可以根据患者生理学的某一特征或治疗方法作用机制的某一方面相关的疾病特征来选择患者,以达到获得更高效应量(绝对效应和相对效应)的目的,可以使临床研究在小范围人群中进行,并且提高了研究的效率和可行性,改善患者子集人群相比于整体人群的效益-风险关系。预测型富集设计目前在肿瘤研究中迅速得到普及,如乳腺癌(HER2/neu)标志物、肿瘤表皮生长因子受体(EGFR)标志物、血管内皮细胞生长因子受体(VEGFR)标志物,或者其他与药物作用机制有关的基因标志物,可以利用这些生物标志物鉴别出潜在的治疗有效者,使试验更顺利地进行,并为肿瘤治疗前进行基因筛查和制订个性化治疗方案提供有力证据断行。

上述 3 类富集设计的比较详见表 3-4。

表 3-4 三类富集设计的比较

设计类型	思想	针对问题	举例
同质化富集设计	控制研究入组人群的同质性,降低潜在变异造成结果不稳定的风险。	针对减少入组患者异质性问题,提高研究的把握度。	设定严格的入组标准,达到入组患者的同质性。
预后型富集设计	选择高危患者入组,提高目标事件的发生率。	针对纳入过多低危患者,造成在试验阶段无法观测到终点目标事件,而遮蔽了研究治疗措施的效果。	如研究延缓阿尔茨海默病进展的研究,纳入病情较重的患者可以更好地显示药物治疗的效果。
预测型富集设计	选择采取治疗措施后更有可能达到疗效的患者人群。	针对纳入一些可能不适用特定治疗措施的人群后,造成对治疗效果判定不准确。	如研究基因靶向治疗药物的疗效时,选择有特定基因靶点的患者进行研究。

(三)富集设计的设计要点

1. 选择合适的检测方法

对于富集设计而言,制定富集策略和筛选标准用以选择特定目标人群是十分重要的,在此过程中选择何种检测或评判方法来鉴别所选患者是否符合研究的筛选标准,是确保研究是否可以按预期设想顺利进行的关键,尤其在预后型富集策略和预测型富集策略方面。在此过程中需要考虑检测或评判方法的灵敏度与特异度。选择的方法特异度过低(宽容度过高),会造成富集与非富集人群治疗效应的预期差异缩小,从而不利于富集策略目标的达成;如果选择的方法灵敏度过低(选择标准过于苛刻),将出现难以寻找到合适受试对象的情况。因此,采用富集设计时要综合考虑检测或评判方法的灵敏度和特异度,选择合适的方法筛选受试对象。

2. 富集指标和富集时间的选择

选择何种富集指标来进行有效富集和在何时开始采用富集设计,主要取决于在研究设计之初确定富集设计对研究成功的重要性,一般建议如果富集设计在研究的成功中起着重要作用,并且也有明确的富集指标,则可以在试验随机化开始前就进行富集人群的筛选。但当预先没有上述可靠信息时,可以先在富集因素分布范围宽泛的患者中进行探索性研究,根据探索性研究的结果确定富集指标。如果是在研究后期才考虑富集因素时,可在研究中对各分类人群进行单独评估,但必须事先给出控制研究的Ⅰ型错误的方法。

3. 适应性富集设计的应用

通常富集指标应在研究启动之前明确,但实际过程中某些富集指标需要通过研究前期的数据进行探索,因此允许在研究后期对患者入选标准或样本量进行相应调整。《药物临床试验的生物统计学指导原则》中将"适应性富集设计"定义为当期中分析提示某一亚组人群的疗效优于另一亚组人群的疗效时调整入组标准,对尚未入组的病例规定只入组疗效好的某一亚组人群的设计。

4. 统计学Ⅰ型错误的控制

在某些入组了具有或不具有富集特征患者的富集设计试验中,如果仅对富集亚组人群进行分析或者对其他特征人群进行分析时,均可能引起Ⅰ型错误的增大,所以需要考虑控制研究Ⅰ型错误。此外,在适应性富集设计试验中,由于期中分析对方案进行调整以及对后续试验在随机、双盲等方面都有一定的影响,因此方案中必须明确规定避免引入偏倚和调整Ⅰ型错误概率的方法。

（四）富集设计案例：KEYNOTE-024 研究

KEYNOTE-024 是一项随机对照、开放设计的Ⅲ期研究,是一线免疫治疗单药对比化疗治疗晚期非小细胞肺癌(NSCLC)显示出更好疗效的首个研究。KEYNOTE-024 研究的 5 年随访结果已发表于临床肿瘤学杂志(*Journal of Clinical Oncology*, JCO),这也是非小细胞肺癌(NSCLC)一线免疫治疗Ⅲ期试验的第一个 5 年随访。

1. 研究目的

KEYNOTE-024 研究旨在评估帕博利珠单抗对比研究者选择的含铂化疗治疗 PD-L1 TPS≥50%、无表皮生长因子受体(EGFR)、间变性淋巴瘤激酶(ALK)驱动基因突变的晚期 NSCLC 初治患者的有效性与安全性。

2. 研究方法

研究纳入 18 岁及以上、PD-L1 TPS≥50%初治Ⅳ期 NSCLC 患者,ECOG PS 评分为 0 或 1,预期寿命至少 3 个月。将入组患者随机分配接受帕博利珠单抗(200 mg,每 3 周一次,2 年)或铂类双药(由研究者选择,4～6 个周期)序贯最优维持治疗(非鳞状),分层因素为 ECOG PS＝0 或 1、肿瘤组织学(鳞状/非鳞状)和地区(东亚/非东亚)。若符合标准,化疗组患者可在疾病进展时交叉治疗使用帕博利珠单抗。主要终点是无进展生存期(PFS),关键次要终点是总生存期(OS)。

3. 研究结果

本研究其纳入 305 例患者,随机分配至帕博利珠单抗组($n＝154$)和化疗组($n＝151$)。截至 2020 年 6 月 1 日,中位随访时间为 59.9 个月,帕博利珠单抗组和化疗组的中位治疗持续时间分别为 7.9 个月和 3.5 个月。在最初分配至化疗组的患者中,后续 99 例患者接受了 PD-1 或 PD-L1 抑制剂治疗,其中 83 例交叉至帕博利珠单抗组,16 例接受了其他 PD-1 或 PD-L1 抑制剂,交叉率为 66%。帕博利珠单抗组中 52.9%(80/154)后续接受了其他抗肿瘤治疗,其中 12 例患者再次接受帕博利珠单抗治疗(图 3-5)。

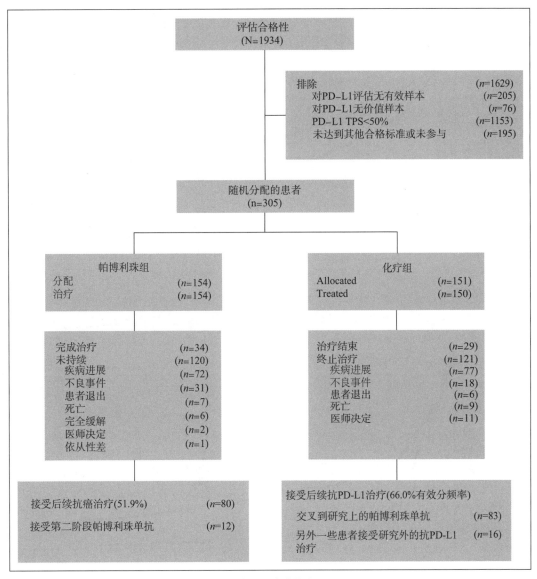

图 3-5 试验信息

  意向治疗分析(ITT)人群中,帕博利珠单抗组和化疗组的中位 OS 分别为 26.3 个月和 13.4 个月(HR=0.62,图 3-6)。两组的 5 年生存率分别为 31.9% 和 16.3%。除达到完全缓解(CR)或部分缓解(PR)患者有 OS 获益之外,疾病稳定(SD)患者的 OS 也有获益。探索性分析显示,帕博利珠单抗组和化疗组达到 SD 患者的中位 OS 分别为 21.1 个月和 14.5 个月。帕博利珠单抗组和化疗组的中位 PFS 分别为 7.7 个月和 5.5 个月(HR=0.5,图 3-6),两组的 3 年 PFS 率分别为 22.8% vs.4.1%,5 年 PFS 率分别为 12.8% vs. 不可评估。

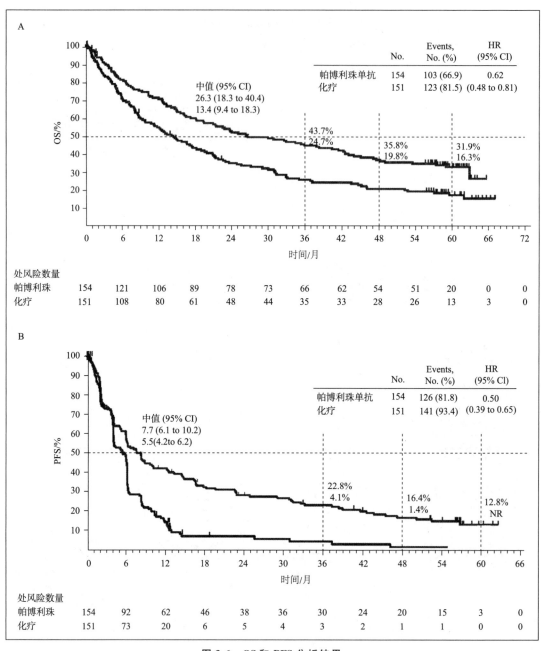

图 3-6 OS 和 PFS 分析结果

帕博利珠单抗组和化疗组的客观缓解率（ORR）分别为 46.1％和 31.1％。两组分别有 4.5％和 0％患者达到 CR，中位缓解持续时间分别为 29.1 个月和 6.3 个月，中位 PFS2 分别为 24.1 个月和 8.5 个月（HR＝0.51），3 年 PFS3 率分别为 39.5％和 15％。

4. 研究结论

与化疗相比，帕博利珠单抗在 PS-L1 TPS≥50％患者中显示出有临床意义的 OS 改善。帕博利珠单抗组的 5 年 OS 率几乎是化疗组的两倍，中位 OS 延长了 12.9 个月。此外，帕博利珠单抗也改善了 SD 患者的中位 OS。研究进一步确认了 KEYNOTE-001 研究的结果。帕博利珠单抗耐受性良好,更长时间随访未发现新的安全性事件。

KEYNOTE-024 研究是首个公布帕博利珠单抗 5 年随访结果的Ⅲ期研究,结果提示,免疫治疗有能力改善晚期 NSCLC 患者的长期生存。

二、篮式设计

生物标志物与分子靶向药物的发展给传统临床试验的发展模式带来了挑战。传统的临床试验通常对具有相同组织或器官类型的肿瘤给予相同的治疗,然而,从精准医学的角度来看,没有完全相同的两个肿瘤,肿瘤是因人而异的。因此,经典的临床试验设计不能有效解决靶向药物疗效的评价。篮式设计是一种新颖的试验设计,它将拥有特异分子靶点而组织学特征不同的肿瘤患者纳入同一个试验中,探索针对特异分子靶点的药物对不同类型肿瘤的疗效及安全性。这种分子特征可能是基因的突变、扩增、过表达,特异性生物标志物甚至是特异性通路等。篮式设计的原理与肿瘤发病机制有关,目标分子特征靶点会导致相应肿瘤的发生,而其纳入的试验对象多是已获准上市药物的非适应证肿瘤患者。如图 3-7 所示,已上市靶向药物 A 对携带特异分子靶点 A 的肿瘤 X 有疗效,研究目的是探索靶向药物 A 对具有相同靶点 A 的肿瘤 Y 的疗效及安全性。研究者多将篮式设计看作一系列独立、平行的Ⅱ期临床试验。

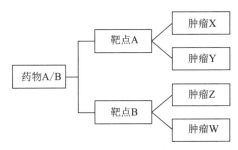

图 3-7　篮式研究示意图

(一)为何采用篮式设计

1. 篮式设计的优点

篮式设计同时研究携带同一分子靶点的不同类型的肿瘤;患者入组后才统一进行分子靶点特征的检测及确认,缩短了试验所需时间;篮式研究包含的队列通常较小且多采用单阶段或二阶段设计,能够更快得到结果;可以提高试验效率,提升试验成功概率,加快新药的批准进程,节省成本,改善患者的治疗效果。

2. 篮式设计的缺点

最大的缺点是:在一些情况下,以组织学分类为主的肿瘤可能比以生物标志物或特定分子变异分类为主的肿瘤对目标药物的反应更好。例如,携带 BRAF 突变的黑色素瘤及毛细胞白血病对 BRAF 抑制剂反应良好,而同样携带 BRAF 突变的结肠癌则对 BRAF 抑制剂反应较差;另外,肿瘤内部一般不同质,因此活检时有可能遗漏目标变异点。

3. 篮式设计的分类

依据肿瘤临床试验设计中靶向药物、分子突变及肿瘤类型的数目,典型的篮式设计大致分为Ⅰ、Ⅱ和Ⅲ三类(仅考虑包含一种靶点的情况),如表 3-5 所示。

表 3-5 篮式设计的分类

项目	Ⅰ	Ⅱ	Ⅲ
靶向药物	一种	一种	一种
分子突变	不涉及	一种	多种
肿瘤类型	多种	多种	多种
实例应用	研究 Aurora 激酶抑制剂 PHA-739358 静脉输注治疗转移性乳腺癌,卵巢癌,结直肠癌等的效果	评估维罗非尼在 BRAF V600 靶点阳性突变的不同类型肿瘤中的治疗效果	评估克唑替尼(Crizotinib)单一疗法在至少有一种以下靶点突变(ALK,MET,RON 或 ROS1)的胃肠道肿瘤,非小细胞肺癌,肾癌,乳腺癌等中的疗效及安全性

(二)篮式设计的设计要点

首先,一项设计成功的篮式试验需要满足两个基本条件:①肿瘤的发生必须与靶向通路有关;②靶向药物必须有效并抑制靶点。利用中心平台进行基因筛检及病例确认,在试验启动前制订缜密合理的试验方案,所有的子队列严格采用统一的试验方案。试验设计时,需要确定靶向药物的适应证肿瘤及靶向人群,且该靶向药物应为已获批上市药物。由于篮式研究包含多个肿瘤子队列,且靶点突变具有低频率性,为保持较小的样本量及试验的可行性,试验设计时通常需要制定一个较大的效应量,因此这类研究与传统的Ⅱ、Ⅲ期试验相比,有更低的检验效能及更高的犯Ⅰ型错误的概率,而研究者可采取调整样本量等方法来控制总的假阳性率,至少应该报道总的假阳性率。另外,携带相同生物标志物的不同肿瘤对同一种靶向药物的敏感性不同。因此,为保证试验具有足够的灵活度,提高研究效率,减少无效受试者的数目,试验更多采用适应性设计。

(三)篮式设计案例:KEYNOTE-158 研究

KEYNOTE-158(NCT02628067)是一项单臂、多中心、开放标签的Ⅱ期篮式研究,评价帕博利珠单抗在初治或经治的多种类型的晚期实体瘤患者的抗肿瘤活性,纳入的癌种包括肛门鳞状细胞癌,胆囊腺癌(胆囊或胆道除了壶腹以外),肺、阑尾、小肠,结肠,直肠或胰腺的神经内分泌肿瘤(高分化和中分化),子宫内膜癌(肉瘤和间充质肿瘤除外),宫颈鳞状细胞癌,外阴鳞状细胞癌,小细胞肺癌,间皮瘤,甲状腺癌,唾液腺癌(不包括肉瘤和间充质肿瘤)或任何晚期实体肿瘤,除外高度微卫星不稳定性(microsatellite instability-high,MSI-H)结直肠癌(colorectal cancer,CRC)。

1. 研究目的

(采用 RECIST 1.1 标准)评估帕博利珠单抗治疗多种不可切除和/或转移性罕见实体瘤的客观反应率(ORR),进行 3 种主要生物标志物的亚组疗效分析。3 种主要生物标志物分别为 PD-L1 表达(免疫组化)、基因表达谱(gene expression profile,GEP)、肿瘤微卫星不稳定基因(MSI)。

2. 研究方法

(1)研究设计:如图3-8所示,患有10种晚期罕见癌症(A-J组)中的任何一种且肿瘤组织标本经证实足以测试所有3种主要生物标志物(BMx)的受试者将参与研究。在中期分析之后,一种或多种主要生物标志物可用于在A-J组(生物标志物富集)中招募额外的受试者。患有任何晚期实体瘤(MSI-H CRC除外)的受试者将被纳入K组。在独立中央放射学确认可测量疾病后,所有受试者将接受帕博利珠单抗200 mg Ⅳ 每3周一次的治疗,并按照RECIST 1.1标准评估临床反应。

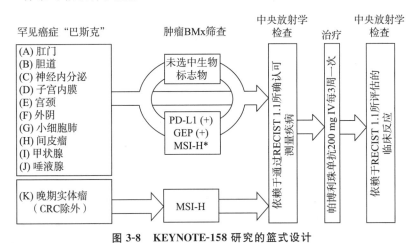

图3-8 KEYNOTE-158研究的篮式设计

(2)研究终点:按照RECIST 1.1标准评估的客观缓解率(ORR),由独立的中央放射学审查评估。

3. 研究结果

(1)基线特征:在入选的233名符合条件的经组织学/细胞学证实的MSI-H/dMMR患者中,有27种肿瘤类型,其中子宫内膜癌、胃癌、胆管癌和胰腺癌最为常见。中位随访时间为13.4个月,详见表3-6。

表3-6 基线人口统计和疾病特征

人口学特征	可评估的患者($n=233$)
年龄(范围)中位数	60.0(20~87)
≥65	87(37.3)
性别	
女性	137(58.8)
ECOG 性能状态	
0	113(48.5)
1	
疾病阶段	
MX	1(0.4)

续表

人口学特征	可评估的患者(n=233)
MO	10(4.3)
M1	212(91.0)
未知	10(4.3)
脑转移瘤	4(1.7)
Median sum of target lesions at baseline. mm(range)	65.8(10.2～394.5)
Prior (neo) adjuvant therapy	55(23.6)
复发性/转移性疾病的治疗方法	
0*	7(3.0)
1	87(37.3)
2	61(26.2)
3	41(17.6)
≥4	37(15.9)
癌症类型初步诊断	
子宫内膜	49(21.0)
胃	24(10.3)
胆管	22(9.4)
胰腺	22(9.4)
小肠	19(8.2)
卵巢	15(6.4)
脑	13(5.6)
内瘤	9(3.9)
神经内分泌肿瘤	7(3.0)
子宫颈	6(2.6)
前列腺	6(2.6)
肾上腺皮质	5(2.1)
乳房	5(2.1)
甲状腺	5(2.1)
尿路上皮	5(2.1)
间皮瘤	4(1.7)
小细胞肺癌	4(1.7)
肾	3(1.3)
唾液腺	2(0.9)
肛门	1(0.4)
头颈部鳞状细胞癌	1(0.4)
Nasopharyngeal	1(0.4)

续表

人口学特征	可评估的患者($n=233$)
腹膜外	1(0.4)
睾丸	1(0.4)
扁桃体	1(0.4)
阴道	1(0.4)
外阴	1(0.4)

注:数据以百分数表示,除非另有说明。

ECOG——东部肿瘤协作组(Eastern Cooperative Oncology Group)。

患者未接受系统化疗:6个患者中的 2 个接受了辅助/新辅助治疗,在完成治疗后 12 个月内无复发或接受明确治疗。

(2)临床疗效:客观缓解率为 34.3%(95% CI=28.3%～40.8%)。中位无进展生存期为 4.1 个月(95% CI=2.4～4.9 个月),中位总生存期为 23.5 个月(95% CI=13.5 个月～未达到),见表 3-7。

表 3-7 RECIST(1.1 版)总体最佳疗效评价

缓解	可评估的患者($n=233$)
客观缓解	
数量/%(95%置信区间)	80(34.3;28.3～40.8)
中位数时间/月(范围)	2.1(1.3～10.6)
缓解持续中位数时间/月(范围)	NR (2.9～31.3)
总体最近疗效、数量/%	
完全缓解	23(9.9)
部分缓解	57(24.5)
疾病稳定	42(18.0)
疾病进展	92(39.5)
无价值	2(0.9)
未评估	17(7.3)
患者缓解持续时间延长的卡普兰-梅尔分析/月(%)	
≥12	58(86.9)
≥18	40(79.9)
≥24	14(77.6)

注:疗效评估包含所有至少接受一个剂量派姆单抗治疗,仅包含经确认为缓解

+,最近一次疾病评估无进展;NR,未达到。

* 对总体疗效最佳的完全缓解或部分缓解的患者进行评估($n=80$)。

来自截尾数据的乘积权限(Kaplan-Meier)方法。

包括没有基线评估的患者。

(3)安全性:151 名患者(64.8%)发生了与治疗相关的不良事件;34 名患者(14.6%)出现 3～5 级治疗相关不良事件;1 例患者发生 5 级肺炎;没有其他与治疗相关的致命不良事件。

4. 研究结论

研究证实了帕博利珠单抗对不可切除或转移性 MSI-H/dMMR 非结直肠癌患者的临床获益,毒性特征和既往研究一致。

其他不同肿瘤队列和生物标志物的亚组研究正在进行中,部分已发表数据。

三、伞式设计

与篮式研究设计通常关注单种药物在多种肿瘤的某一特定突变中的疗效相反,伞式研究设计让研究者能够针对同一肿瘤的不同突变信息测试多种药物。伞式实验设计是美国癌症研究学会(american association for cancer research,AACR)在 2014 年提出的精准医学创新型临床试验设计之一。伞式设计将少见甚至罕见的生物标志物突变集中起来,对同一肿瘤的几种生物标志物突变同时开展研究,选择治疗效果最佳的"生物标志物-治疗方法"组合,从而增加肿瘤靶向药物临床试验的成功率,降低试验总耗时以及成本投入,加速药物批准过程,使其能够更快地投入临床使用,让患者能够接受最优的个性化治疗。

(一)伞式设计的分类

1. 探索性伞式设计

该设计旨在按照受试者生物标志物信息分组后,每个生物标志物组中的受试者分别接受多种可能有效的治疗方法,评价并寻找最佳的生物标志物-治疗方法组合,从而探索针对每种生物标志物最有效的治疗方法,为后期确证性试验打下基础,如图 3-9 所示。如本节所介绍的 BATTLE 试验便是探索性伞式设计。

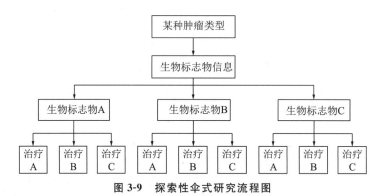

图 3-9 探索性伞式研究流程图

2. 确证性伞式设计

该设计旨在按照受试者生物标志物信息分组后,每个生物标志物组中的受试者分别接受某种特定的治疗方法和对照药物或安慰剂,在前期探索性试验的基础上,进一步验证某种治疗方法在特定生物标志物组中的具体疗效和安全性,加速推动研究药物在临床上的应用,如图 3-10 所示。LUNG-MAP 研究便使用了确证性的伞式设计(*Clinical Pharmacology & Therapeutics*,2015,97(5):488)。

(二)伞式设计的设计要点

如何在随机对照临床试验中选取一个能够真正代表药物有效性的终点指标至今仍然是

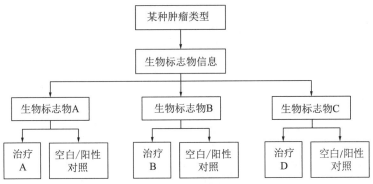

图 3-10　确证性伞式研究流程图

一个颇具争议的话题。总生存期是从随机化开始到发生死亡的时间,由于其客观性而成为肿瘤临床试验中最常用的主要疗效临床终点指标。但是,要观察到死亡往往需要很长的随访时间和较大的样本量,随访时间长又可能导致多种影响死亡的混杂因素介入,同时,伞式研究涉及的适应性设计及转组在以总生存期为终点指标时是无法完成的。因此,需采用其他终点指标来代替总生存期,这类指标为替代终点。

替代终点(surrogate endpoint)是指在直接测定干预效果困难时,用于间接反映干预效果的观察终点指标,是真实终点的替代。在肿瘤临床试验中,最常见的是以无进展生存期 PFS 等替代总生存期 OS。在确定伞式设计试验的替代终点时,需查阅文献或通过预试验验证替代终点对真实终点的替代效果,盲目地使用替代终点可能会导致试验结果出现严重偏差。

(三)伞式设计案例:国家肺癌矩阵试验

1. 研究背景

伞式试验旨在基于基因型的治疗方式,通过多种基因组变异筛选特异性肿瘤,并将患者分配到基因型匹配的药物治疗组。本研究报道了目前针对非小细胞肺癌的规模最大的伞式试验——国家肺癌矩阵试验(national lung cancer matrix trial,NLMT)的结果。

2. 研究方法

采用 28 个基因芯片的二代测序技术,依据患者携带的肿瘤基因型,将患者匹配合适的靶向治疗药物。研究者构建了贝叶斯试验设计,同时解读从终止队列和仍然处于募集中的开放队列获得的结果。已筛选了 5467 个患者,其中的 2007 个具备进入试验资格的基因型,最终有 302 个入组者接受了基因型匹配的治疗,包括 14 个重新加入序贯药物试验的患者。尽管临床前试验支持药物-标志物组合,但目前的临床证据表明,仅有少数组合能够带来临床相关获益,这些结果仅限于轻度暴露于烟草的吸烟型肺癌患者。

3. 研究结果

(1)国家肺癌矩阵试验研究流程:图 3-11 为 NLMT 伞式试验招募晚期小细胞肺癌患者的流程图。根据分层医学项目(stratified medicine programme,SMP2)的结果,采用 28 个基因的芯片对患者进行分层。本试验目前对 22 个不同的生物标志物的队列进行 8 种靶药的测试,这个试验也包含了没有变异的患者。

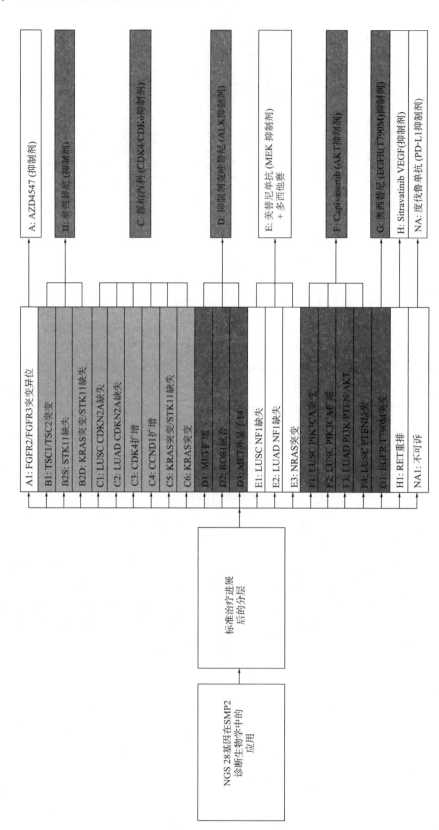

图 3-11 国家肺癌矩阵试验研究 (NLMT) 流程图

（2）SMP2 和 NLMT 试验 A-H 臂患者的分组过程如图 3-12 所示。

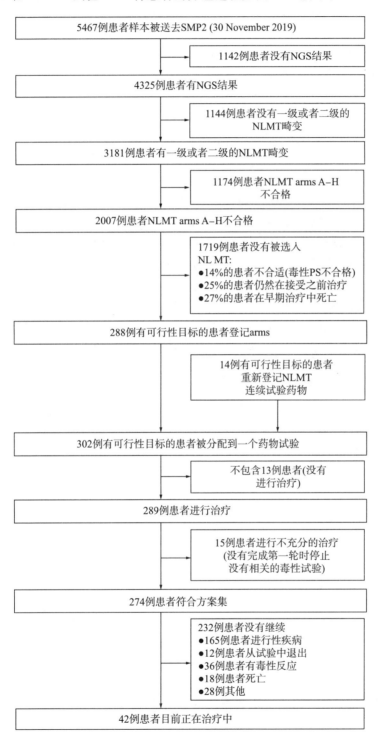

图 3-12　SMP2 和 NLMT 试验 A-H 臂患者的分组过程

①研究者报道了 19 个队列的结果,包括 11 个封闭队列和 8 个开放队列,排除了 3 个患者数少于 3 的队列,即 E1、E3、H1。截至 2019 年 12 月 30 日,筛选了 5467 个患者。3181 例患者携带 1 类或 2 类突变,其中 2007 个患者的分子分型可以进入临床试验。一共 288 例患者能够分层,占样本总数的 5.3%,占分子分型总数的 14%。

②排除出组的原因:25% 的患者仍接受标准的抗肿瘤治疗;7% 的患者在接受治疗前去世;14% 的患者在一线标准治疗开始后不久去世;14% 的患者发生了毒副反应,状态差,出现脑转移症状。

③入组的 302 个患者最后接受了靶向治疗(截至 2019 年 12 月 30 日),包括 14 个重新入组了序贯临床试验的患者。274 个接受治疗的患者可以用于进行初步的结果分析。

(3)依据药物-生物标志物分类的主要研究终点:依据癌基因组谱(the cancer genome atlas,TCGA)肺癌的通路研究结果,将 19 个队列的结果分为 4 个基因组变异模块,即细胞周期基因,包含 CDKN2A、CCND1、CDK4 变异;RAS 激活,包含 KRAS 突变和 NF1 缺失;RTK 通路,包含 FGFR2 和 FGFR3 基因组变异、MET 扩增和突变、ROS1 融合、EGFR T790M 突变;PI3K/PTEN/AKT/mTOR 通路,包含 PIK3CA 突变和扩增、PTEN 缺失、AKT1-AKT3 和 TSC1 和 TSC2 突变。

贝叶斯估计主要临床终点:帕博西尼治疗细胞周期基因变异组的中位 PFS 为 2.6～4.2 个月;RAS 激活组中,帕博西尼治疗 RAS 突变的中位 PFS 最高为 5.3 个月(95%CI=3.8～7.9 个月),持久的临床获益(duration of clinical benefit,DCB)为 40%(95%CI=25%～58%);RTK 组中,克唑替尼治疗 MET 扩增的 DCB 为 17%(95%CI=4%～41%);克唑替尼治疗 MET14 外显子跳读的 OR 和 DCB 分别为 65%(95%CI=39%～86%)和 68%(95%CI=39%～89%);奥希替尼治疗 EGFR T790M 突变患者的有效性和 OR 分别为 68%(95%CI=35%～92%)和 76%(95%CI=48%～94%)。

mTOR 通路抑制组由于 vistusertib 和 capivasertib 的治疗无效而终止。

(4)依据临床特征分类的主要研究终点:302 个患者中,253 个(84%)具有吸烟史,所有吸烟患者的瀑布图结果表明,肿瘤直径的缩小主要发生于不吸烟者或具有低的累积吸烟史的患者,这些患者携带已知的药物基因组变异(图 3-13)。187 个患者中,30 个非鳞非小细胞癌具有依据基因型匹配的靶向治疗客观应答率。55 个肺鳞癌患者中,0 例具有确认的分层治疗客观应答率(图 3-14)。

4. 研究结论

精准医学正在转化许多非小细胞肺癌患者的结局,继续寻找新的基因型指导的分层治疗是重中之重。然而,在 NLMT 试验中,一些药物-标志物的获益群体具有不确定性,试验招募仍在继续。另外,本试验为检测新的潜在药物-生物标志物提供了平台。精准医学研究,为了发现新的靶向治疗药物,需要 4 个重要因素:精确的基因组靶点;准确靶向这些基因组变异的药物;合适的检测仪器;正确的患者群体。这是第一次用贝叶斯设计允许开放组群的结果数据与封闭组群的数据同时被报道,而以前的伞式研究只发表了完整组群的结果。

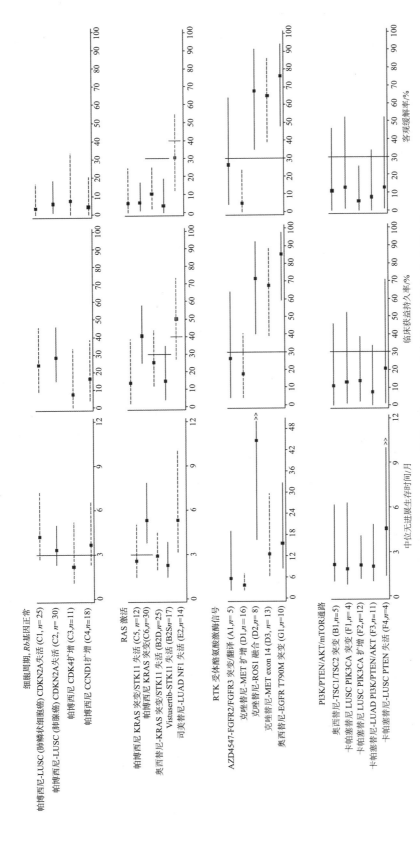

图 3-13　依据 4 个基因组变异的模块评估 NLMT 分组的 19 个药物-生物标志物

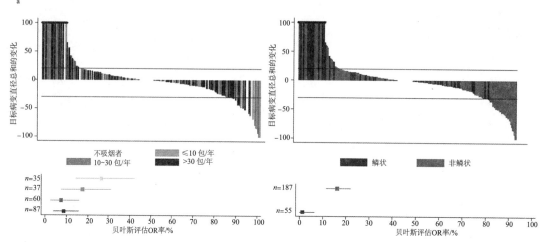

图 3-14 依据吸烟史和病理评估 NLMT 的各个分组的客观反应率和最佳缓解深度比

第五节 横断面研究

横断面研究(cross-sectional study)是对某时某地某人群的疾病或健康状况等情况进行调查的一种描述性流行病学研究方法。它通常在特定时间内进行,即在某一时间点或较短时期内收集数据,所需时间短,花费少,所收集的资料也相对较为粗糙和广泛,一般不用于病程较短的疾病。所收集的有关因素与疾病或健康状况之间的关系是调查当时所获得的,故又称为现况研究。

一、横断面研究分类

横断面研究按调查对象的范围分类,可分为普查、抽样调查和典型调查。

(一)普查

普查(census)又称全面调查(overall survey),是指在一定时间内对一定范围人群中的每一位成员进行调查或检查,如我国每 10 年一次的人口普查。一般期限较短为好,如果时间太长,人群中相关信息会有所变动,影响调查结果。

(二)抽样调查

抽样调查(sample surey)指仅调查研究人群中一部分有代表性的观察单位组成样本,根据样本结果估计总体人群的患病率或某些特征的分布情况。样本的代表性是指抽取的样本人群在人口统计学特征上要与目标人群一致。要抽取一个有代表性的样本,需要遵循随机化的原则。

(三)典型调查

典型调查(typical survey)指有目的地选择典型的人、部门或单位进行调查。进行典型调查有利于对事物特征进行深入了解,但是由于典型调查的样本没有遵循随机抽样的原则抽取,因此结果不能用于推断总体情况。

二、调查设计

调查设计是对调查研究事先所做的周密安排,包括资料收集、整理和分析全过程的统计设想和科学安排。完整的调查设计包括调查计划、组织计划、整理计划和分析计划。

（一）调查计划

1.明确调查目的

调查研究的目的是用尽可能少的人力、物力、财力和时间,获得符合专业和统计学要求的调查资料,得到预期的结论。明确调查目的是调查研究各个环节中最核心的问题。各调查研究的目的不同,但概括来说一般有两类,一类是了解参数用以说明总体的特征,了解疾病的三间分布,即疾病在人群间、时间、地区间的分布;另一类是研究事物或现象之间的关系以探求影响人群健康的有关因素或探索病因。

2.确定调查人群

根据调查目的,确定调查的人群。确定调查人群应注意同质性,如调查对象为常住人口,则不应包括临时的外地人口。

3.确定调查方法

根据研究目的进一步确定采用普查、抽样调查或典型调查。

4.确定资料收集的方法

资料收集方式一般有两种方法,一种是观察法,由调查员对调查对象进行直接观察、检查或测量来取得资料,如身高、体重的测量;另一种是问卷调查法,通过调查表(调查问卷)询问调查对象,让其回答或回忆暴露或疾病情况,二者可结合使用。问卷调查也有多种方式,如面对面调查、信访、电话访问、自填式问卷调查、网络问卷调查等。需要注意的是,收集资料的方法一经确定则不应改变,在整个调查过程中必须一致。调查员必须经过统一培训,以统一调查和检查的标准。

5.确定研究变量与调查表

研究变量可分为人口学资料、疾病或健康指标以及相关因素变量。人口学资料包括性别、年龄、文化程度、婚姻、职业等;疾病或健康指标是与研究疾病或健康状况有关的变量,如患病、死亡、发病、生命质量等;相关因素变量指可能与研究的疾病或健康状况有关的一些因素,如吸烟、饮酒、运动、饮食习惯、既往病史。确定了研究变量后,需将这些研究变量进行归纳整理,设计为不同的问题,从而形成调查表。

6.调查组织计划

调查的组织计划是调查得以顺利实施并提高调查质量的重要保证。在设计中应根据已有知识,分析在每个环节中产生误差或偏倚的可能性,充分估计可能出现的各种问题,制定详细的质量控制对策与措施。组织计划包括组织领导、宣传动员、调查员的挑选和培训、时间进度、地域划分、分工协调、经费预算、调查表准备、器材的准备、资料汇总要求等,设计中需对这些做周密的计划安排。调查质量控制应贯穿调查设计、调查实施、数据分析与总结的各个环节。

（二）资料整理与分析计划

调查收集到的原始资料比较杂乱,需要对其进行加工,包括资料的整理与分析。通过资料整理,使其系统化、条理化,便于进一步分析。通过数据分析,发现研究疾病或健康状况等的分布特征,获得研究结果与结论。计划的内容一般包括以下几个方面。

1.问卷的接收

整理资料的第一步是问卷接收,要求对收回的问卷进行认真管理,做专门的记录,如问卷完成日期、每天收回的问卷数量等。对回收的问卷首先应核对是否有缺项或者漏项等问题,最好在调查现场进行,以便及时补充数据。

2.数据编码录入与核查

数据编码是对问卷中每一个问题的所有可能的答案分配一个代码。编码要方便调查员和被调查者对调查问题进行理解和回答。单项选择的问题、多项选择的问题、开放型问题采用的编码方式不同。可采用软件录入数据并建立数据库,如 EpiData、Excel 等。为避免录入错误,通常由两位录入员进行双份录入。数据录入后对数据进行清理与核查,以便进行统计分析,如根据调查项目间的逻辑关系进行逻辑查错。

3.数据初步分析计划

根据研究目的和预期分析指标拟定数据的初步统计分析计划,分析内容主要包括研究对象人口统计学特征的描述、疾病或健康状况分布特征的分析、相关因素的分析几个方面。分析计划中应定义指标变量并说明计算方法、预期做哪些统计描述和统计推断、采用什么统计方法控制混杂因素等。

(三)如何估算样本量

横断面研究中的普查方法要调查研究人群中的每一个体,不需要估算样本量。抽样调查中样本量的估计则是必须考虑的关键问题。样本量过少,则抽样误差大,用于推断总体的精确度和准确度就差;样本量过多,会增加调查成本,也会增加各种非抽样误差。横断面研究中估算总体参数所需样本量需具备以下几个基本条件。

(1)置信度 $1-\alpha$:置信度 $1-\alpha$ 的值越大,置信区间估计的可靠性越好,所需的样本量也越大,通常取 $\alpha=0.05$。

(2)总体标准差 σ 或总体率 π:总体标准差 σ 或总体率 π 的值越大,所需样本量越大,可以通过预调查或以往资料等进行估计。

(3)允许误差 δ:允许误差是对研究结果要求的精确度,即研究者希望样本统计量(均数或样本率)与相应总体参数(总体均数或总体率)最大之差控制在多大范围内。允许误差越大,所需样本量越小。

通过上述 3 个条件可进行样本量估算,它表示用调查所得的样本统计量估计总体参数时,二者之差不超过 δ 的概率为 $1-\alpha$。下面介绍单纯随机抽样中估计总体率和总体均数时样本量的估算。

①估计总体率所需样本量:无限总体抽样按公式(3-25)求样本量(n),有限总体抽样还需用公式(3-26)对其进行校正。如果 n/N 很小,如小于 0.05 则可不做校正。

$$n=\frac{u_{\alpha/2}^2 \pi(1-\pi)}{\delta^2} \tag{3-25}$$

$$n_c=\frac{n}{1+n/N} \tag{3-26}$$

式(3-25)中 π 为总体率。若对总体率一无所知,可设 $\pi=0.5$,因为此时 $\pi(1-\pi)=0.5^2=0.25$ 为最大,以免 n 过小。

②估计总体均数所需样本量:估计总体均数所需样本量的公式为式(3-27)。

$$n=\left(\frac{u_{\alpha/2}\sigma}{\delta}\right)^2 \tag{3-27}$$

在实际工作中,总体 σ 通常是不知道的,可通过预调查或者文献进行估计。如果 σ 同时有几个估计值可供参考,应取其中较大者。

（四）如何进行抽样

从总体中抽样有两种方式,分别为概率抽样(probability sampling)和非概率抽样(nonprobability sampling)。医学研究中多采用概率抽样,因此本章仅介绍概率抽样。概率抽样也称随机抽样,指总体中每个研究对象都有被抽中的可能,任何一个对象被抽中的概率是已知的或可计算的。在概率抽样中,必须有确切的抽样框架,也就是一份完整的列有全部抽样单位的清单。下面介绍几种概率抽样的方法。

1. 单纯随机抽样(simple random sampling)

单纯随机抽样也称简单随机抽样,是一种最简单、最基本的抽样方法,是指从总体中以完全随机的方法抽取部分观察单位。常用的做法是先将调查总体每个单位统一编号或者利用原有的没有重复的编号(如身份证号),再用随机的方法(如随机数字表或计算机软件产生随机数字等方法)从中抽取一部分观察单位(n)组成样本。总体中每个观察单位都有同等的机会被抽到样本中。单纯随机抽样是其他随机抽样方法的基础,计算抽样误差方便,但是要求事先对所有研究对象编号,当研究对象较多时,编号则较为烦琐。

2. 系统抽样(systematic sampling)

系统抽样又称机械抽样或等距抽样,是按照一定顺序,机械地每隔若干观察单位抽取一个观察单位的抽样方法。其优点是简单易行,抽样误差小于单纯随机抽样方法。缺点是当抽样对象的某种特征在总体中的分布呈现有序或周期性趋势时,如果抽样的间隔恰好是其周期或周期的倍数,则可能使样本产生明显的偏性。

3. 分层抽样(stratified sampling)

分层抽样是实际工作中最常用的抽样方法之一,是指在抽样之前,先将总体按对研究指标影响较大的一些特征(如性别、年龄等)分成若干次级总体或层,然后在每层内分别进行抽样。其优点是分层后增加了层内的同质性,观察值的变异度减小,各层的抽样误差减小,在样本量相同的情况下,它比其他抽样方法的抽样误差都小,对总体指标估计值的精确度高,而且便于对不同层采用不同的抽样方法,并可对不同层独立进行分析,可做层间比较分析。

（五）调查表设计的主要步骤

如何收集数据:前面介绍了两种原始资料收集方式,通过调查表收集数据是医学研究中收集数据的重要手段。下面主要介绍调查表的设计。

调查表必须按研究目的设计,问卷中的问题应该与研究目的相关,而且要充分考虑不同问题的统计分析方法,避免无法分析或处理过程过于复杂的问题和答案。此外,调查表中的问题要易于理解,避免专业术语,设计应有严密的逻辑性。

1. 确定研究目的

明确研究目的是设计调查表的首要工作。把握好调查研究的目的,可以使调查表的内容与拟调查的目的一致。

2. 设立专题工作组

根据研究目的和对象设立由各方面有关人员组成的研究工作组,负责制定调查问卷。

3. 制定调查表的框架和内容

制定调查表的框架和内容是调查表设计的核心部分。由专题工作组讨论提出调查表的框架结构和需要收集的资料类型,然后拟出要收集资料的具体指标,围绕这些指标编制合适的问题,将问题按一定的原则组合成问卷初稿,且应充分考虑提出的问题语言是否准确、备选答案是否全面、问题的排列顺序是否合适等。

4.预调查

问卷初稿完成后,邀请流行病学、卫生统计学、临床医学等相关领域的专家对问卷内容进行审核,结合他们的专业和工作经验提出修改意见,进一步完善问卷。在正式调查前,根据确定的研究对象,选择小样本人群进行预调查,以便及时发现问卷中的问题,进一步修改完善问卷,同时对问卷的信度和效度进行初步评价。

5.确定调查表

根据预调查中发现的问题对调查表进行修改完善,然后定稿。在正式调查过程中不再对问卷进行随意更改。

(六)调查表的基本结构和内容

1.标题

调查表的标题概括说明调查表的主要内容,应简明扼要,易于引起回答者的兴趣。

2.封面信及知情同意

在多数情况下,应在调查表前附上封面信,主要向调查对象说明调查的目的、意义,以引起调查对象的重视和兴趣,获得他们的信任、合作和支持。内容一般包括研究者的身份、研究目的、重要性和研究内容、应答者回答问题的必要性和为应答者的回答保密等。随着人们自我保护意识的增强,知情同意日益受到重视,尤其是涉及人体受试者的生物医学研究,所以在调查表前通常还会附上知情同意书,在做调查前,请调查对象签署,做到知情同意。

3.问题和答案

问题部分是调查表的核心内容,直接反映研究的目的和内容。

(1)问题的种类:根据课题研究的内容,设计调查表时,问题主要集中在调查对象的基本特征和研究相关项目。基本特征包括:调查对象的人口统计学信息,如年龄、性别、文化程度、婚姻状况、职业等。研究相关项目主要是设置与研究目的密切相关的问题,不同研究目的其调查表的调查项目不同。一般包括临床症状、体格检查项目、流行病学项目(疾病家族史、生活方式等)、实验室检测项目等。

(2)调查项目的提问形式和类型:调查表中通常会设计开放型问题和封闭型问题。开放型问题指不预先给出固定答案,让调查对象自由回答。其优点是作答方式自由,调查对象有较大的自由发挥的空间,能充分地表达自己的想法;能比较全面和深入地了解被调查者,有时可发现或者得到一些特殊的问题和宝贵的启示。缺点是答案不集中,结果难以量化,不易做统计分析,调查时间长,可能造成被调查者无应答。封闭型问题是指每个问题后都有备选答案供调查对象选择填写,调查对象不能自由发挥。其优点是答案标准化,被调查者容易回答,应答率高,节约时间,也便于统计分析;缺点是设计过程复杂,填答方式受限,被调查者可能盲目或随便填写。

在实际调查中,两种类型的问题常常结合使用。通常将研究者比较清楚、有把握的问题作为封闭型问题,而将那些尚不十分明确的问题作为开放型问题。一份问卷往往以封闭型问题为主,根据需要适当增加若干个开放型问题。

(3)确定每个问题的编写格式:包括封闭型问题和开放型问题。

单项选择题:每个问题后设有若干个备选答案,被调查者从中选择自己认为最合适的一个答案。

多项选择题：每个问题后设有多个备选答案，被调查者从中选择两个或两个以上最佳答案。

填空题：只提出问题，不提供答案，请调查对象将答案直接填入空格中，如"您平时每天吸＿＿支烟？"

自由式问题：提出问题后，调查对象可以自由回答，如"您认为青少年控烟的主要措施有哪些？"

排列式选择题：按照某一标准或问题的重要性，要求被调查者将问题的备选答案排列出等级或序列，如"你对下列活动的兴趣如何？ 请按兴趣由大到小将下列活动进行排序：A. 文体活动　B. 社会调查　C. 科普知识讲座　D. 参加兴趣小组。"

量表式问题：当涉及被调查者的态度、意见等有关心理活动方面的问题时，通常采用表示程度大小的量表式问题，被调查者根据自己的理解对问题做出选择，如"总的来说，您认为您目前的健康状况：A. 棒极了　B. 很好　C. 好　D. 过得去　E. 糟糕。"

尺度式问题：医学中有些问题不好量化，如疼痛的程度，可采用尺度式问题调查，以线段的长度来表示问题的尺度，一般尺度表示 0～10 分（或 100 分），要求被调查者在其认为合适的分数或程度处打"×"，从而实现被调查者对该问题的量化，如"您觉得疾病引起您身体疼痛的程度？"

（4）问题的数目：一份调查表中的问题数目要根据研究内容、研究对象特征、分析方法等多种因素而定。 总体而言，问题不要过多，问卷不宜过长，答题时间不要太长，以避免研究对象答题时产生厌烦等情绪，影响答题质量。

（5）问题的顺序：问题的排列一般要由浅入深，由易到难。 敏感性问题、私密问题及开放型问题一般放在问卷的后面，以免引起被调查者的警惕或抵制情绪。

（七）调查表的考评

调查表的考评包括信度考评和效度考评两个方面。信度（reliability）即可靠性，是指采用统一方法对同一对象进行调查时，问卷调查结果的稳定性和一致性，即问卷或量表能否稳定地测量所测的事物或变量。信度指标多以相关系数表示，常用的信度分析方法有重测信度、复本信度、折半信度和 α 信度系数法 4 种。效度（validity）指问卷正确测量研究中所要测量的变量的程度。效度越高，测量结果越能显示其所要测量的特征。检验效度的主要指标和方法：表面效度、内容效度、效标效度、区分效度、结构效度等。

（八）如何进行统计分析

针对不同的资料类型和分析目的采用不同的统计分析方法。

（1）描述性统计分析：一般用于人口统计学资料、基线资料以及研究因素的统计描述。正态分布计量资料采用均数、标准差、95%CI 等进行描述；非正态分布计量资料采用中位数、四分位数间距等进行统计描述；定性资料和等级资料采用率、构成比等进行统计描述。

（2）组间比较：正态分布的计量资料组间比较采用 t 检验、方差分析等方法进行统计推断；非正态分布的计量资料组间比较采用非参数检验等方法进行统计推断；定性资料和等级资料组间比较用卡方检验、非参数检验等进行统计分析。通常检验水准为 0.05，双侧 $P<0.05$ 认为有统计学意义。

（3）协变量分析：横断面研究除描述调查人群的人口统计学特征及事物（如疾病）的发生情况以了解事物的特征和现状外，常需要寻找变量间的关系并做出解释，如分析可能与研究疾病有关系的因素，这些因素在统计学中可作为协变量，将研究事物作为应变量，采用多元统计模型进行分析。例如,对计量资料协变量的分析可采用多元线性模型,对定性资料协变量的分析可采用 Logistic 回归模型。需要注意的是,对多元统计模型中统计分析结果的统计学意义的解释,只能说明该因素与研究事物有关,不能说明其是研究事物(如疾病)的危险因素。

(九)如何报告研究结果

很多生物医学研究都是观察性的。准确、详实地报道观察性研究的设计、方法、实施及结果对编辑、审稿人和读者公正与客观地评价论文的学术水平和应用价值、科研成果的推广和再利用有重要的意义。2004 年,一个由流行病学家、方法学家、统计学家、研究者和编辑组成的国际性合作小组,发布了"加强观察性流行病学中观察性研究报告质量"(strengthening the reporting of observational studies in epidemiology, STROBE)声明。STROBE 声明是指流行病学中采用 3 种主要设计(横断面设计、病例-对照设计、队列设计)的观察性研究应纳入的条目清单,其主要目的是为观察性流行病学研究论文提供报告规范,从而改进这类研究报告的质量。

三、横断面研究案例:新型冠状病毒肺炎疫情对我国结直肠癌患者综合治疗的影响

(一)研究目的

在新型冠状病毒肺炎(以下简称"新冠肺炎")疫情防控期间,恶性肿瘤患者的正常诊疗过程受到严重影响。本文调查中国结直肠癌患者在新冠肺炎疫情期间治疗情况及其受影响的程度,为医护人员制定更精准的医疗决策提供依据。

(二)研究方法

(1)研究对象纳入标准:①经病理诊断明确为结直肠腺癌患者;②获得被调查人知情同意。

(2)研究对象排除标准:①首次确诊日期在 2015 年 1 月 1 日以前,且无复发转移;②不能保证填写信息的真实性;③主要信息漏填,包括性别、年龄、肿瘤部位和首次确诊时间;④同一患者信息重复提交。根据上述标准,2020 年 3 月 30 日至 2020 年 4 月 1 日期间,在全国范围内对结直肠癌患者展开问卷调查。

(3)调查问卷制定及内容:调查问卷由两位正高级职称结直肠癌专科医生共同制定,内容包括知情同意、患者基本信息、疫情前治疗情况、疫情期间治疗情况、护理变化、营养变化、精神心理变化、患者获得社会支持情况和需求等方面,共设 50 个问题,均以选择题(包括单选、多选、自填)形式呈现。

(4)数据收集:运用横断面研究方法,采取便利抽样(conveni-ence sampling)方法进行抽样,通过自填问卷法调查并收集数据。调查问卷属于电子调查问卷形式,并通过微博、微信、公众号等网络平台进行发布。问卷中,心理状况自评项目包括苦恼、焦虑、抑郁、愤怒和需要帮助,每项用 1~10 分表示,分值越高,表示心理状态越差。

(5)统计学方法:采用 SPSS 24.0 软件对数据进行统计学分析。符合正态分布的计量资料以 $\pm s$ 描述,两组相关样本间比较采用配对样本 t 检验;分类变量以例(%)描述,两组样本间比较采用 χ^2 检验,等级资料采用 Wilcoxon 符号秩和检验。以双侧检验 $P<0.05$ 表示差异具有统计学意义。

(三)研究结果

(1)患者疫情期间治疗受影响情况:共有 1201 人参与调查,其中 23 人无结直肠癌明确

诊断,23 人缺少主要信息,5 人首次诊断时间在 2015 年 1 月 1 日之前,且无复发转移,3 人不能确定信息真实性。排除上述患者后,最终确定 1 147 例结直肠癌患者作为本调查研究对象,其中男性 635 例,女性 512 例,年龄(52.8±12.8)岁。纳入研究的 1147 例患者中有 7 例(0.6%)被确诊为新冠肺炎。在此期间,有 253 例(22.1%)更换了治疗方案,其中,推迟或更换化疗方案 141 例(12.3%),更换手术和放疗方案者分别为 44 例(3.8%)和 11 例(1.0%)。在更换方案的患者中,改为单药口服卡培他滨的患者占 19.4%(49/253)。疫情期间,共有 83 例(7.2%)手术治疗受到影响,有 39 例患者进行了急诊手术。另外,有 19 例患者表示疫情前正在参加临床试验,由于疫情影响,其中 13 例患者临床试验被推迟、暂停或取消。

(2)患者护理、营养和精神心理变化:疫情期间,277 例(24.1%)患者的护理需求受到影响,受影响的主要护理事件按受影响程度依次为:外周静脉植入中心静脉导管(peripherally inserted central catheter, PICC)的维护(49.5%,137/277)、造口或伤口护理(32.9%,91/277)、陪护(5.1%,14/277)。与疫情前相比,265 例(23.1%)患者表示体质量减轻。另外,疫情期间患者睡眠质量更差,失眠程度增加($P<0.001$);患者的苦恼、焦虑、抑郁和愤怒程度均比疫情前严重,并且更需要得到帮助(均 $P<0.001$)。

(3)社会支持情况:661 例(57.6%)患者表示在疫情期间他们通过网络收看过专家科普讲座和网络义诊等活动,376 例(32.8%)进行过远程医疗服务,但他们中仅有 36.4%(137/376)对远程医疗表示满意。另外,415 例(36.2%)患者或家属参加了患友互助公益组织,并且认为可以从中获得的帮助依次为诊疗信息共享(86.5%,359/415)、医学科普(81.9%,340/415)和加深病情认识(72.0%,299/415)。44.1%(183/415)的患者表示可以从互助中得到心理安慰。

(四)研究结论

新冠肺炎疫情对结直肠癌患者的影响是多方面的,包括诊断、治疗、复查、预后等。尽管远程医疗的出现缓解了一部分就诊压力,但是仍需改进和加强。医务工作者在保护结直肠癌患者避免感染新冠肺炎的同时,也要积极帮助他们及时接受规范治疗,并关注其疫情期间的护理、营养、精神心理及社会支持等需求。

第六节 队列研究

队列研究(cohort study)是将某一特定人群按是否暴露于某可疑因素或暴露程度分为不同的亚组,追踪观察两组或多组结局(如疾病)发生的情况,比较各组之间结局发生率的差异,从而判定这些因素与该结局之间有无关联及关联程度的一种观察性研究方法。队列研究是一种"由因寻果"的观察性研究。

一、研究设计

(一)如何设计队列研究

队列研究中,有无暴露因素在研究开始已经存在,研究者不能对研究对象进行随机分组和控制,暴露组和无暴露组的分组是自然形成的;研究开始时,暴露因素组和无暴露因素组都没有发生目标疾病或事件。队列示意图如

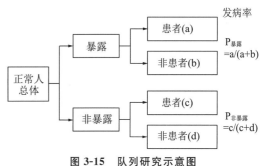

图 3-15 队列研究示意图

图 3-15 所示。

队列研究根据研究起始时间可分为前瞻性队列研究(prospective cohort study)、回顾性队列研究(retrospective cohort study)和双向性队列研究(ambispective cohort study)。

前瞻性队列研究是指研究开始时暴露因素已经存在,但两组人群均无研究疾病或事件发生,经过一段时间随访后,比较两组间目标疾病发生率或死亡率的差异,以便确定暴露与疾病的关系。回顾性队列研究指研究开始时疾病和暴露都已发生,研究者以过去某个时间为开始点,按某个群体有暴露因素和无暴露因素分组,根据过去的记录随访,查出两组人群暴露与疾病的关系。回顾性队列研究的优点是不需要长时间等待疾病的发生,因此研究的花费少、时间短,节省人力、物力,可迅速得到研究结果。但是在偏倚的控制上,前瞻性队列研究优于回顾性队列研究。

双向性队列研究指在回顾性队列研究之后继续进行前瞻性队列研究。这种研究同时具有回顾性队列研究和前瞻性队列研究的性质,既具有上述两种研究的优点,在一定程度上又弥补了它们的不足。在实际应用中,双向性队列研究适合评价对人体健康同时具有短期效应和长期作用的暴露因素。例如,某种暴露对人体短期作用可能造成肝功能损害,而长期作用可能导致肝癌,此时可考虑设计双向性队列研究,即以人群现有的结局(肝功能损害的发生)先进行历史性队列研究,检验该暴露与肝功能损害的关联,然后继续进行前瞻性研究,检验该暴露与肝癌的关联。

(二)如何确定混杂因素

混杂因素是指与研究因素和研究疾病均有关,在比较的人群组中分布不均,可以歪曲(掩盖或夸大)因素与疾病之间真正联系的因素。

混杂因素必须同时具备以下 3 个基本特征:混杂因素必须是所研究疾病的独立危险因素;混杂因素必须与所研究的暴露因素存在统计学联系;混杂因素不应是暴露因素与疾病因果链中的一个环节或中间变量。

在队列研究时除了收集暴露与结局变量时,还需采集其他可能的混杂因素,并在数据分析时采用统计学方法校正潜在的混杂因素,从而揭示暴露与结局的真正关联。

(三)如何进行统计分析

1. 描述性统计

需要描述研究对象人数及各种特征的构成,如性别、年龄、身体质量指数、既往用药史等。

2. 统计性推断

在队列研究中,研究结果以"2×2"表格表示,其中行代表暴露情况,列代表结局情况(发病或未发病等),见表 3-8。队列研究中,表示暴露与结局联系强度的指标为相对危险度(relative risk,RR),是指暴露组的疾病危险性为非暴露组的多少倍。对于单个暴露因素,利用 χ^2(卡方)检验来检验暴露组与非暴露组的发病率差异有无统计学意义。

表 3-8 队列研究结果表达的 2×2 表

暴露	发病情况		合计
	发生	未发生	
有	a	b	$a+b$
无	c	d	$c+d$
合计	$a+c$	$b+d$	n

队列研究数据分析中一项重要的工作为校正混杂因素的影响,校正混杂因素的方法包括回归方法、倾向性评分方法、工具变量等。

当研究结局既有结局变量又有时间变量,且随访研究中研究对象可能会失访或死于其他疾病存在截尾数据时,为探索多个协变量对生存率的影响,可采用 Cox 回归方法。该方法由英国统计学家 Cox 于 1972 年提出,全称为 Cox 比例风险回归模型(Cox's proportional hazards regression model)。使用 Cox 回归模型有一定的前提条件,Cox 回归要求假定风险比值不随时间变化,如果风险比值随时间改变就违反了比例风险模型的假设。例如在研究接受部分肝切除治疗后的肝内胆管癌患者的预后时,无论是在研究的第 1 年、第 2 年……第 5 年间,血管侵犯的风险均为无血管侵犯风险的 2 倍。在使用 Cox 回归前,需对资料是否满足比例风险假设进行检验。

Cox 回归的等比例风险的验证有多种方法,包括:①图示法,绘制该因素在不同状态下的生存曲线图,如果生存曲线不交叉,表明等比例风险成立,否则提示等比例不成立;②在模型中增加该变量与时间的交互作用项,如果交互作用项有统计学意义,则表明该变量在不同时间的作用不同,也就是说不满足等比例风险假设;③利用 Schoenfeld 残差,如果 Schoenfeld 残差与时间 t 无明显的变化趋势,即 Schoenfeld 残差与时间 t 无关,则提示符合等比例风险假设。

3. 如何计算人年

队列研究中,调查对象在整个研究期间处于持续观察(随访)之下,队列内研究对象被观察的时间可能很不一致,以人为单位计算不合理,应该用人时来计算研究对象的暴露经历,常用的人时单位是人年。

研究观察时间较长,其间人口有动态变化,应采取一定方法计算"暴露人年数"才能计算发病率;否则,两组成员由于进入开始观察的时间不同,或因死亡、迁出及其他原因或早或晚地退出该组而造成观察时间的不同,即各组成员的暴露时间不同,可使发病率出现误差。

人年是观察人数与随访时间的乘积。如 1 人年可以包括以下情况:1 个人随访 1 年,2 个人各随访 6 个月,3 个人各随访 4 个月,365 个人各随访 1 天。

常规分析不考虑人年时:如某个研究对象接受了某种治疗,即放入暴露组,没接受该种治疗的放入非暴露组。而实际中,研究对象接受治疗方式可能会相互切换。即使治疗方式不切换,人年相比传统方法考虑了时间因素,当服药时间对结局有影响时,人年分析相对于传统的计数更准确。

4. 如何估算样本量

队列研究样本量估算中需考虑以下 4 个因素:①非暴露组发病率 P2;②暴露组与非暴露组发病率的比值 RR(P1/P2);③ I 型错误 α;④检验效能 $1-\beta$(II 型错误 β)。

队列研究样本量估算通常借助于 SAS、PASS、Epi Info 等统计软件完成。

5. 如何进行敏感性分析

敏感性分析的目的是验证分析结果的稳健性。在临床研究数据的统计分析中,敏感性分析并没有一个固定的形式,常用的敏感性分析方法包括:对不同的数据集进行分析;采用不同的统计学分析方法;校正不同的混杂因素;等等。如果有可能且有必要采用敏感性分析,研究者需要将敏感性分析的结果逐一呈现,对比不同分析结果的差异并给出一定的解释和讨论。研究者最好对多种方式都进行一些尝试,并分析不同分组下结局的差异,以验证研究结果的稳健性。

6. 如何控制时依性混杂因素

除了常见的分层、匹配、多因素分析、倾向性评分方法之外,还有一些特殊混杂因素,需要采用其他分析方法。

在观察性研究中,暴露或处理因素常常会随时间的变化而变化,在分析其对结局的效应时,常会受到时依性混杂因素的影响。时依性混杂因素是指同时满足以下 3 个条件的变量:①随时间变化;②是结局的危险因素;③会影响到随后的暴露/处理,同时又会受到前次暴露/处理的影响。可见,时依性混杂因素既可以看作暴露/处理与结局的混杂因素,也可以当成暴露/处理与结局之间的一个中间变量。在估计暴露/处理的效应时,采用传统的多因素回归模型可以校正混杂因素的影响。但是,当把中间变量纳入模型时,则会产生有偏倚的估计。由于时依性混杂因素同时具有混杂因素和中间变量的性质,因此传统的回归模型不能很好地解决纵向数据中时依性混杂的问题。

针对传统方法在处理时依性混杂时面临的困境,Robins 在 1997 年提出了边缘结构模型(marginal structural model,MSM),并在 2000 年发表的文章中将该模型应用到了实际数据中。其基本思想是:假设所有观察个体(i)都接受了暴露/处理的某一种水平,估计其结果变量的分布情况。通过应用逆概率加权的方法将每个观察个体都赋予相应的权重(wi),即将每个个体 i 都复制 wi 个,由此构建成一个虚拟人群,在这个人群中,各暴露水平在不同协变量特征的亚组人群中具有相同的分布,从而不再存在混杂因素的影响;同时,暴露/处理与结局之间的关系与原人群是一致的。因此,对这个虚拟人群进行回归模型的拟合就可以无偏倚地估计暴露/处理的效应。

7. 什么是未亡时间偏倚

流行病学中的"未亡时间"(immortal time)是指特定期间未见死亡(或决定结束随访的结局)的队列随访时间,若在研究过程中未亡时间的效应被忽略,则会产生未亡时间偏倚(immortal time bias),影响结果的可信度。

8. 什么是限制性立方样条

在剂量效应研究中,通常要分析自变量和应变量的数量关系。广义线性模型(如 Logistic 回归和 Poisson 回归等)是应用非常广泛的方法。广义线性模型的一个重要假设是通过选择合适的链接函数,使应变量和自变量的关系呈线性关系。然而,这个假设在某些时候实际上并不成立。

限制性立方样条可以拟合自变量和应变量之间的非线性关系。限制性立方样条是基于参数法下的函数,其实质是一条各节点处光滑的分段多项式,并且在"非限制"定义域每一个子区间中都是三次多项式。所谓限制,是指在自变量数据范围两端的两个区间内是线性函数。限制性立方样条函数对非线性趋势的逼近效果比较好,并且可以通过改变节点个数和(或)位置来调整所逼近的曲线。

9. 如何报告研究结果

队列研究在报告结果时应遵循 STROBE 规范。

二、队列研究案例:肠道微生物群与人体免疫细胞动力学的队列研究

2020 年 11 月 25 日,《自然》刊登题为"肠道菌群与人体免疫细胞动力学有关"的文章,研究了数百名住院肿瘤患者的肠道菌群和免疫系统的调控关系。

(一)研究背景

肠道微生物群是哺乳动物发育、健康以及疾病过程中免疫系统的主要调控因素。有报道发现早产儿具有不同的微生物组成和不同的免疫细胞发育轨迹。而依赖免疫细胞的疗法(如检查点抑制剂治疗)的成功与否也与微生物的组成有关。但是,由于在人体缺乏可行性实验方法,对微生物群如何影响人体免疫细胞动态以及如何进行免疫调节干预的了解仍然有限。而接受造血干细胞移植(haematopoietic cell transplantation,HCT)的患者,HCT 和之前的放化疗会导致免疫细胞和微生物群发生重构,而不同的治疗类型和患者的重构差异很大,因而可以同时研究两者之间的关系,为研究人肠道菌群对免疫系统的影响提供了契机。

(二)研究设计

这项大型回顾性队列研究收集了 2003 年至 2019 年间在纪念斯隆·凯特琳癌症中心接受造血干细胞移植(haematopoietic cell transplantation,HCT)的患者的样本进行分析。为了捕获动态变化的过程,研究将患者分为两组:第一组使用 1096 名患者的血液样本和药物数据,但没有可用的微生物群信息;第二组包含 841 名患者的独立队列的数据,同时有微生物群样本和外周血样本数据,用来研究菌群对免疫重建的影响。第一组分析患者移植前后血液中的中性粒细胞、淋巴细胞和单核细胞在免疫重建中每天的变化。第二组数据进行贝叶斯推断(Bayesian inferences),除了以第一组药物为分类依据外,还按照细菌属分类,分析相关白细胞(white blood cell,WBC)每天的变化。第一组分析得到的药物与 WBC 动态变化关系可以作为第二组探索量化细菌属对 WBC 动态变化的基准。

(三)研究结果

研究分析了 9603 份血液样本和 25581 次免疫调节药物的相关给药,并使用杜克大学的 741 份微生物群样本作为正交数据集来验证结果。结果发现了与 WBC 上升和下降有关的细菌属,并且在来自杜克大学的队列中得到了验证。其中细菌属 *Faecalibacterium*、*Ruminococcus* 和 *Akkermansia* 是增加 WBC 最为明显的细菌组合。几种与 WBC 呈正相关的细菌属是专性厌氧菌,其中有些可以产生细胞壁分子和短链脂肪酸参与免疫反应和粒细胞生成。其他一些细菌属和胆酸盐降解、维生素 B_1 合成和丁酸形成相关,也能够参与免疫系统与菌群的相互作用。

(四)研究结论

本文利用大规模队列研究将肠道菌群与人类免疫系统变化联系起来,并揭示了相关菌群驱动的免疫调节。这项研究也为探索改善免疫疗法、干预免疫系统的潜在微生物群开辟了新的路径。

第七节　病例报告

病例报告(case report)属于描述性研究,由于缺乏严密的设计和规范的对照分析,该类型研究的科学性较差,论证强度较低,因此只能作为分析性和实验性研究的基础及临床经验的总结。但病例报告和病例系列分析易于实施,便于发现问题、提出问题。临床医师面临大量临床资料和病史记录,可以随时进行总结分析,所需时间短,不需要很多的人力和物力就能对临床上各种问题进行研究,并可迅速提出有关线索与假设。因此,病例报告和病例系列分析仍然是临床医师的常用研究方法。

病例报告是指单个病例或 10 个以下病例的详尽临床报告,是对罕见病进行临床研究的主要形式。人类认识疾病往往从个别病例开始。医务人员通过对个别病例进行观察、分析和研究,撰写成临床病例报告,有利于揭示某些疾病的发生、发展和变化的规律,积累临床诊断和治疗的经验。

病例报告是对少数病例个案的诊疗过程进行的详细描述,不需要描述事物的集中趋势和离散趋势。由于病例是高度选择的研究对象,因而极易发生选择偏倚,尤其是关于治疗成功的个案报道,因为研究者一般不愿意报告治疗无效的病例。病例报告不能估计疾病或临床事件的发生率,也不能估计偶然因素的作用,因此,对病例报告的结论要有正确的评估。

一、研究设计

(一)如何选择病例

临床上常常遇见许多症状与体征均十分不典型的疾病以及少见病和罕见病而导致延误诊断和治疗,因此对这些个别病例诊断和治疗的临床经验教训进行总结十分必要。临床病例报告所要报道的病例,包括首次发现的病例、罕见病、常见疾病出现异常现象和病程经过曲折而复杂的病例等。具体有:①少见疾病或病型、罕见病及疑难重症;②从未被人们认识的某些疾病的临床表现、临床特征或发病过程;③某些药物治疗中少见的毒副作用和某药物新的治疗用途;④罕见病的误诊和误治;⑤治疗疑难杂症时出现的奇迹;⑥新的治疗方案或手段;⑦新的或者特殊的检查方法;⑧某些疾病的少见或罕见并发症;⑨发现人体的少见或罕见的器官结构和组织异常;⑩发现新的微生物或寄生虫导致的感染性疾病。

(二)如何收集资料

选择好病例,应迅速在第一时间收集齐第一手资料。通过查阅病历等方法收集包括主诉、诊断、现病史、既往史、家族史、体格检查、影像学检查、实验室检查、治疗及疗效等资料,应尽可能详尽,然后从中选择有价值的信息备用。应尽量避免使用可辨认患者身份的语言和照片,若确实需要使用,则必须获得患者或其亲属知情同意的书面材料。

临床资料采集好后,通过文献检索查阅该病例的临床价值,如罕见的程度、有何临床指导意义、国内外文献有多少报道、该病例有何特殊之处等;同时需了解当前该疾病的发病机制、诊断方法、治疗措施等方面的进展。

(三)如何撰写病例报告

针对病例报告的规范写作和发表,部分国际医学小组制定了具有针对性的病例报告写作指南。许多国际著名的医学期刊在其稿约中也对病例报告的写作提出了各自的特定要求。例如,《柳叶刀》对于病例报告的写作规范,推荐采用国际医学期刊编辑委员会(International Committee of Medical Journal Editors,ICMJE)发布的 2013 年《学术研究实施与报告和医学期刊编辑与发表的推荐规范》。

在撰写病例报告前应当查阅有关医学文献资料,以判明所要撰写的病例报告是否具有医学价值,是不是未被认识的新病种或罕见病例等。撰写病例报道时应参照所投期刊的要求或公认的病例报告写作指南,将病例特点、病程、治疗过程以及辅助检查等内容进行提炼,找出病例在临床症状、体征、诊断、治疗及预后方面的特殊性,以利于对该疾病的进一步了解和研究。注意不可将病历的原始资料照搬,避免把个案当成综述写。

(四) 病例报告写作指南 CARE

病例报告是一种受到临床医生普遍欢迎的论文体裁。尽管在循证医学的证据分级中,病例报告的证据级别并不高,但对临床医生而言却有其特殊的高价值。相较于长篇的科研论文,病例报告的写作较为简单,但实际上要写出一篇高质量的病例报告并不容易。

二、病例报告案例:NSCLC 患者 PD-1 抑制剂治疗后的结核病[①]

(一) 病例报告

免疫检查点抑制剂(immune checkpoint inhibitors,ICIs)——程序性死亡抗体 1 (PD-1)及其配体 (PD-L1 和 PD-L2)已广泛用于治疗多种恶性肿瘤。许多免疫相关不良事件(immune-related adverse events,irAE)与这些药物有关。最近,在 ICIs 使用过程中重新激活肺结核(tuberculosis,TB)的情况越来越多地得到报道。此病例报告介绍了一位 58 岁的女士,其患有晚期非小细胞肺癌(NSCLC),ALK 阴性,EGFR 野生型和 PD-L1 免疫组织化学(immunohistochemistry,IHC)在 95% 的肿瘤细胞中呈强阳性,正在接受治疗帕博利珠单抗一线单药治疗。患者有 1 周的排痰性咳嗽和高烧病史。帕博利珠单抗单药治疗第 6 周期后,进一步检查诊断为肺结核,抗酸杆菌(acid-fast bacilli,AFB)涂片和 BAL TB PCR 阳性,未检测到利福平耐药,HIV 阴性。患者停用免疫治疗,开始接受抗结核治疗。病史显示在过去十年中与活动性结核病患者有过接触,之前没有潜伏性结核病或既往结核病感染的记录。在抗结核治疗过程中,其痰 AFB 涂片阳性持续了 4 周。后来,患者的痰 AFB 清除后出院(两组阴性)。鉴于免疫检查点抑制剂的作用机制,我们怀疑其可重新激活患者潜伏性结核病。在结核病诊断后,患者再未接受过帕博利珠单抗治疗。胸部 CT 显示右心尖部肿块,边界清楚,可能有胸膜侵犯,纵隔可能延伸,提示为 Pancoast 肿瘤(图 3-16 箭头)。

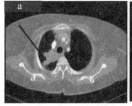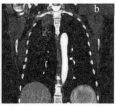

图 3-16 CT 影像

① SULIMAN A M,BEK S A,ELKHATIM M S,et al. Tuberculosis following programmed cell death receptor-1 (PD-1) inhibitor in a patient with non-small cell lung cancer. Case report and literature review[J]. Cancer Immunol Immunother,2021,70(4):935-944.

（二）文献回顾

表 3-9 文献总结

文献编号	年龄/性别	种族	诊断	TB 诊断时间（ICPI 几个周期后）	诊断方式	TB 管理	TB 结果	ICPI恢复
文献[10]	50/男	白人	转移性黑色素瘤	帕博利珠 4 周期	组织学和结核菌素皮试转化	4-药物方案，维持 ICPI	胸腔积液完全消退	是
	64/男	白人	转移性非小细胞肺癌	纳武利尤 2 周期	组织学，骨培养阳性和PCR	4-药物方案，终止 ICPI	第二次脊髓压迫手术后迅速死亡	否
	59/男	亚洲人	转移性鼻咽癌	纳武利尤单抗 3 个周期	组织病理学，痰液培养阳性，PCR	中止 ICPI，4-药物治疗，然后根据患者情况静脉注射结核药物	诊断为 TB 再激活后 1 个月失效	否
文献[15]	83/男	白人	转移性梅克尔细胞癌	帕博利珠单抗 12 个周期	AFB 阴性但培养阳性，IFN-γ 释放阳性	中止 ICPI，4-药物治疗而后因进展再次 ICP	病人在 9 个月的 TB 治疗后未见复发证据	否
文献[18]	87/男	亚洲人	淋巴瘤	纳武利尤单抗 5 个周期	痰液培养阳性	3-药物方案，中止 ICPI	P. TB 完全缓解	否
文献[19]	72/男	亚洲人	转移性非小细胞肺癌	纳武利尤单抗 8 个周期	BAL 培养阳性，PCR	TB 治疗（未给出详情）	未标明	未见详情
文献[20]	59/男	亚洲人	转移性非小细胞肺癌	纳武利尤单抗 3 个周期	IGRA 转化阳性，心包液培养阳性	TB 治疗（未给出详情），维持 ICPI	心包炎完全消退	是
文献[21]	65/F	亚洲人	晚期黑色素瘤	帕博利珠单抗 10 个周期	液体培养和阳性 BAL	4-药物方案暂停 ICPI	P. TB 完全缓解	是

续表

文献编号	年龄/性别	种族	诊断	TB诊断时间（ICPI几个周期后）	诊断方式	TB管理	TB结果	ICPI恢复
文献[22]	56/男	白人	转移性非小细胞肺癌	纳武利尤单抗12个周期	组织病理学、痰液培养阳性、PCR	TB治疗（未给出详情）、中止ICPI	未见详情	否
文献[23]	49/男	亚洲人	硬腭鳞状细胞癌4期	纳武利尤单抗6个周期	痰液培养阴性、AFB染色、PCR	TB治疗（未给出详情）、中止ICPI	诊断为TB再激活后5个月失效，因细菌性肺炎伴急性呼吸衰竭	否
文献[24]	75/男	亚洲人	转移性非小细胞肺癌	纳武利尤单抗15个周期	AFB染色、液体培养阳性、PCR	维持ICPI,4-药物方案	开始抗MTB治疗10天后出现症状，3个月的TB治疗后，培养和AFB阳性	是
文献[25]	56/F	白人	转移性非小细胞肺癌	未列明	AFB染色、培养阳性	中止ICPI,4-药物方案	未列明	否

（三）研究结论

没有明确证据表明使用 ICI 前需要进行结核病筛查，不过在结核病流行率高的地区，肿瘤专家应对此加以重视。

第八节　Meta 分析

随着临床研究的不断发展和循证医学的兴起，设计严密合理的系统综述和 Meta 分析（meta-analysis）被视为评价某一特定研究问题的最佳方式。Meta 分析是将同一问题的多项独立研究进行定量综合的统计学方法，具有提高统计效能和效应值估计精确度的优点。其前身起源于 Fisher"合并 P 值"的思想，1976 年 Glass 首先将对文献进行综合分析研究合并统计量的方法称为 Meta 分析，Meta 分析的实质是将多个针对同一个问题的研究按照一定的方式赋予权重，然后利用统计学方法求若干个研究的加权均值。Meta 分析可以分为以下几个步骤：提出研究问题、制定研究方案、文献检索、研究选择、数据提取、研究质量评估、异质性评价、合并效应量、发表偏倚的识别与控制、亚组分析、敏感性分析等。

一、研究设计

（一）提出研究问题

研究问题的提出是最为关键的一步。Meta 分析的题目必须是重要的，有实际临床意义，而且有争议性，目前对该问题尚无统一的标准或指南，可以通过咨询相关专家和文献检索获知其争议性状态，同时还必须有创新性。研究问题的提出需要遵循""PICO 原则"，P——patient/population（研究对象），I——intervention（干预措施），C——comparative intervention（对照措施），O——outcome（结局）。在提出一个既具有实际临床意义又具有创新性和争议性的临床问题后，研究者可以先将题目进行注册，注册的时候需要提交一份简单的研究方案。

（二）文献检索

围绕所提出的研究问题进行系统全面的文献搜索，关键词中需要包含 PICO 原则所提出的问题，一般需要检索的数据库有 PubMed、Embase、Web of Science、CENTRAL 等传统的数据库，以及专业会议摘要、中文的中国生物医学文献数据库等，可以使用主题词加关键词相结合的方法进行检索。此外，可以通过手工检索的方式查阅已检索到的重要论文或综述的参考文献目录，看其中是否有符合要求的文献。

（三）选择文献

根据文献检索的结果以及事先拟定的纳入和排除标准进行文献的选择。制定纳入和排除标准需要考虑的问题：研究对象、研究设计类型、暴露或干预措施、研究结局、年份和语种、样本大小、随访年限等。标准过严，则同质性好，但文献数量少；反之，标准过宽，则文献数量多，但同质性差。标准过严、过宽都会给研究带来不便，因此需要找到合适的标准。在选择文献的时候一般需要两个研究者独立评价，不一致时需要有第三方或双方讨论协商解决。完成文献选择后根据系统综述和荟萃分析优先报告的条目（preferred reporting items for

systematic reviews and metaanalyses，PRISMA）或者流行病学观察性研究的 Meta 分析
（meta-analysis of observational studies in epidemiology，MOOSE）报告标准的要求，绘制相
应的流程图说明文章筛选过程。文章的筛选过程可以用 Endnote 等文献管理软件辅助完
成，提高工作效率。

（四）数据提取

研究者可以利用 Excel 等软件制作相应的数据提取表格进行数据提取，一般数据提取
的内容包含文献的基本信息、文献质量方面的内容，还有最核心的用于定量分析的数据。一
般而言包括以下几个部分：一般资料（试验名称、作者、出处等）、基线资料（年龄、性别、诊断
标准、严重程度、病程等）、质量资料（随机、盲法、随访等）、干预措施资料（治疗方法、剂量、疗
程，对照措施等）、结局资料（死亡、残疾、事件数等）。

在数据提取的过程中，还有一个问题需要明确，即合并效应量时需要采用何种效应指
标，表 3-10 为不同的研究设计和数据类型下常用的效应指标的差异。

表 3-10 Meta 分析合并统计量的选择

类型		OR	RR	RD	WMD	SMD
设计类型	随机对照试验	+	++	+	++	++
	队列研究	+	++	+	++	++
	病例对照研究	++	−	−	+	+
	横断面研究	+	−	−	+	+
资料类型	二分类变量	+	+	+	−	−
	连续性变量	−	−	−	+	+

注：①++为最合适；+为合适；−为不恰当。

②OR（odds ratio）为比值比；RR（risk ratio）为相对危险度；RD（risk difference）为危险差；WMD（weighted mean
difference）为加权均数差，SMD（standard mean difference）为标准化均数差。

表中 OR（odds ratio）为比值比，RR（risk ratio）为相对危险度，这两种类型的效应量指标
在二分类结局中常见。其中，OR 值常见于回顾性研究，如病例对照研究；RR 值常见于前瞻
性研究，如随机对照试验和队列研究；RD（risk difference）值为危险差，即两组的事件率之
差；WMD（weighted mean difference）为加权均数差，SMD（standard mean difference）为标准
化均数差，WMD 和 SMD 常用于连续性变量结局的研究，无前瞻性和回顾性之分，WMD 用
于度量衡单位相同的连续性变量研究，SMD 常用于度量衡单位不同或均数相差较大的连续
性变量研究，为两组估计均数差值除以平均标准差所得，由于消除了量纲的影响，因此结果
可以被合并，但是 SMD 的最大缺点是可解释性较差。Cochrane 手册中列举了解释合并
SMD 的几种方法，如根据经验规则判断 SMD 效应量的大小等。研究者在选择效应指标的
时候需要结合一致性、可解释性等进行合理选择。

（五）文献质量评价

评价文献质量又称为文献偏倚风险评价。文献质量评价是进行 Meta 分析至关重要的
一步，如果单项研究的结果存在偏倚，在完全不考虑其真实性的情况下进行合并，则系统评

价结果也会存在偏倚而不可靠,基于不真实研究的系统评价将导致偏倚性结论,非但不能成为最佳证据,甚至会产生错误而以讹传讹。文献质量评价的结果可以作为是否纳入研究的标准,可以用于解释研究结果间的差异性(异质性)或用于敏感性分析,也可以作为研究结果统计学分析时赋予权重的根据,即结果越精确(置信区间越窄)或质量越高的研究赋予越大的权重。文献质量的评价根据研究设计的不同需要采用不同的工具或者量表。

(六)异质性评价

Meta 分析中的异质性指的是纳入的研究对象、干预措施和一系列研究间测量结果的差异与多样性,或者研究间内在真实性的变异,包含了临床异质性、方法学异质性和统计学异质性。临床异质性是指研究对象不同、干预措施差异和研究终点指标不同所导致的差异;方法学异质性指的是由各研究设计和质量方面的差异导致的差异,如盲法的应用和分配隐蔽的不同,或者由研究过程中对结局的定义和测量方式的不一致而导致的差异;统计学异质性是指不同研究间治疗效应的差异,是临床异质性和方法学异质性的直接体现。

异质性评价是 Meta 分析的重要步骤,其目的是了解各独立研究结果合并的合理性,只有同质的资料才能进行合并、比较、分析,反之,则需要考察异质性的来源,并评估合并的合理性。Meta 分析前必须对多个研究的结果进行异质性分析,尽可能地找到导致异质的原因,并进行解释。另外,可以用 Meta 回归等统计方法查找异质性来源,并可根据异质性来源进行适当的亚组分析。常用的异质性评价指标包括卡方检验结果、研究间方差 τ^2,以及 I^2 值。卡方检验通常以 0.10 为显著性水平,如果 $P<0.10$ 则认为异质性具有统计学意义。其中,I^2 值是指研究间方差 τ^2 在总方差中占的比例,其值从 0% 至 100%,I^2 值越大,异质性越大。一般说来,按 $I^2=25\%$、50%、75% 将异质性划分为低、中、高;但不宜机械应用,I^2 大于 50% 可认为有实质性的异质性。

(七)合并效应量

根据异质性检验的结果选择合适的统计模型进行效应量的合并,另外也可以在贝叶斯方法的框架下进行效应量的合并。如果研究间不存在异质性,则可以使用固定效应模型;如果存在异质性,则需要采用随机效应模型进行合并。固定效应模型和随机效应模型相比,固定效应模型的置信区间更窄,更容易得出有统计学意义的结论,而随机效应模型则趋于保守。大多数统计软件和 Meta 分析专用软件都能很方便地实现固定效应模型和随机效应模型合并效应量,如果要利用贝叶斯方法进行合并,一般需要借助 BUGS、JAGS 等软件。大部分 Meta 分析的主要合并结果通过森林图(forest plot)体现。

所有效应量合并的计算,Stata、R 以及 RevMan 软件都可以方便地实现,作者可以根据需要选择。一般来说,简单的基于 RCT 的 Meta 分析用 RevMan 是最理想的选择。如果涉及高级的 Meta 分析方法,如诊断试验中的 SROC、网络 Meta 分析、剂量-效应 Meta 分析等则需要借助 Stata 和 R 等专业的统计软件来实现。

(八)发表偏倚的识别与控制

发表偏倚又叫小样本研究效应,是指有统计学意义结果的研究比无统计学意义的更容易被投稿和发表,小样本研究容易得到相对大的效应值。发表偏倚的存在会使 Meta 分析过分夸大治疗效应量或危险因素的关联强度,从而导致临床个体治疗与卫生决策的失误。其产生的原因很多,如阳性结果更易被发表,研究者可能终止阴性结果或结果不确定的研究,出现阴性结果发表延迟,不容易发表成英文文献,小样本研究由于质量控制等问题容易得到大的效应值等。目前 Cochrane 手册及 Cochrane 系统综述使用漏斗图进行鉴别,根据其是否对称来判定是否存在发表偏倚,但是此种方法比较主观;也可用 Egger 检验(连续型变量)、Begg 检验、Harbord 检验、Peters 检验(二分类变量)等统计方法进行检验。如果存在发表偏倚,可以使用剪补法(trim & filled method)、Copas 方法等进行校正和敏感性分析。在 RevMan 软件中只有定性的漏斗图,没有用于检验对称性的统计方法,需要通过 Stata 及 R 软件中相应的分析包来检验和校正发表偏倚。

(九) 亚组分析

如果存在异质性或者研究者需要探索某效应指标在特定人群中的结果,如某种治疗方法在某个亚组人群中是否有效,可以进行亚组分析,但是一般的亚组分析需要在研究计划中进行说明。亚组分析的合并方法与普通的 Meta 分析一样,可在软件中方便地实现。

(十) 敏感性分析

敏感性分析是指排除异常结果的研究后重新进行 Meta 分析,其结果与未排除时的 Meta 分析结果进行比较,探讨该研究对合并效应量的影响程度及结果的可靠性。其目的是检查一定假设条件下结果的稳定性,发现影响 Meta 分析研究结果的主要因素,解决不同研究结果的矛盾性,发现产生不同结论的原因。如果敏感性分析未从实质上改变结果,则结果可信度较高;若得出不同结论,在解释结果和得出结论时应非常慎重,并进行充分讨论。常见的敏感性分析方法有剔除质量较低的研究、每次剔除其中的一个研究等。

(十一) Meta 分析报告规范

在撰写系统综述或 Meta 分析时,一般需要将研究题目和研究计划进行注册,比如在撰写 Cochrane 系统综述时,其步骤一般为先提交题目,如果题目被相应的专业组接受,则需要撰写研究计划(protocol),然后根据研究计划撰写完整的系统综述和 Meta 分析。如果不是提交到 Cochrane 数据库而是提交到一般的期刊,可将研究方案进行注册,而后按照研究方案规定的分析方法和分析步骤完成全文。常用的注册系统为 PROSPERO,注册完成后系统会分配一个注册号,研究者可将该注册号标注在完成的文章中。

系统综述和 Meta 分析的写作有一套完善的报告标准,分为 PRISMA 声明与 MOOSE 声明。PRISMA 声明包含一份含有 27 个条目的清单和一个文献筛选流程图,MOOSE 声明包含 35 个条目,一般也需要提供一个文献筛选的流程图。这些报告标准能够帮助研究人员提高和改善系统评价和 Meta 分析的合理性和质量。

二、Meta 分析案例:PD-L1 表达与 NSCLC 患者免疫治疗疗效的关系

(一) 研究背景

以 PD-1/PD-L1 为主的免疫检查点抑制剂在非小细胞肺癌中显示出卓越的疗效,但是,只有一小部分 NSCLC 患者可以受益于免疫治疗。因此,选择合适的生物标志物来预测免疫治疗的疗效仍然是亟待解决的问题。肿瘤 PD-L1 表达水平与检查点抑制剂疗效之间的关

系一直是研究的热点,我们试图探讨 PD-L1 表达水平与免疫抑制剂疗效之间的关系并确定其他预测疗效的临床病理特征因素以选择适用于免疫治疗的最佳患者。

(二)研究设计

利用电子数据库检索临床试验资料,评价 PD-1/PD-L1 抑制剂在非小细胞肺癌(NSCLC)中的疗效,以及与 PD-L1 表达水平的相关性。

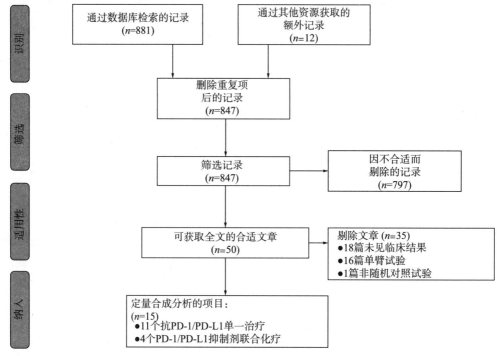

图 3-17 文献筛选流程

(三)研究结果

本研究最终纳入了 15 项大型随机对照试验,共包括 10 074 名患者。结果表明,单药免疫检查点抑制剂治疗的疗效优于化疗(HR=0.77,95%CI=0.69~0.85,$P<0.000\,01$)。亚组分析结果显示,PD-L1 表达阳性(≥1%、≥5%、≥10%和≥50%)的非小细胞肺癌患者生存期更长,且 PD-L1 表达水平越高,接受免疫治疗的患者生存获益越大。同时,PD-L1≥50%的患者客观反应率(ORR)明显改善(RR=1.87,95%CI=1.27~2.75,$P=0.001$),而在 PD-L1 表达小于 1%和 PD-L1 表达为 1%~49%的患者中则没有观察到这一现象。对于接受一线免疫单药治疗的患者,仅在 PD-L1≥50%时有 OS 优势(HR=0.72,95%CI=0.59~0.86,$P=0.000\,5$),而接受二线及以上免疫治疗时在 PD-L1≥1%的人群中即可观察到 OS 获益($P<0.000\,01$)。在 PD-L1≥1%的二线治疗人群中,无论是鳞癌($P=0.002$)还是非鳞癌($P=0.008$),患者都可以从免疫治疗中获益。PD-1 抑制剂的疗效与 PD-L1 抑制剂相似,两者间无显著性差异($P=0.63$,$I^2=0\%$)。此外,非小细胞肺癌患者的一线治疗方案中,免疫治疗联合化疗比单纯化疗有更好的总生存期(HR=0.64,95%CI=0.48~0.84,$P=0.001$)。亚组分析表明,无论是在 PD-L1<1%还是 PD-L1≥1%的人群中,患者均可以

获益于联合治疗。

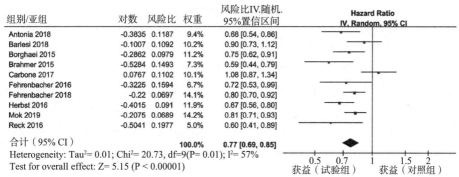

组别/亚组	对数	风险比	权重	风险比IV.随机.95%置信区间
Antonia 2018	-0.3835	0.1187	9.4%	0.68 [0.54, 0.86]
Barlesi 2018	-0.1007	0.1092	10.2%	0.90 [0.73, 1.12]
Borghaei 2015	-0.2862	0.0979	11.2%	0.75 [0.62, 0.91]
Brahmer 2015	-0.5284	0.1493	7.3%	0.59 [0.44, 0.79]
Carbone 2017	0.0767	0.1102	10.1%	1.08 [0.87, 1.34]
Fehrenbacher 2016	-0.3225	0.1594	6.7%	0.72 [0.53, 0.99]
Fehrenbacher 2018	-0.22	0.0697	14.1%	0.80 [0.70, 0.92]
Herbst 2016	-0.4015	0.091	11.9%	0.67 [0.56, 0.80]
Mok 2019	-0.2075	0.0689	14.2%	0.81 [0.71, 0.93]
Reck 2016	-0.5041	0.1977	5.0%	0.60 [0.41, 0.89]
合计（95% CI）			100.0%	0.77 [0.69, 0.85]

Heterogeneity: Tau²= 0.01; Chi²= 20.73, df=9(P= 0.01); I²= 57%
Test for overall effect: Z= 5.15 (P < 0.00001)

右图：拟接受PD-1/PD-L1抑制剂治疗的人群中总生存期风险比的森林图。
注：HR—风险比；OS—总生存期；PD-1—程序性细胞死亡因子-1；PD-L1—程序性细胞死亡因子配件-1。

图 3-18 森林图

（四）研究结论

PD-L1 表达是抗 PD-1/PD-L1 单药治疗非小细胞肺癌疗效的一个强有力的预测因子。而对于非小细胞肺癌的一线治疗，无论 PD-L1 表达水平如何，免疫治疗联合化疗均可显著提高生存率。

参考文献

[1] 颜虹,徐勇勇.医学统计学[M].第3版.北京:人民卫生出版社,2015.

[2] 孙颖浩,贺佳.临床研究设计与实践[M].北京:人民卫生出版社,2018.

[3] SHERMAN R E,ANDERSON S A,DAL PAN G J,et al. Real-world evidence-what is it and what can it tell us? [J]. N Engl J Med,2016,375(23):2293-2297.

[4] Academy of Medical Sciences and Association of the British Pharmaceutical Industry. Real world evidence[EB/OL]. http://www. acmedsci. ac. uk/policy/policy-projects/real-world-data/.

[5] LI J,QIN S,XU J,et al. Apatinib for chemotherapy-refractory advanced metastatic gastric cancer:results from a randomized, placebo controlled, parallel-arm, phase Ⅱ trial[J]. J Clin Oncol,2013,31:3219-3225.

[6] LI J,QIN S,XU J,et al. Randomized,double-blind,placebo-controlled phaseⅢ trial of Apatinib in patients with chemotherapy-refractory advanced or metastatic adenocarcinoma of the stomach or gastroesophageal junction[J]. J Clin Oncol,2016,34(13):1448-1454.

[7] 邓伟,贺佳.临床试验设计与统计分析[M].北京:人民卫生出版社,2012.

[8] CONSORT 2010. Statement[EB/OL]. http://www. consort-statement. org.

[9] SCHULZ K F,ALTMAN D G,MOHER D,CONSORT GROUP. CONSORT 2010 Statement:updated guidelines for reporting parallel group randomised trials(Chinese version)[J]. Zhong Xi Yi Jie He Xue Bao,2010,8(7):604-612.

[10] CCTS 工作组.临床试验统计分析计划及统计分析报告的考虑[J].中国卫生统计,2015,32(3):550-552.

[11] Julio Garcia-AGUILAR J G,Oliver S CHOW O S,David D SMITH D D,et al. Effect of adding mFOLFOX6 after neoadjuvant chemoradiation in locally advanced rectal cancer:a multicentre,phase 2 trial[J]. Lancet Oncol,2015;16:957-966.

[12] 刘民.医学科研方法学[M].第2版.北京:人民卫生出版社,2014.

[13] 陈峰,于浩.临床试验精选案例统计学解读[M].北京:人民卫生出版社,2015.

[14] PANDIS N,TU Y K,FLEMING P S,et al. Randomized and nonrandomized studies: complementary or competing[J]. Am J Orthod Dentofacial Orthop,2014,146(5):633-640.

[15] DES JARLAIS D C,LYLES C,CREPAZ N,et al. Improving the reporting quality of nonrandomized evaluations of behavioral and public health interventions:the TREND statement[J]. Am J Public Health,2004,94(3):361-366.

[16] 吴蕾,周明娟,林琳,等.浅谈非随机对照试验在中医临床研究中的应用[J].中国中医药信息杂志,2007,14(5):8-9.

[17] 邓伟,贺佳.临床试验与统计分析[M].北京:人民卫生出版社,2012.

[18] 李卫.医疗器械临床试验统计方法[M].第 2 版.北京:科学出版社,2016.

[19] ZHOU T T,FANG S Y,LI C L,et al. Comparative study of indirect immunofluorescence, enzymelinked immunosorbent assay,and the Tzanck smear test for the diagnosis of pemphigus[J]. Journal of Oral Pathology & Medicine,2016,45(10):786-790.

[20] LOUHIMO J,FINNE P,ALFTHAN H,et al. Combination of HCGbeta,CA19-9 and CEA with Logistic regression improves accuracy in gastrointestinal malignancies[J]. Anticancer Res,2002,22(3):1759-1764.

[21] 周宇豪,许金芳,贺佳.诊断试验一致性评价中几种方法的比较及应用[J].中国卫生统计,2011,28(1):40-42.

[22] STARD 规范[EB/OL]. http://www. stard-statement. org/.

[23] WALTER J E,HEUVELMANS M A,DE JONG P A,et al. Occurrence and lung cancer probability of new solid nodules at incidence screening with low-dose CT: analysis of data from the randomised,controlled NELSON trial[J]. Lancet Oncol, 2016;17(7):907-916.

[24] ZHOU C,WU Y L,CHEN G,et al. Erlotinib versus chemotherapy as first-line treatment for patients with advanced EGFR mutation-positive non-small-cell lung cancer(OPTIMAL,CTONG-0802): a multicentre,open-label,randomised,phase 3 study[J]. Lancet Oncol,2011,12(8):735-742.

[25] 杨志敏,李宁,高晨燕,等.富集设计的理论与方法及其在新药临床开发中的应用[J].中国新药杂志,2014,(8):915-920.

[26] 药物临床试验的生物统计学指导原则[EB/OL]. http://www. sda. gov. cn/WS01/CL0087/154780. html.

[27] HYMAN D M. Vemurafenib in multiple nonmelanoma cancers with BRAF V600 mutations[J]. N Eng J Med,2015,373(8):726-736.

[28] GARRAWAY L A. Precision oncology:an overview[J]. J Clin Oncol,2013,15(13):1803-1805.

[29] MANDREKAR S J. Improving clinical trial efficiency:thinking outside the box[J]. Am Soc Clin Oncol Educ Book,2015,e141-e147.

[30] RENFRO L A. Precision oncology:a new era of cancer clinical trials[J]. Cancer Lett, 2017,387:121-126.

[31] LIN Y,SHIH W J. Adaptive two-stage designs for single-arm phase II A cancer clinical trials[J]. Biometrics,2004,60(2):482-490.

[32] CATENACCI D V T. Next-generation clinical trials:novel strategies to address the challenge of tumor molecular heterogeneity[J]. Mol Oncol,2015,9(5):967-996.

[33] SIMON R. Implementing personalized cancer genomics in clinical trials[J]. Nat Rev Drug Discov,2013,12(5):358-369.

[34] REDIG A J. Basket trials and the evolution of clinical trial design in an era of genomic medicine[J]. J Clin Oncol,2015,33(9):975-977.

［35］ CUNANAN K M. Basket trials in oncology：a trade-off between complexity and efficiency［J］. J Clin Oncol,2017,35(3):271-273.

［36］ MENIS J. New clinical research strategies in thoracic oncology：clinical trial design, adaptive,basket and umbrella trials,new end-points and new evaluations of response ［J］. Eur Respir Rev,2014,23(133):367-378.

［37］ RENFRO L A. Statistical controversies in clinical research：basket trials,umbrella trials,and other master protocols：a review and examples［J］. Ann Oncol,2016:413.

［38］ LOPEZ-CHAVEZ A. Molecular profiling and targeted therapy for advanced thoracic malignancies：a biomarker-derived,multiarm,multihistology phase Ⅱ basket trial［J］. J Clin Oncol,2015,33(9):1000-1007.

［39］ EISENHAUER E A. New response evaluation criteria in solid tumours：revised RECIST guideline(version 1. 1)［J］. Eur J Cancer,2009,45(2):228-247.

［40］ NIRAJ J P. Waterfall charts in oncology trials-ride the wave［J］. PharmaSUG,2012, Paper DG13.

［41］ EDWARD S,ROY S,IGNACIO I,et al. The battle trial：personalizing therapy for lung cancer［J］. Cancer Discov,2011,1(1):44-53.

［42］ STEUER C E,PAPADIMITRAKOPOULOU V,HERBST R S,et al. Innovative clinical trials：the LUNG-MAP study［J］. Clin Pharmacol Ther,2015,97(5):488.

［43］ RECK M,RODRÍGUEZ-ABREU D,ROBINSON A G,et al. Five-year outcomes with pembrolizumab versus chemotherapy for metastatic non-small-cell lung cancer with PD-L1 tumor proportion score≥50［J］. J Clin Oncol,2021 Apr 19:JCO2100174.

［44］ MARABELLE A,LE D T,ASCIERTO P A,et al. Efficacy of pembrolizumab in patients with noncolorectal high microsatellite instability/mismatch repair-deficient cancer：results from the phase Ⅱ KEYNOTE-158 study［J］. J Clin Oncol,2020;38(1): 1-10.

［45］ MIDDLETON G,FLETCHER P,POPAT S,et al. The National Lung Matrix Trial of personalized therapy in lung cancer［J］. Nature,2020,583(7818):807-812.

［46］ HE J,MA X,ZHAO Y,et al. A population-based survey of the epidemiology of symptom-defined gastroesophageal reflux disease：the Systematic Investigation of Gastrointestinal Diseases in China［J］. BMC Gastroenterol,2010,10:94.

［47］ YAN X,WANG R,ZHAO Y,et al. Systematic investigation of gastrointestinal diseases in China(SILC)：validation of survey methodology［J］. BMC Gastroenterol,2009,9:86.

［48］ 贺佳,尹平. 医学统计学［M］. 北京:高等教育出版社,2012.

［49］ 杨勇,高兆亚,陈永康,等. 新型冠状病毒肺炎疫情对我国结直肠癌患者综合治疗的影响:一项横断面研究［J］. 中华胃肠外科杂志,2020,23(08):795-800.

［50］ S Z SHARIFF,M S CUERDEN,A K JAIN,et al. The secret of immortal time bias in epidemiologic studies［J］. J Am Soc Nephrol,2008,19(5):841-843.

［51］ 贺佳. 医学科研设计与统计分析［M］. 上海:第二军医大学出版社,2010.

［52］杨土保.医学科学研究与设计［M］.第2版.北京:人民卫生出版社,2013.

［53］SCHLUTER J,PELED J U,TAYLOR B P,et al. The gut microbiota is associated with immune cell dynamics in humans［J］. Nature,2020,588(7837):303-307.

［54］JACOBS M,RODGER A,BELL D J,et al. Late Ebola virus relapse causing meningoencephalitis:a case report［J］. Lancet,2016,388(10043):498-503.

［55］FRANÇA G V,SCHULER-FACCINI L,OLIVEIRA W K,et al. Congenital Zika virus syndrome in Brazil:a case series of the first 1501 livebirths with complete investigation［J］. Lancet,2016,388(10047):891-897.

［56］CARE病例报告指南［EB/OL］. http://www. care-statement. org/.

［57］黄文华.国际临床病例报告撰写要求的最新进展——2016年CARE清单及国际著名医学期刊病例报告投稿要求［J］.肿瘤,2016,36(12):1402-1406.

第四章 抗肿瘤药物生物等效性研究

第一节 生物等效性研究概述

生物等效性研究广泛应用于仿制药物和一些改良型药物的评价,也用于药物开发早期不同制剂间的对比研究。生物等效性试验能够证明仿制药物(受试制剂)的吸收程度和速度与参比制剂(原研药)的差异是否在可接受范围内,其能够桥接临床前研究和临床研究并确认受试制剂和参比制剂具有相同的安全性与有效性。

对于仿制药物,生物等效性试验结果往往是政府药品监督管理部门决定其是否能上市的确证性证据,也是已上市药物变更规格或新增剂型和给药途径的重要佐证。仿制药的成功上市实现了其对原研药在临床上的可替代性,可以显著减轻相关患者及其家属的经济负担,节省国家医疗保险开支,不仅保障了人民群众用药安全和用药可及,同时对促进我国医药产业高质量发展也具有重要的意义。

近年来,我国癌症总体发病率和死亡率呈现逐年上升趋势。在与癌症的斗争中,药物治疗是一个很重要的措施,有效的抗癌药物可以使患者获得更长的生存时间。长期以来,欧美大量的跨国制药企业依托其在抗癌药领域强大的基础研究和临床转化能力,更早地发现一些新的抗肿瘤机制和靶点,在某些肿瘤或某一类抗癌药品上取得了巨大的优势。我国制药工业起步较晚,虽然现在越来越多的药企开始立足创新,也出现了不少聚焦于新药研发的初创企业,研发实力大幅提升,但仍需要时间的积累。可预期的是,随着国内企业的创新药研发越来越快,越来越多,越来越好,我国对优秀进口抗癌药的依赖程度也将逐渐减小。与此同时,随着抗肿瘤新药的不断涌现,为了保障我国人民群众用药的可及性,抗肿瘤仿制药的研发同样具有迫切性。我国从政策保障和科学性等多层面保障仿制药与原研药的临床可替代性。在政策保障方面,2015 年 8 月,国务院发布的《关于改革药品医疗器械审评审批制度的意见》(国发〔2015〕44 号)指出,要提高药品审批标准,将仿制药由此前的"仿已有国家标准的药品"调整为"仿与原研药品质量和疗效一致的药品",仿制药审评审批要以原研药品作为参比制剂,确保新批准的仿制药质量和疗效与原研药品一致。该文件同时指出对已经批准上市的仿制药,需按与原研药品质量和疗效一致的原则分期分批进行一致性评价。2016年 3 月,国务院办公厅发布的《关于开展仿制药质量和疗效一致性评价的意见》(国办发〔2016〕8 号)指出,化学药品新注册分类实施前批准上市的仿制药,凡未按照与原研药品质量和疗效一致原则审批的,均须开展质量和疗效一致性评价。2018 年 4 月,国务院办公厅发布的《关于改革完善仿制药供应保障及使用政策的意见》(国办发〔2018〕20 号)再次指出,加快推进仿制药质量和疗效一致性评价工作,仿制药按与原研药质量和疗效一致的原则受理和审评审批,促进仿制药的替代使用。在科学性方面,首先针对参比制剂工作,我国成立了专项工作组,通过严格的工作程序,经过专家会讨论,严格执行参比制剂的遴选、确认和公开发布工作,以此达到仿制药"仿制标杆"的唯一性、高标准,从而保障以此标杆进行仿制研究的仿制药获批上市后可以与参比制剂(原研药)的质量和疗效保持一致。其次是技术审评标准方面,我国目前无论是用于新批仿制药上市的审评评价标准,还是用于仿制药一致性评价的审评评价标准,与美国和欧盟等先进监管机构的国际标准基本一致,药品审评中心技术审评人员均坚持以"最严格的标准"开展技术审评工作。综上可见,无论是新批仿制药还是通过仿制药质量和疗效一致性评价的仿制药,均是在国家强有力的全面政策保障下和"最严格的科学标准"下通过审评审批的,在质量和疗效上均与原研药一致,最终实现临床上原研药的可替代性。

由于不同肿瘤具有不同的发病机制,因此抗肿瘤药物生物等效性也面临着抗肿瘤多种机制和作用的不同靶点、用法用量的特殊性、适应证人群的细致划分等问题。由此衍生出的最常见的问题是,在抗肿瘤药物的生物等效性研究中,有部分环节的考量点与其他领域药物不同。为此,本章将阐述生物等效性研究,同时阐述抗肿瘤仿制药的生物等效性研究的考虑要点,以供在开展抗肿瘤仿制药临床研究时进行参考。

一、生物等效性的基本概念

生物等效性是指在相似的试验条件下单次或多次给予相同剂量的试验药物后,受试制剂中药物的吸收速度和吸收程度与参比制剂的差异在可接受范围内。该研究可用于判断仿制药是否与原研药具有相同的安全性和有效性。

生物等效性按照研究方法评价效力,其优先顺序为药代动力学研究、药效动力学研究、临床研究和体外研究。

(1)药代动力学(药动学)研究:对大多数药物而言,生物等效性研究着重考察药物自制剂释放进入体循环的过程,通常将受试制剂在机体内的暴露情况与参比制剂进行比较。在上述定义的基础上,以药动学参数为终点评价指标的生物等效性研究又可表述为:通过测定可获得的生物基质(如血液、血浆、血清)中的药物浓度,取得药代动力学参数作为终点指标,借此反映药物释放并被吸收进入循环系统的速度和程度。通常采用药代动力学终点指标 C_{max} 和 AUC 进行评价。如果血液、血浆、血清等生物基质中的目标物质难以测定,也可通过测定尿液中的药物浓度进行生物等效性研究。

(2)药效动力学研究:在药动学研究方法不适用的情况下,可采用经过验证的药效动力学研究方法进行生物等效性研究。

(3)临床研究:当上述方法均不适用时,可采用以患者临床疗效为终点评价指标的临床研究方法验证等效性。

(4)体外研究:体外研究仅适用于特殊情况,如在肠道内结合胆汁酸的药物等。对于进入循环系统起效的药物,不推荐采用体外研究的方法评价等效性。

二、生物等效性研究的评价规则及标准

生物等效性研究通常推荐使用平均生物等效性(average bioequivalence,ABE)方法。平均生物等效性方法只比较药代动力学参数的平均水平,未考虑个体内变异及个体与制剂的

交互作用引起的变异。在某些情况下，可能需要考虑其他分析方法。例如，气雾剂的体外 BE 研究可采用群体生物等效性（population bioequivalence，PBE）方法，以评价制剂间药代动力学参数的平均水平及个体内变异是否等效。

平均生物等效要求受试制剂和参比制剂的差异在一定的可接受范围内，通过假设检验来进行统计推断，即双单侧检验方法（two one-sided tests procedure），也称为 90% 置信区间法（90% confidence interval approach）。检验效能为检验无差异的假设，方法如下所示。

$$原假设 \ H_0 : \mu_T - \mu_R \leqslant -\theta \ 或 \ \mu_T - \mu_R \geqslant \theta$$
$$备择假设 : H_1 : -\theta < \mu_T - \mu_R < \theta$$

其中，μ_T 为受试制剂对数变换后药代参数总体均数，μ_R 为参比制剂对数变换后药代参数总体均数，θ 为生物等效性界值。在设定的检验水准下，若拒绝原假设 H_0，则表明生物等效。通常设定 $\theta = \ln(1.25)$，$-\theta = \ln(0.8)$，即生物等效性要求受试制剂和参比制剂的 GMR 落在 80.00%～125.00% 范围内。生物等效性标准应同时适用于各主要药代动力学参数，包括 C_{max}、AUC_{0-t} 和 $AUC_{0-\infty}$。通常情况下，如果研究药物包含多个组分，则每个组分均应符合生物等效性标准。

《中国药典》2020 年版第四部通则《9011 药物制剂人体生物利用度和生物等效性试验指导原则》中对等效性的评价标准为：在单剂量给药测定生物等效性的试验中，需要分析的参数是 AUC_{0-t}［有时为 AUC_{0-72}］和 C_{max}。对于这些参数，参比和受试药品几何均值比的 90% 置信区间应该落在接受范围 80.00%～125.00% 之内。为了落在接受范围内，下限舍入后保留两位小数应 $\geqslant 80.00\%$，上限舍入后保留两位小数应 $\leqslant 125.00\%$。为测定普通制剂在稳态下的生物等效性试验，应该采用上述相同的接受范围分析和 AUC_{0-t} 和 C_{max},ss。当使用尿药数据时，应采用上述 AUC_{0-t} 相同的接受范围分析 Ae0-t，采用上述 C_{max} 相同的接受范围分析 R_{max}。

2015 年 11 月 27 日由 NMPA 发布的《以药动学参数为终点评价指标的化学药物仿制药人体生物等效性研究技术指导原则》对生物等效性研究的接受标准也进行了规定，C_{max}、AUC_{0-t} 和 $AUC_{0-\infty}$（稳态研究中为 $AUC_{0-\tau}$ 和 $C_{max,ss}$）几何均值比值的 90% 置信区间数值应不低于 80.00%，且不超过 125.00%。对于窄治疗窗药物，应根据药物的特性适当缩小 90% 置信区间范围。该标准与现行《中国药典》2020 年版规定一致，与 FDA，EMA 等标准一致。为了进一步规范生物等效性研究，NMPA 于 2018 年 10 月 17 日和 2018 年 10 月 19 日分别发布了《生物等效性研究的统计学指导原则》和《高变异药物生物等效性研究技术指导原则》。

三、生物等效性研究的基本管理要求

新修订的《中华人民共和国药品管理法》于 2019 年 8 月 26 日经十三届全国人大常委会第十二次会议表决通过，2019 年 12 月 1 日起实施。其中第二章第十九条明确规定"开展生物等效性试验的，报国务院药品监督管理部门备案"，这开启了我国药品监督管理部门对生物等效性试验采用备案管理的新时期。

《药品注册管理办法》是为规范药品注册行为，保证药品的安全、有效和质量可控，根据《中华人民共和国药品管理法》、《中华人民共和国中医药法》、《中华人民共和国疫苗管理法》、《中华人民共和国行政许可法》、《中华人民共和国药品管理法实施条例》等法律、行政法

规所制定。于 2020 年 1 月 15 日经国家市场监督管理总局 2020 年第 1 次局务会议审议通过并公布,自 2020 年 7 月 1 日起施行。《药品注册管理办法》中对仿制药的注册类别和生物等效性试验的管理均有进行规定。第四条中规定"药品注册按照中药、化学药和生物制品等进行分类注册管理……化学药注册按照化学药创新药、化学药改良型新药、仿制药等进行分类"。第十条中规定"药物临床试验应当经批准,其中生物等效性试验应当备案;药物临床试验应当在符合相关规定的药物临床试验机构开展,并遵守药物临床试验质量管理规范"。第二十四条中规定"申请人拟开展生物等效性试验的,应当按照要求在药品审评中心网站完成生物等效性试验备案后,按照备案的方案开展相关研究工作"。

《药物临床试验质量管理规范》(GCP)是为保证药物临床试验过程规范,数据和结果的科学、真实、可靠,保护受试者的权益和安全,根据《中华人民共和国药品管理法》《中华人民共和国疫苗管理法》《中华人民共和国药品管理法实施条例》所制定的。GCP 适用于为申请药品注册而进行的药物临床试验以及药物临床试验的相关活动。开展生物等效性研究的临床部分的全程均需符合 GCP 要求。

第二节　生物等效性研究的试验设计

生物等效性(bioequivalence,BE)研究是比较受试制剂(tested preparation,T)与参比制剂(reference preparation,R)的吸收速度和吸收程度差异是否在可接受范围内的研究,可用于化学药物仿制药的上市申请,也可用于已上市药物的变更(如新增规格、新增剂型、新的给药途径)申请。药学等效性是开展生物等效性临床试验的基础,受试制剂(T)与参比制剂(R)在制剂方面的差异是影响生物等效性试验结果的重要因素。在药学达到等效的前提下,合理的生物等效性试验设计不仅是规范性和科学性的保障,还可能进一步影响试验的效率和整体成本。因此,生物等效性研究的试验设计不仅要符合药品监督管理部门的相关法规和指导原则要求,还需要根据药物特性进行调整。生物等效性试验设计的一般原则如下。

一、研究总体设计

根据药物特点,生物等效性研究可采用交叉设计或平行组设计。

(一)交叉设计

生物等效性研究一般建议采用交叉设计的方法。交叉设计的优势:可以有效减少个体间变异给试验评价带来的偏倚;在样本量相等的情况下,使用交叉设计比平行组设计具有更高的检验效能。对于一般药物,两制剂、两周期、两序列交叉设计是一种常见的交叉设计方法(表 4-1)。

表 4-1　两制剂、两周期、两序列交叉设计

序列	周期	
	1	2
1	T	R
2	R	T

对于部分高变异药物(个体内变异≥30%),可采用重复交叉设计。重复交叉设计包括部分重复(如两制剂、三周期、三序列)或者完全重复(如两制剂、四周期、两序列),见表 4-2和表 4-3。具体是指将同一制剂重复给予同一受试者,部分重复是单制剂重复,即三周期,而完全重复是两制剂均重复,即四周期。重复试验设计的优势在于受试者的数量可较少。

表 4-2　两制剂、三周期、三序列重复交叉设计

序列	周期		
	1	2	3
1	T	R	R
2	R	T	R
3	R	R	T

表 4-3　两制剂、四周期、两序列重复交叉设计

序列	周期			
	1	2	3	4
1	T	R	T	R
2	R	T	R	T

(二) 平行组设计

在某些特定情况下(如半衰期较长的药物),也可以使用平行组设计。平行组设计因个体间变异给试验带来的影响较交叉设计大,故应有更严格的受试者入选条件,如年龄、性别、体重、疾病史等,且需使用合理的随机化方案确保组间的基线水平均衡,以便得到更好的组间可比性。

二、受试者选择

(一) 受试者例数

试验前需充分估计所需的样本量,以保证试验具有足够的检验效能,并在试验方案中详细说明样本量估计方法和结果。使用 ABE 方法进行生物等效性分析时,应基于明确的公式合理估计样本量。不同的设计对应的样本量估计公式不同。交叉设计的样本量需考虑如下因素。

(1)检验水准 α:通常为双侧 0.1(双单侧 0.05)。

(2)检验效能 1-β:通常至少为 80%。

(3)个体内变异系数(within-subject coefficient of variation,CVw%):可基于文献报道或预试验结果进行估计。

(4)几何均值比(geometric mean ratio,GMR)。

(5)等效性界值。

平行组设计的样本量估计可参考一般连续型变量的样本量计算公式。如果使用的分析方法没有明确的样本量计算公式,也可以采用计算机模拟的方法估计样本量。为了避免研究过程中因受试者的脱落而导致样本量不足,在进行样本量估计时应考虑适当增加样本量。

一般情况下,试验开始后不应再追加受试者。已分配随机号的受试者通常不可以被替代。《中国药典》2020 年版第四部通则《9011 药物制剂人体生物利用度和生物等效性试验指导原则》提出"在一项生物等效性试验中,可评价的受试者数目不应少于 18 名"。

(二)受试者的要求

受试者的选择一般应符合以下要求:

(1)年龄在 18 周岁以上(含 18 周岁)。

(2)应涵盖一般人群的特征,包括年龄、性别等。

(3)如果研究药物拟用于两种性别的人群,一般情况下,研究入选的受试者应有适当的性别比例。

(4)如果研究药物主要拟用于老年人群,应尽可能多地入选 60 岁以上的受试者。

(5)入选受试者的例数应使生物等效性评价具有足够的统计学效力。

筛选受试者时的排除标准应主要基于安全性方面的考虑。当入选健康受试者参与试验可能面临安全性方面的风险时,则建议入选试验药物拟适用的患者人群,并且在试验期间应保证患者病情稳定。

此外,应该完善临床实验室检查、病史询问和体格检查,筛查受试者药物的治疗类别和安全模式,在试验开始之前、过程中或者完成后可能需要对患者进行特殊的医学检查和预防。受试者可以是任何性别,但应该考虑妇女可能怀孕的风险。受试者最好为非吸烟者,无酗酒和药物滥用史。出于安全性和药动学理由,可以考虑受试者的酶表型或基因型。在平行试验设计中,用药组之间所有已知可能影响活性物质药动学的因素都应该具有可比性(如年龄、体重、性别、种族、吸烟、快/慢代谢类型)。这是此类试验给出有效结果的基本前提。

抗肿瘤药物生物等效性研究中受试者的选择大原则与上述要求相同,但如果考察的活性物质具有已知的毒副作用,且认为药理学效应或风险对健康志愿者不可接受,则须用患者取代,并在适当的预防和监护下进行。因此,大部分抗肿瘤药物的生物等效性研究的受试者为患者。与在健康受试者中进行的典型生物等效性研究不同的是,招募患者具有一定的局限性,如需要特定瘤种的患者,以及基于相关瘤种制定更为严格的入选/排除标准。

三、参比制剂的选择

仿制药生物等效性试验应尽可能选择原研产品作为参比制剂,以保证仿制药质量与原研产品一致。为规范仿制药质量和疗效一致性评价工作,国家药品监督管理局于 2016 年组织制定并发布了《普通口服固体制剂参比制剂选择和确定指导原则》。参比制剂选择的基本原则:

(1)参比制剂首选国内上市的原研药品。作为参比制剂的进口原研药品应与其原产国上市药品一致。若原研企业能证明其地产化药品与原研药品一致,地产化药品也可作为参比制剂使用。

(2)若原研药品未在国内上市或有证据证明原研药品不符合参比制剂的条件,也可以选用在国内上市的国际公认的同种药物作为参比制剂,其产品应与被列为参比制剂国家的上市药品一致。

(3)若原研药品和国际公认的同种药物均未在国内上市,可选择在欧盟、美国、日本上市并被列为参比制剂的药品。

若仿制的相关品种的参比制剂已公布在国家药品监督管理局药品审评中心发布的《化学仿制药参比制剂目录》中,药品生产企业原则上应优先考虑选择公布的参比制剂开展相关研究。

四、受试制剂的要求

用于开展生物等效性研究的受试制剂,其产品质量须与商业化生产产品一致。一般情况下,用于正式稳定性研究的批次可作为注册批,注册批的生产与拟商业化生产的生产场地(具体至生产线)和设备原理应保持一致。不同制剂类型的具体要求不同。

(一)口服制剂

(1)普通片剂/胶囊剂(如速释片剂、胶囊剂等):注册批三批均应至少达到拟定商业化生产规模的10%或100000制剂单位,两者中选更多的。

(2)散剂/溶液剂/混悬剂/颗粒剂/糖浆剂:注册批三批均应至少达到拟定商业化生产规模的10%。

(3)缓控释片剂/胶囊:注册批三批均应至少达到100000制剂单位,建议注册批生产规模与拟定商业化生产规模一致。

(二)注射剂/局部用无菌制剂

注册批三批中的两个批次应至少达到:

(1)拟定商业化生产规模的10%。

(2)或者,如果每瓶/支的灌装量大于2.0 mL,则为50升/批,如果灌装量不超过2.0 mL,则为30升/批。

上述(1)或(2)应选择批量更大的(包装后)。申请人申报多种灌装规格(如1 mL、2 mL和3 mL)时,建议批量应至少达到50 L。第三个批次可以低于拟定商业化生产规模的10%,但应至少达到注册批最大批量的25%(包装后)。

(三)特殊注射剂/吸入气雾剂/吸入粉雾剂

建议注册批生产规模与拟定商业化生产规模一致。

(四)透皮贴剂

注册批三批均应至少达到拟定商业化生产规模的10%(包装后),或者25000个制剂单位(每种规格),两者中选更多的。对于骨架型产品,以透皮贴片大小(表面积)来确定不同规格时,建议申报时提交采用三批骨架层生产的贴片研究数据。

(五)乳膏剂/软膏剂/凝胶剂/栓剂

对于非无菌制剂,注册批三批均应至少达到100 kg或者拟定商业化生产规模的10%,两者中选更多的(包装后)。

对于受试药品还应该建立其关键性质量属性的特点和说明,如溶出度。一般情况下,为支持申请,应从额外的预备性试验或整个生产批次的产品中取样,与生物等效性试验的受试批次的样品比较,并且在采用合适的溶出度检验条件时,应显示相似的体外溶出曲线。

五、给药剂量

进行生物等效性研究时,给药剂量一般应与临床单次用药剂量一致,不得超过临床推荐的单次最大剂量或已经证明的安全剂量。受试制剂和参比制剂一般应服用相等剂量。选择用于生物等效性试验的参比药品应该基于含量分析和溶出度数据,这是申请者的责任。除非另外说明理由,用于受试药品的批号的测得含量不应与使用的参比药品相差±5%以上。

通常最高规格的制剂可以一个单位(单片或单粒)服用,如生物样品分析方法灵敏度不足,则可在安全性允许的条件下,在说明书单次服药剂量范围内同时服用多片/粒最高规格制剂。

对于抗肿瘤药物进行生物等效性研究的给药剂量,若受试者为健康人,则一般给药剂量为一个制剂单位;若受试者为相关适应证的患者,则服药剂量应参考该适应证治疗时所服用的单次剂量。

六、给药方法

对于口服常释制剂,通常需进行空腹和餐后生物等效性研究。但如果参比制剂说明书中明确说明该药物仅可空腹服用(饭前1小时或饭后2小时服用),则可不进行餐后生物等效性研究。

食物与药物同服可能影响药物的生物利用度,因此通常需进行餐后生物等效性研究来评价进食对受试制剂和参比制剂生物利用度影响的差异。对于仅能与食物同服的口服常释制剂,除了空腹服用可能会出现严重的安全性方面的风险情况外,均建议进行空腹和餐后两种条件下的生物等效性研究。若有资料充分说明空腹服药可能会出现严重的安全性风险,则仅需进行餐后生物等效性研究。

对于口服调释制剂,建议进行空腹和餐后生物等效性研究。对于生物等效性研究中的空腹试验,受试者在试验前夜至少空腹10小时。一般情况下,在空腹状态下用240 mL水送服受试制剂和参比制剂。口腔崩解片等特殊剂型应参考说明书规定服药。对于生物等效性研究中的餐后试验,受试者在试验前夜至少空腹10小时。受试者试验当日在给药前30分钟开始进食标准餐,并在30分钟内用餐完毕,在开始进餐后30分钟时准时服用试验药,用240 mL水送服。

七、给药频率

通常推荐采用单次给药药代动力学研究方法评价生物等效性,因为单次给药在评价药物释放的速度和程度方面比多次给药稳态药代研究的方法更敏感,更易发现制剂释药行为的差异。若出于安全性考虑,需入选正在进行药物治疗且治疗不可间断的患者,则可在多次给药达稳态后进行生物等效性研究。

八、研究中的标准化

(一)受试者管理标准化

在生物等效性研究开展时,受试者在服药前1小时至服药后1小时内禁止饮水,其他时间可自由饮水。服药后4小时内禁食。在每个试验周期中,受试者应在相同的预定时间点用标准餐。

（二）餐食标准化

餐后生物等效性研究标准餐的组成：建议采用对胃肠道生理功能和药物生物利用度影响大的餐饮进行餐后生物等效性研究，如高脂（提供食物中约50％的热量）高热（800～1000千卡）饮食。其中，蛋白质约提供150千卡热量，碳水化合物约提供250千卡热量，脂肪约提供500～600千卡热量。报告中应提供试验标准餐的热量组成说明。

对于抗肿瘤药物的生物等效性研究，若受试者为患者，则在餐后试验时有时会采用低脂（提供食物中约25％的热量）低热（400～500千卡）饮食。其中，蛋白质提供100～125千卡热量，碳水化合物提供200～250千卡热量，脂肪提供100～125千卡热量。表4-4为低脂低热餐的示例。

表4-4　低脂低热餐示例

名称	配料表	蛋白质	脂肪	碳水化合物	热量/kcal
大白菜炒瘦肉丝	花生油 2 g	0	2	0	18
	大白菜 300 g	4.2	0.3	6	43.5
	瘦猪肉 30 g	6.12	1.86	0.6	43.62
白馒头	50 g	3.1	0.6	21.6	104.2
白煮蛋	50 g	7.3	5.17	0.86	79.17
白米粥	200 mL	2.2	0.6	19.6	92.6
成分合计/g		22.92	10.53	48.66	
热量合计/kcal		91.68	94.77	194.64	381.09
热占比/%		24.06％	24.87％	51.07％	100％

九、采样时间及数量

采样时间点的设计对保证试验结果可靠性及药代动力学参数计算的合理性均有十分重要的意义。若检测灵敏度允许，通常建议采集血样样品。通常应有预试验或参考国内外的药代文献，为合理设计采样点提供依据。应用血药浓度测定法时，一般应兼顾到吸收相、平衡相（峰浓度）和消除相。在药物浓度-时间曲线各时相及预计达峰时间前后应有足够采样点，使浓度-时间曲线能全面反映药物在体内处置的全过程。服药前应先取空白血样。一般在吸收相部分取两三个点，峰浓度附近至少需要3个点，在消除相部分取3～5个点。尽量避免第一个点即为C_{max}，预试验将有助于避免这个问题。采样持续到受试药原形或其活性代谢物3～5个半衰期时，或至血药浓度为C_{max}的1/10～1/20，$AUC_{0-t}/AUC_{0-\infty}$通常应当大于80％。对于长半衰期药物，应尽可能取样持续到足够完整的吸收过程，因为末端消除项对该类制剂吸收过程的评价影响不大。在多次给药研究中，对于一些已知生物利用度受昼夜节律影响的药物，则应该连续24小时取样。

十、检测物质

（一）原形药/代谢产物

一般推荐仅测定原形药物，因为原形药物的药时曲线比代谢产物能更灵敏地反映制剂间的差异。对于从原形药物直接代谢产生的主要代谢产物，如果同时满足以下两点，则应同时予以测定：①代谢产物主要产生于进入体循环以前，如源自首过效应或肠道内代谢等；②代谢产物显著影响药物的安全性和有效性。以上原则适用于包括前体药物在内的所有药物。建议以原形药物评价生物等效性，代谢产物的相关数据用于进一步支持临床疗效的可比性。

如果原形药物浓度过低，不足以获得生物样品中足够长时间的药物浓度信息，则可用代谢产物的相关数据评价生物等效性。

（二）外消旋体/对映体

对于外消旋体，通常推荐用非手性的检测方法进行生物样品测定。若同时满足以下条件，则需分别测定各对映体：①对映体药效动力学特征不同；②对映体药代动力学特征不同；③药效主要由含量较少的异构体产生；④至少有一个异构体在吸收过程中呈现非线性特征（随着药物吸收速率的变化，对映体浓度比例发生改变）。

十一、预试验

通常所提到的生物等效性研究为正式的注册类的临床试验，在开展正式生物等效性试验之前或在制剂处方和工艺筛选研究阶段，有时会开展生物等效性试验预试验，即探索性的临床试验。我国 2016 年颁布的《以药动学参数为终点评价指标的化学药物仿制药人体生物等效性研究技术指导原则》中提出"正式试验开始之前，可在少数志愿者中进行试验，用以验证分析方法、评估变异程度、优化采样时间，以及获得其他相关信息，如初步评价制剂质量，以便进一步优化制剂处方和工艺"，但需注意的是，预试验的数据不能纳入最终统计分析。FDA 于 2003 年公布的生物等效性指导原则中也提出可以在正式的生物等效性试验之前进行少量样本的预试验，用来协助设计正式生物等效性试验，同时预试验的结果能够用来估算正式试验的样本量。

生物等效性试验预试验一般有以下目的：

（1）初步评价受试制剂与参比制剂的差异。若存在明显差异，且基本可明确是由制剂造成的，就应该暂停生物等效性试验进程，再回到药学研究进一步优化制剂。

（2）验证生物样本分析方法。生物样本分析方法的可靠性、准确性和稳定性十分重要，在正式试验开始之前确定生物样本分析方法是必要的。通过预试验采集的生物样本验证的方法更具可靠性，同时须明确生物样本采集、处置、转运以及储存的条件。

（3）正式试验样本量估算。通过预试验可初步评估该药物药动学参数的个体内变异，然后根据评价标准、个体内变异、参考文献、试验过程控制因素等，按统计方法计算正式试验的样本量。

（4）生物样本采集时间点的设计。因为研究目的或受试人群不同，所以文献报道的采样时间点不一定能完全借鉴，预试验可以用来探索更为合理的采样时间点。

（5）其他。预试验还对清洗期的确定、重复设计的选用、受试者的选择、试验过程的标准化管理等方面提供有益的信息。

预试验样本量一般较少，由于抽样误差的原因，对预试验的结果要辩证看待。生物等效性试验预试验不是必需的，对体内体外相关性好，或有很好的前期研究的情况没必要进行预试验。

第三节　常见剂型的生物等效性研究

一、口服溶液剂

对于口服溶液、糖浆等溶液剂型，如果不含可能显著影响药物吸收或生物利用度的辅料，则可以豁免人体生物等效性试验。

二、常释制剂

对于常释片剂和胶囊，建议采用申报的最高规格进行单次给药的空腹及餐后生物等效性研究。若最高规格有安全性方面风险，在同时满足如下条件的情况下，可采用非最高规格的制剂进行生物等效性研究：(1)在治疗剂量范围内具有线性药代动力学特征；(2)受试制剂和参比制剂的最高规格与其较低规格的制剂处方比例相似；(3)受试制剂和参比制剂最高规格的溶出试验比较结果显示两制剂溶出曲线具有相似性。

若同时满足以下条件，则其他规格制剂的生物等效性试验可豁免：(1)试验规格制剂符合生物等效性要求；(2)各规格制剂在不同 pH 介质中体外溶出曲线相似；(3)各规格制剂的处方比例相似。

制剂处方比例相似是指以下情况：①不同规格之间所有活性和非活性组分组成比例相似。②对于高活性的药物(原料药在制剂中所占重量比例低)，不同规格的制剂重量一致(差异不超过 10%)；②各规格使用相同的非活性组分；③规格的变更系通过改变活性组分的用量以及一个或多个非活性组分的用量来实现。

三、口服混悬剂

口服混悬剂通常需进行生物等效性研究。其生物等效性研究的技术要求与口服固体制剂相同。

四、调释制剂

调释制剂包括延迟释放制剂和缓释制剂。延迟释放制剂系指药物在口服后比常释制剂延迟一段时间释放的制剂，如肠溶片，其设计为口服后经过胃中酸性环境之后再释放药物。缓释制剂与常释制剂相比，给药频率低，血药浓度波动小。缓释制剂包括缓释片剂、缓释胶囊、缓释颗粒剂或混悬剂等。

建议调释制剂采用申报的最高规格进行单次给药的空腹及餐后生物等效性研究。一般不推荐进行多次给药研究。

若以下条件全部满足，则可以认为调释制剂的其他规格与相应规格的参比制剂具有生物等效性：①其他规格制剂的活性和非活性组分组成比例与试验规格的受试制剂相似；②其他规格制剂的释药原理与试验规格的受试制剂相同；③各规格制剂体外溶出试验结果相似。建议至少在 3 种不同 pH 溶媒(如 pH1.2、4.5 和 6.8)中通过 f2 值判断其他规格的溶出曲线与生物等效性研究中受试制剂溶出曲线的相似性。

五、咀嚼片

咀嚼片生物等效性研究的给药方法应参照说明书。如说明书中要求吞咽之前先咀嚼，则进行生物等效性研究时，受试者需咀嚼后吞咽给药。如说明书中说明该药可以咀嚼也可以整片吞服，则生物等效性研究时，要求以 240 mL 水整片送服。

第四节　特殊药物或制剂的生物等效性试验设计

一、高变异药物

（一）高变异药物的定义

由国家药品监督管理局（NMPA）于 2018 年 10 月 19 日发布的《高变异药物生物等效性研究技术指导原则》中对高变异药物的定义为某些药物由于生物利用度过低、酸不稳定、吸收前的广泛代谢等原因，导致一个或多个药动学参数的个体内变异系数（within-subject coefficient of variation，$CV_w\%$）大于或等于 30%，称为高变异药物（highly variable drug，HVD）。

通常情况下，导致药物个体内高变异特征的潜在因素包括但不限于：①胃肠道 pH 值、胃肠动力、胃排空、小肠转运和结肠驻留时间等影响生物利用度的生理因素；②药物分布、首过代谢、全身代谢和清除等药物固有性质；③溶解性等原料药的理化性质；④药物溶出等制剂的处方因素；⑤饮食等其他因素。在其他因素不变的情况下，随着个体内变异增加，生物等效性研究所需受试者数量也会相应增加。对于高变异药物，采用常规样本量和等效性判定标准，有时即使参比制剂与自身相比较，也可能出现不能证明其生物等效的情况。

（二）高变异药物生物等效性研究的试验设计

大部分高变异药物为生物药剂学分类中的 2 类或 4 类，这类药物具有溶解度低、首过效应大、生物利用度低、酸不稳定性高、亲脂性高等特性。除药物本身的因素外，制剂因素和饮食时间也可影响药物的变异性，这些药物的血药浓度非常低。在这种情况下，准确地描述药代动力学参数难度较大。常见的高变异药物包括抗抑郁药阿戈美拉汀、激素类药物黄体酮、钙通道阻滞剂维拉帕米、血管紧张素Ⅱ受体拮抗剂缬沙坦等。

高变异仿制药物的申请可能会因一次失败的生物等效性试验而不予批准，需要重复多次体内生物等效性试验直至达到要求。这不仅会带来伦理问题，还会增加药物研发的成本，最终将会加重患者的用药成本。如果采用常规例数的受试者评价会造成把握度太小，Ⅱ类错误的可能性大，采用常规的双交叉试验设计和 80%～125% 的生物等效性限值，两周期均服用参比制剂，都有可能得到不等效性结论，这种情况已经在氯丙嗪和维拉帕米的生物等效性试验中被证实。由此可见，普通的法规已不适用于高变异药物生物等效性试验。

对于安全性较好、治疗窗较宽的高变异药物，在充分科学论证的基础上和保证公众用药安全、有效的前提下，通过部分重复或完全重复交叉设计，根据参比制剂的个体内变异，采用参比制剂标度的平均生物等效性（reference-scaled average bioequivalence，RSABE）方法，将等效性判定标准在 80.00％～125.00％ 的基础上适当放宽,可减少不必要的人群暴露,达到科学评价不同制剂是否生物等效的目的。当采用 RSABE 方法进行生物等效性评价时,应首先根据药物体内过程特点等因素,分析造成药物制剂高变异特征的可能原因,结合预试验或文献报道结果,充分论证和评估采用该方法进行生物等效性评价的适用性。采用部分重复或完全重复交叉设计,在符合《药物临床试验质量管理规范》(good clinical practice,GCP)相关要求的条件下,正式试验获得的参比制剂药动学参数个体内变异系数大于或等于 30％ 时,方可适用 RSABE 方法进行生物等效性评价。

(三)样本量估计

试验前需充分估计所需的样本量,以保证足够的检验效能。对于 ABE 方法,可综合考虑试验设计、检验水准、检验效能、制剂间平均生物利用度可能的差异、参比制剂药动学参数的个体内变异,并充分考虑研究过程中可能的受试者脱落等因素再进行样本量估计,具体参见《生物等效性研究的统计学指导原则》。

RSABE 方法的样本量估计可通过计算机模拟的方法,也可将参比制剂的个体内标准差 S_{WR} 视为常数,先求得经调整的等效性界值后,再代入相应设计下基于 ABE 的计算公式,建议适当增大 S_{WR} 来对样本量进行保守估计。

(四)统计分析方法

应在研究方案和统计分析计划中提前制订生物等效性分析方法,若选择非重复交叉设计或平行组设计,可采用 ABE 方法;若选择部分重复或完全重复交叉设计,则可采用 ABE 方法或 RSABE 方法。与 ABE 方法相比,RSABE 方法依据参比制剂的个体内变异适当放宽了等效性判定标准。

通常情况下,只有安全性较好、治疗窗较宽的高变异药物才可采用 RSABE 方法进行不同制剂的生物等效性的评价。由药物的固有属性、机体生理因素等引起的高变异性一般无法通过提高制剂和试验质量而消除。由于存在这种特性的参比制剂在上市过程中已得到充分暴露并经过临床研究安全性和有效性证明,因此此时采用 RSABE 方法进行生物等效性评价是可接受的。

采用 RSABE 方法进行统计分析应进行严格的科学的试验设计,试验应在同一中心完成,并应避免分批试验对个体内变异的估计引入偏倚。

对于由制剂质量或试验操作不当等原因引起的高变异,不适合采用 RSABE 方法。申办者应确保制剂质量的均一性及可控性,加强研究过程中的试验质量管理,并在研究报告中比较临床研究所获得的个体变异值与文献数据的差异,避免生物等效性判定标准的不当放宽。

对于暴露量-效应曲线不平缓甚至陡峭的药物,如替格瑞洛、达比加群等,即使个体内变异大于 30％,也不建议采用 RSABE 方法放宽等效性判断标准,以避免某些患者由于暴露量增加而出现安全性风险。

含有高变异药物的复方制剂(例如缬沙坦氨氯地平片)在试验设计时应充分考虑单个药物的生物药剂学和药代动力学特点,根据其中个体内变异较高的药物进行相应样本量估计,各组成药物则应分别选择适宜的数据分析方法进行生物等效性分析。

高变异药物的设计决策如图 4-1 所示。

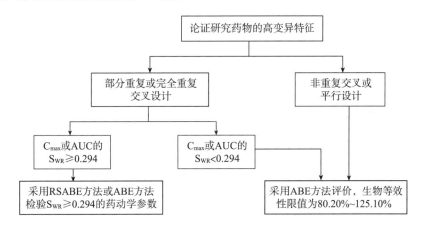

图 4-1　高变异药物的设计决策

二、窄治疗窗药物

窄治疗指数（narrow therapeutic index，NTI）药物或窄治疗窗药物一般是指剂量或血药浓度的微小变化即可能导致治疗失败和/或严重不良反应，进而危及生命，或者导致永久或严重的残疾或功能丧失的药物。窄治疗窗药物通常具有以下特点：①血药浓度低于有效浓度可能导致治疗失败；②有效剂量与中毒剂量（或有效浓度与中毒浓度）接近；③需要基于药动学或药效学指标进行治疗药物监测；④具有较低或中等程度的个体内变异；⑤临床应用中，剂量调整幅度通常很小，等等。与一般化学药物相比，使用窄治疗窗药物进行生物等效性评价时，应采用更严格的等效性判定标准，以控制有效性和安全性方面的风险。

（一）研究总体设计

对于窄治疗窗药物的生物等效性研究，建议采用完全重复（两制剂、四周期、两序列）交叉设计，以获得参比制剂和受试制剂的个体内变异。试验前需充分估计所需的样本量，以保证足够的检验效能。试验通常应在同一中心完成，并应避免试验质量对个体内变异的估计引入偏倚。试验设计的其他要求可参考《以药动学参数为终点评价指标的化学药物仿制药人体生物等效性研究技术指导原则》及《生物等效性研究的统计学指导原则》。

（二）统计分析方法

对窄治疗窗药物进行生物等效性评价时，需针对主要药动学参数（AUC 和 C_{max}）分别计算，同时评价以下 3 个等效性判定标准：

（1）采用参比制剂标度的平均生物等效性方法评价等效性。根据参比制剂的个体内变异，采用参比制剂标度的平均生物等效性（reference-scaled average bioequivalence，RSABE）方法对主要药动学参数进行评价。

（2）采用平均生物等效性方法评价等效性。采用平均生物等效性（average bioequivalence，ABE）方法对主要药动学参数进行评价，结果应符合 ABE 方法的等效性判定标准，即受试制剂与参比制剂的主要药动学参数几何均值比的双侧 90% 置信区间落在 80.00%～125.00% 范围内。

（3）比较受试制剂与参比制剂的个体内标准差。按式（4-1）计算受试制剂与参比制剂个体内标准差比值（σ_{WT}/σ_{WR}）的双侧 90％置信区间。

$$\left(\frac{S_{WT}/S_{WR}}{\sqrt{F_{a/2}(v_1,v_2)}},\frac{S_{WT}/S_{WR}}{\sqrt{F_{1-a/2}(v_1,v_2)}}\right) \tag{4-1}$$

式中，S_{WT} 为自由度为 v_1 时的 σ_{WT} 的估计值；S_{WR} 为自由度为 v_2 时的 σ_{WR} 的估计值；$F_{a/2}$（v_1，v_2）为自由度为 v_1（分子）和 v_2（分母）的 F 分布的 $\alpha/2$ 分位数；$F_{1-a/2}(v_1,v_2)$ 为自由度为 v_1（分子）和 v_2（分母）的 F 分布的 $1-\alpha/2$ 分位数。$\alpha=0.1$；σ_{WT}/σ_{WR} 的双侧 90％置信区间上限应小于等于 2.5。

只有主要药动学参数（AUC 和 C_{max}）同时符合上述 3 个等效性判定标准（即采用 RSABE 方法评价等效性、采用 ABE 方法评价等效性和比较受试制剂与参比制剂的个体内标准差），才可判定受试制剂与参比制剂具有生物等效性。

基于窄治疗窗药物的复杂性和特殊性，目前国际上尚无统一的判定标准，通常需针对具体药物进行具体分析。对于窄治疗窗药物的判定，可参考此类药物的一般特点，并结合国内外临床应用经验和文献资料等综合考虑。对于窄治疗窗药物的判定及其生物等效性研究的研究设计和统计分析，在特殊情况下可事先与监管机构沟通。

三、内源性药物

内源性化合物是指体内产生或饮食中含有的化合物。建议先估算内源性化合物在血样中的基线值，再从给药后测得的总血药浓度中减去这一基线值，依此估算自药物释放的药量。因内源性化合物来源不同，生物等效性研究方法可能有所不同：

（1）若内源性化合物由机体产生：建议给药前根据药代动力学特征多点测定基线值，从给药后的血药浓度中减去相应的基线值。

（2）若内源性化合物来源于食物：建议试验前及试验过程中严格控制该化合物自饮食摄入。受试者应自试验前即进入研究中心，统一标准化饮食。

有些内源性化合物的基线值可能是周期特异性的，此时建议每个试验周期均采集基线值。若经过基线校正后血药浓度出现负值，则以零计。校正前和校正后的数据应分别进行药代动力学参数计算和统计分析。采用校正后的数据进行生物等效性评价。

内源性药物 BE 的评价存在着很多需要考虑的特殊问题：如何将内源性药物与体内自然生成或其他来源（如饮食）的同类物质区分开，如何排除干扰取得真正不含待测物的基质从而精准定量分析该类药物，是该类药物 BE 设计中最大的难点。加上机体的自身稳定机制使内源性物质通常稳定在一个相对狭窄的范围内（或有一定的周期性波动），所以直接测定生物基质中该物质的浓度通常不能有效地反映内源性物质药物的吸收情况。这些问题决定了内源性物质药物的生物等效性试验设计不同于其他药物，具有其特殊性，需要从总体设计方案、受试者的选择、给药方式、内源性物质的基线校正及处理方式等方面进行综合考虑。

（一）总体设计方案

内源性药物等效性试验设计大部分为单次给药、双向交叉体内试验设计，或者单次给药、部分或完全重复交叉设计体内试验。对于蔗糖铁注射剂、右旋糖酐铁注射剂等补铁类药物，由于考虑到药物对基线铁蛋白水平的影响在推荐的剂量水平可能会持续很久，除非能够证实铁储存和转运已经回到基线，即转铁蛋白结合铁、总铁结合力和血清铁蛋白回到基线，一般需采用单次给药、随机、平行体内研究。根据美国 FDA 特定药物生物等效性指导的建议,共轭雌激素片在空腹条件下可考虑进行重复设计试验代替双向交叉试验。内源性药物中一些高变异性的品种,如孕酮胶囊,可采用部分重复的交叉试验设计(3 周期)或完全重复的交叉试验设计(4 周期)。内源性药物中的窄治疗窗品种,如左甲状腺素片,要求采用 4 周期完全重复的交叉试验设计。对于 Ω-3 羧酸胶囊、Ω-3 脂肪酸乙酯胶囊、二十碳五烯酸乙酯胶囊、麦角钙化醇等,FDA 建议除可选择空腹和餐后体内试验外,也可选择体外实验选项,即胶囊破坏定量试验(quantitative capsule rupture test,QCRT),进行 BE 的评价。对于大豆油、橄榄油、蔗糖铁等,FDA 建议也可以选择粒径分布试验。还有一些特殊剂型,如维 A 酸的凝胶剂,则需要采用临床终点来进行 BE 的评价。

(二)受试者人群的选择

根据内源性药物的特性,对大部分内源性药物的受试人群也有特殊的要求。例如雌二醇片、合成共轭雌激素 A 片、酯化雌激素片等雌激素类药物,经常用于治疗更年期综合征,所以选择雌激素基线水平很稳定的健康生理或术后绝经女性作为受试者。雌二醇乳膏要求的受试者为绝经后健康妇女,同时合并有外阴和阴道萎缩的症状且没有雌激素治疗的禁忌证。对于有致畸性的药物,如异维 A 酸胶囊,要求的受试者为健康男性。同样具有致畸性的维 A 酸胶囊,虽然要求受试者中有部分女性,但明确指出应为绝经女性。

除了健康人群,一些特殊的内源性药物要求采用符合一定条件的患者作为受试者,如睾酮缓释口贴片的受试者为睾酮缺乏(入组标准睾酮水平应小于 2.5 ng/mL)的男性;羟基麦芽糖铁注射液的受试者为单纯口服补充不充分或不合适的成人缺铁性贫血患者,和/或非透析依赖性慢性肾病患者;右旋糖酐铁注射剂需选用男性或女性缺铁性贫血患者。

(三)给药方案

设计内源性药物的生物等效性试验时,给药剂量应充分考虑药物的本底水平、检测能力、变异水平等。若耐受性良好,可以考虑单次给药超过临床治疗剂量,如左甲状腺素钠的本底水平高,而且低剂量给药时,变异比高剂量给药时要大。因此,FDA 指导原则指出单剂量的生物等效性评价时,为避免本底干扰以及高变异,给药剂量建议为 600 μg。

(四)内源性物质的基线校正及处理

对于内源性药物,由于体内存在一个基底值,因此进行生物等效性试验时,应首先进行基线校正,以纠正本底水平引起的偏差。在内源性药物的 BE 研究中,如果机体可以耐受,可以考虑采用超治疗剂量的给药剂量,只要该剂量能被很好地耐受,给药后增加的超过基线的浓度能被可靠测定。内源性药物的药物代谢动力学(PK)需要采用基线校正后的 PK 参数来进行计算。如果给药后内源性物质的浓度大幅度增加,即药物的浓度水平远远高于基底值,则可不需要基线校正。我国《以药动学参数为终点评价指标的化学药物仿制药人体生物等效性研究技术指导原则》(2016 年)指出,应估算内源性化合物在血样中的基线值,再从给药后测得的总血药浓度中减去这一基线值,依此估算自药物释放的药量。

(1)直接消除或者抑制内源性物质的分泌:这种方法可以直接降低基线水平对外源性药物的影响。例如重组人生长激素制剂的生物等效性研究中,皮下注射药物前 2 h 开始持续输入生长抑素,以抑制内源性激素的分泌,输液速率为 120 μg/h,并持续到给药后 24 h。通过抑制人体生长激素的分泌,可以使结果更真实地反映试验药物的药动学特征。

(2)血药浓度基线校正:对于由机体产生的内源性化合物,我国与FDA均建议给药前根据药动学特征多点测定基线值,从给药后的血药浓度中减去相应的基线值。一般来讲,采样方案应该能够对每个受试者在每个周期表征内源性基线,通常从两三个给药前样品中测得基线。在其他情况下,可能需要给药前1~2 d周期性采样,以获得时辰节律造成的内源性基线波动。

血药浓度基线校正的一般方法:在给药前测定该物质的初始浓度,计算平均值,给药后再测定该物质的浓度,计算两者之差即药物产生的净浓度,以校正后的药动学参数为基础来进行BE的计算。对于具有昼夜节律特点的内源性药物,如一些激素类药物,可以采用点对点的校正,即在与给药后相同的采血时间点上,对服药前药物的基线水平予以测定,以给药前后相应时间点的浓度差作为药物产生的净浓度。需要注意的是,有些内源性化合物,如骨化三醇、熊去氧胆酸、胆酸等的基线值可能是周期特异性的,此时建议每个试验周期均采集基线值。

不同的药物,血药浓度基线校正的方法也有所不同。例如,熊去氧胆酸需要测定给药前0 h、6 h、12 h、18 h、24 h、30 h、36 h、42 h、48 h的基线水平;左甲状腺素片仅需要测定给药前0.5 h、0.25 h、0 h的基线水平。

(3)AUC基线校正:当内源性物质基线变化本身较大,或者外源性类似物的给药在一定程度上影响了内源性物质的产生水平,导致服药后基线降低时,有可能出现过度校正的情况,即出现负值。当出现负值时,一般的处理方式是将负值设为0。欧盟的生物等效性指导原则指出,基线校正还可以用每一个给药后的AUC分别减去与之对应的基础水平的AUC,采用基线校正的AUC进行生物利用度计算,可以减少因血药浓度的基线过度校正产生负值所带来的较大误差。FDA也认为一些内源性药物,如骨化三醇、炔雌醇、醋酸炔诺酮、维生素K等药,如果基线修正后的血浆浓度呈负值,可采用AUC基线修正的方式。

需要注意的是,不管采用哪一种基线校正的方法,根据我国《9011药物制剂人体生物利用度和生物等效性试验指导原则》(《中国药典》2020年版),应该在试验计划中预先规定用于基线校正的确切方法并说明理由。

(五)饮食和环境条件的控制

内源性化合物在一定环境条件下可体内自然生成,也可存在于日常饮食中。因此,在内源性物质的BE的研究过程中,应尽量消除饮食及环境条件对内源性物质基线水平的影响。在研究前和研究过程中,严格控制摄入量及必要的环境条件;在试验前和药动学采样日,所提供的食物中受试内源性化合物的浓度应保持一致。例如,FDA的指导原则规定,氯化钾的BE试验中的标准化饮食,含钾为50~60 mEq,含钠为160~180 mEq,热量为2500~3500 kcal;同时建议液体的摄入量应保持在3000~5000 mL/d,同时还要求受试者应待在控制温度的室内环境中,限制体力活动以避免出汗过多和因此导致的钾流失;用药后,受试者应保持直立(直立、站立或缓慢行走)至少3 h。再如Ω-3羧酸胶囊和Ω-3脂肪酸乙酯胶囊则要求给药前至少48 h至给药后36 h内对受试者进行限制EPA和DHA含量的饮食控制;麦角钙化醇胶囊的BE试验中,要求受试者应避免所有活性维生素D化合物和维生素D补充剂食品,此外,受试者应在研究期间/洗脱期至少10天避免被阳光长时间直射。

四、特殊静脉制剂

特殊注射剂是指与普通注射剂相比,特殊注射剂的质量及其活性成分的体内行为受处方和工艺的影响较大,可能进一步影响制剂在体内的安全性和有效性,如脂质体、静脉乳、微球、混悬型注射剂等。

特殊注射剂化学仿制药原则上应符合《化学药品注射剂仿制药质量和疗效一致性评价技术要求》的要求。对于特殊注射剂,由于制剂特性具复杂性,因此应基于制剂特性和产品特征采取逐步递进的对比研究策略。首先,开展受试制剂与参比制剂药学及非临床的比较研究,然后进行人体生物等效性研究,必要时开展进一步的临床研究。若药学研究和/或非临床研究结果提示受试制剂与参比制剂不一致,申请人应对受试制剂处方工艺进一步优化后重新开展研究。

人体生物等效性研究的关键点在于建立具有区分力的人体生物等效性研究方法,主要包括试验设计、受试者选择、样本量、检测物质、生物等效性评价指标等几个方面。在检测物质方面,由于特殊注射剂活性物质在体内可同时存在多种形态,如脂质体以包埋和游离等多种形式存在于体循环和靶部位,识别与治疗最相关的存在形式是确立生物等效性的关键。因此,应充分考虑各种形态药物对安全性和有效性的影响,结合药物特点选择科学、合理的检测物质。此外,在特殊情况下,可能需要增加部分暴露量指标来观测早期暴露量或特定时段的暴露量。

对于缺乏准确可靠的生物样本测定方法、体循环药物浓度与疗效或安全性相关性较差等情况,建议开展随机对照临床试验研究。

第五节　受试者的招募及管理

一、受试者招募

研究者是否能按照试验计划和试验方案在一定时间内招募到足够多的受试者,对试验效率和质量至关重要。

招募受试者前,主要研究者应指定负责受试者招募的研究者,该研究者应制订招募计划,按照试验日程安排,依据试验方案中的入组受试者例数、男女比例和入选/排除标准,预计筛选成功率,确认筛选日期以及预估筛选的受试者数量。若研究者评估受试者招募将影响试验进度,则可以在事先获得伦理委员会批准的前提下,采用招募广告招募受试者。此外,也可以委托第三方公司,如临床机构管理组织(site management organization,SMO)等协助招募受试者。招募受试者的程序及方式应符合伦理原则且可操作。不论采用何种招募方式,受试者必须是在自愿的前提下被招募的,不得有强迫、不当诱惑或欺骗行为。

二、受试者数据库建设与管理

完善对受试者参与试验的管理,保障受试者权益,提高临床试验质量,建立、更新受试者数据库并对其合理应用,可极大程度地辅助后续试验的筛选及管理工作。受试者联网数据库可以避免受试者短期内在不同研究机构多次参加试验,选择使用数据库时需考虑数据库的覆盖程度。数据库联网系统通过扫描身份证、指纹采集、图像识别的方式将受试者信息上传到互联网系统中,根据受试者在联网记录中参与试验的全部情况做出的判断,系统提示其可否进入筛选检查。

应遵循临床试验中受试者隐私和保密性的法律法规,保护鉴别受试者身份的记录。对数据库中任何与受试者相关的信息均需要保密。

三、受试者筛选期管理

受试者筛选是决定 BE 试验进度的一个关键步骤,为减少不同批次人组对试验结果造成的影响,往往采取同一批次人组所需全部健康受试者。

受试者在签署知情同意书之后给予受试者筛选号,筛选期应对受试者身份进行鉴别(照相、指纹等),以便在后续访视中验证其身份;并采用适当的方式(如腕带)标记受试者的筛选号,以便筛选过程中其他研究者核对该受试者的筛选号,确保采集的数据以及样本来自该筛选号的受试者。

为确保数据的准确性,筛选期的数据收集应尽量采用客观生成的数据进行评价。受试者检查项目顺序尽量遵循先无创后有创的原则,如任何一个环节不符合入组标准,在获得受试者同意后,可及时停止后续筛选程序,避免占用受试者更长时间或因相关检查给受试者带来风险和不适。

研究医生应及时确定符合人组试验的受试者,对入组试验的受试者,研究人员应通知入住试验病房时间,并告知准备试验期间的个人物品以及入住前的生活注意事项;对未入组受试者,研究人员应告知不能入组试验的原因。

四、受试者试验期管理

经筛选符合入组试验的受试者入住试验病房时,研究者应进行身份核对并核实受试者是否携带试验违禁品。试验前,应对受试者进行适当宣教,使其充分了解病房管理制度、试验流程及方法、样本采集情况、紧急呼叫器的使用方法、试验全程的注意事项、试验相关要求等。

试验期间,应给予受试者某种形式的身份识别,如衣服上或胳膊上(腕带)标明受试号码和试验代码,以便在给药、采集生物样本等所有试验操作前对受试者的身份进行核对。

受试者分组遵循随机原则,按照试验方案的规定以及统计部门提供的随机表进行分组。对受试者的临床观察记录与生物样本采集记录均应准确、完整、真实。

试验期间,受试者的饮食、饮水、活动等应符合方案要求,研究者依照方案制订食谱并给受试者供餐,按方案要求选定合适时间发放食物,应关注并记录受试者禁水时间、进食时间、食用比率等。在生物等效性研究中,受试者在各周期的食谱应一致,以避免饮食对药动学的影响。试验过程中允许受试者进行正常活动,但应避免剧烈运动和重体力活动。

BE 试验的洗脱期在受试者离院时,对受试者宣教离院后的注意事项,如活动、饮食、睡眠、避孕、身体不适时的处理方式和联系人等。

试验过程中,研究者应尊重受试者;应与受试者保持良好沟通,以提高受试者的依从性;

对待受试者应有足够的耐心、爱心、责任心。

保护受试者的安全是研究者的重要职责之一。参与临床试验的医护人员应具有应对紧急事件和抢救的能力。所有参与临床研究的人员应在试验开始前经过培训，了解有关试验药物的特点及不良反应，熟知不良事件报告程序的标准操作规程。

试验期间，研究者应告知受试者在整个研究期间与其健康相关的数据将会被收集，并向其解释安全信息报告程序及其重要性。在试验过程中，研究人员应密切观察或通过询问了解受试者的健康状况。在不良事件询问过程中应采用中立性的语言，避免诱导性的提问。在临床试验和随访期间，若受试者出现与试验相关的不良事件，包括有临床意义的实验检查结果出现异常时，研究医生应及时掌握该不良事件的详细情况，及时给予适当的医疗处理措施，并判断该受试者是否继续参加试验或退出。研究医生应追踪观察、治疗发生不良事件的受试者，除发生失访情况外，应持续追踪直到不良事件妥善解决或病情稳定；若实验室检查异常应追踪至正常或异常无临床意义。若发生严重的不良事件，研究医生应判断是否需要联系其他科室医生到研究中心参与救治。若研究中心的抢救设施及抢救条件无法满足当前不良事件的评估及抢救时，应及时转运到其他科室进行救治。

当临床试验过程中发生需住院治疗、需延长住院时间、导致受试者伤残、影响受试者工作能力、危及受试者生命或致其死亡等事件时，则认为发生了严重不良事件。当研究者判断某不良事件为严重不良事件时，在对受试者采取紧急抢救措施的同时，应根据相关规定，立即向申办者书面报告所有严重不良事件，随后应当及时提供详尽、书面的随访报告。申办者收到任何来源的安全性相关信息后，均应当立即分析评估，包括严重性、与试验药物的相关性、是否为预期事件等。申办者应当将可疑且非预期的严重不良反应快速报告给所有参加临床试验的研究者及临床试验机构、伦理委员会。申办者应当向药品监督管理部门和卫生健康主管部门报告可疑且非预期的严重不良反应。

附录 4-1 口服固体抗癌药物的生物等效性研究设计决策图

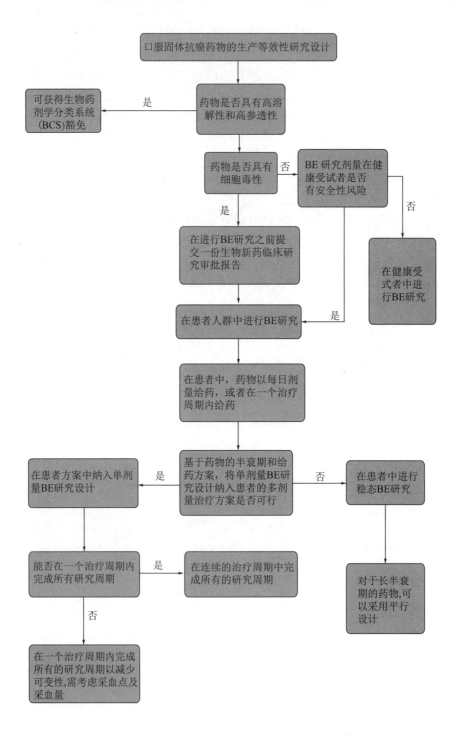

附录 4-2　多规格固体口服抗癌药品生物等效性研究决策图

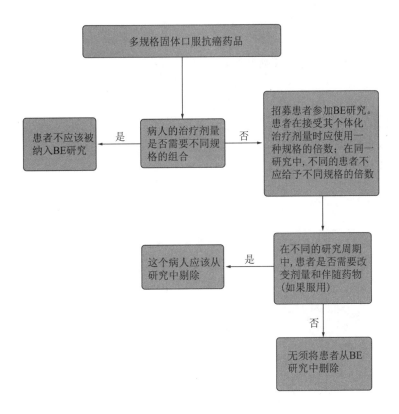

参考文献

［1］（原）国家食品药品监督管理总局.以药动学参数为终点评价指标的化学药物仿制药人体生物等效性研究技术指导原则［S］.2016.

［2］国家药品监督管理局.生物等效性研究的统计学指导原则［S］.2018.

［3］国家药品监督管理局.高变异药物生物等效性研究技术指导原则［S］.2018.

［4］李见明,阳国平.生物等效性试验［M］.北京:人民卫生出版社,2020.

［5］FOOD AND DRUG ADMINISTRATION. Draft Guidance on Warfarin Sodium［S］. 2012.

［6］FOOD AND DRUG ADMINISTRATION. Draft Guidance on Tacrolimus［S］. 2012.

［7］FOOD AND DRUG ADMINISTRATION. Draft Guidance on Carbamazepine［S］. 2015.

［8］YU L X,LI B V. FDA Bioequivalence Standards［S］. 2014.

第五章 研究者发起的临床研究

第一节 定 义

研究者发起的临床研究(investigator initiated trial, IIT)是指由研究者申请发起的一个或一系列临床研究,主要涉及药物、医疗器械、诊断试剂、新技术应用等方面。

研究者发起的临床研究是国内外医药界广泛存在的一种研究形式,主要以患者为研究对象,涉及对病因、预防、诊断、治疗、预后、康复等的探索。与制药公司发起的研发期临床试验(industry sponsored trial, IST)的区别在于:IIT 中制药公司不再承担主导角色和申办者职责,其研究范围常常是制药企业申办的研究未涉及的领域,如在肿瘤领域中,医生对说明书上的推荐使用剂量进行调整、在没有其他有效替代治疗方案的情况下使用新的联合用药、罕见肿瘤疾病研究、诊断或治疗手段比较、上市药物新用途探索等。医药企业发起的研究常伴有药物的经济利益,研究者发起的临床研究旨在解决临床的实际问题,和制药企业发起的注册类临床试验互作补充,更好地扩展了药物研究的深度和广度,优化了现有的疗法。

第二节 我国非注册类临床研究现状

一、开展情况

据中国临床试验注册中心(Chinese Clinical Trial Registry, ChiCTR)[①]网站数据显示,2017 年、2018 年、2019 年、2020 年我国非注册类临床研究登记注册的数量分别为 3907 项、6244 项、8129 项、12492 项,呈持续增长态势,连续 3 年的增长率分别为 59.30%、30.61%、53.67%(图 5-1)。

二、主要研究类型

以 2020 年为例,在注册中心登记的 IIT 研究中,干预性研究 7760 项(占 62.11%),观察性研究 3301 项(占 26.42%),其他小部分为基础科学性研究、诊断性试验、病因学/相关因素

---

① 中国临床试验注册中心(Chinese Clinical Trial Registry, ChiCTR)是由卫生部指定代表我国参加世界卫生组织国际临床试验注册平台的国家临床试验注册中心,是世界卫生组织国际临床试验注册平台的一级注册机构,一个非营利的学术机构。

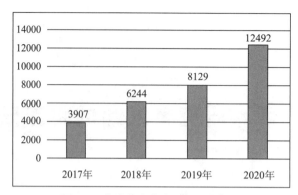

图 5-1 非注册类临床研究开展情况

研究、流行病学研究等(图 5-2)。

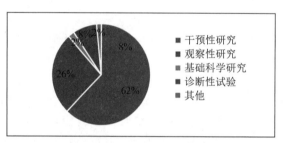

图 5-2 2020 年 IIT 主要研究类型

第三节 常见的研究设计方法

在占比最多的干预性研究中,最常采用的是随机平行对照设计,同样以 2020 年为例,7760 项干预性研究设计中,有 5478 项为随机平行对照设计,占比高达 75.09%(图 5-3)。

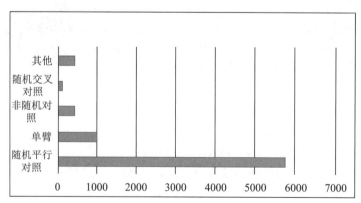

图 5-3 IIT 常见的研究设计方法

第四节 IIT 研究分类

一、根据干预措施分类

（一）观察性研究（observational study）

观察性研究指未对研究对象施加研究性干预措施，未对研究对象采取随机化分组，未使研究对象承担超出常规诊疗或疾病防控需要的额外健康（疾病）风险或经济负担的研究。具体可分为：

（1）描述性研究（cross-sectional study）：在某一特定时间对某一定范围内的病历或人群，收集和描述其特征以及疾病或健康状况的研究。

（2）队列研究（cohort study）：选定暴露和未暴露于某因素的两种人群，追踪其各自发病的结局，比较两者发病结局的差异，从而判断暴露因素与发病有无因果关联及关联大小的一种观察性研究方法。

（3）病历对照研究（case-control-study）：选择患有特定疾病的人群作为病例组和未患有这种疾病的人群作为对照组，调查两组人群过去暴露于某种（或某些）可能危险因素的比例，判断暴露危险因素是否与疾病有关及关联程度大小的一种观察性研究方法。

（二）干预性研究（interventional study）

干预性研究指研究者为了探索新的医学知识，对受试者施加某种研究干预措施，并通过对照或比较分析，研究该干预措施对个体或群体影响的活动。具体可分为：

（1）随机对照研究（randomized controlled trial）：将研究对象随机分组，对不同组实施不同的干预，对照效果的差异的研究。此研究能够最大限度地避免临床试验设计、实施中可能出现的各种偏倚，平衡混杂因素，提高统计学检验的有效性。

（2）交叉对照研究（crossed-over study）：将受试者分为两组，对两组受试者使用两种不同的治疗措施，然后相互交换处理措施，在全部研究工作结束后再进行疗效评价的研究。

二、根据资金来源分类

（一）企业资助

资助形式：企业赠药，报销受试者检验检查费用、交通费用、保险费用等。

（二）政府部门课题经费

资助形式：国家自然科学基金、国家科技重大专项、省级市级科研经费等。

（三）学术机构 & 社会基金资助

资助形式：医疗机构/高校临床研究基金、协会/基金会专项经费。

第五节 IIT 与 IST 的异同点

一、概念

IIT：在医疗卫生机构内开展的，以个体或群体（包括医疗健康信息）为研究对象，非以药品医疗器械注册为目的，研究疾病的诊断、治疗、康复、预后、病因、预防及健康维护等的活动。

IST：以人体（患者或健康受试者）为对象的试验，意在发现或验证某种试验药物的临床医学、药理学以及其他药效学作用、不良反应，或者试验药物的吸收、分布、代谢和排泄，以确定药物的疗效与安全性的系统性试验，且为后续依据《药品注册管理办法》申请新药注册必经的法定程序。

二、管理法规

IIT：国家卫生健康委员会 2020 年 12 月 30 日颁布的《医疗卫生机构开展研究者发起的临床研究管理办法》（征求意见稿）；原国家卫生和计划生育委员会颁布的自 2016 年 12 月 1 日起施行的《涉及人的生物医学研究伦理审查办法》。

IST：国家药物监督管理局、国家卫生健康委员会颁布的自 2020 年 7 月 1 日起施行的《药物临床试验质量管理规范》；原国家卫生和计划生育委员会颁布的自 2016 年 12 月 1 日起施行的《涉及人的生物医学研究伦理审查办法》。

表 5-1　IIT 与 IST 的异同点对比

	IIT	IST
主管部门	国家卫健委、科技部	国家药监局
责任主体	研究者、研究机构	医药企业申办单位或个人
经费来源	企业资助、科研课题经费	医药企业申办单位或个人
主要研究者资质	主要研究者必须具备相应的"医师执业资格"	药物临床试验主要研究者应当具有高级职称并参加过 3 个以上药物临床试验
项目开展前审批	医疗机构立项管理，伦理委员会审批	国家药监局审批或备案，医疗机构立项管理，伦理委员会审批
人类遗传资源	如涉及需申报	如涉及需申报
信息公开	医学研究登记备案信息系统（https://61.49.19.26）	药物临床试验登记与信息公示平台（http://www.chinadrugtrials.org.cn）

第六节 临床医生开展 IIT 研究面临的主要问题

众所周知，我国临床医生临床诊疗工作繁重，不仅要收治病人、开医嘱、处置病人、整理病历，还要处置突发病情、参与会诊、做手术等。大部分时间已经被临床工作占据，能够留给科研工作的时间已经所剩无几。不仅如此，我国的临床医生还面临着以下几个现实问题：

一、人员未经过系统的临床科研培训

临床医生虽有丰富的临床诊疗经验,但还需进行系统的临床科研培训才能实施 IIT 研究。发起一项 IIT 研究需整合多个学科,获得多学科团队的支持。而如何设计一个严谨、科学的研究方案,以获得有效优质的研究数据,是研究者首要解决的难题。

二、项目开展前审批

获得科学假设后在项目启动前怎么样才能通过医疗机构的管理部门的审核,取得伦理同意开展批件?具体描述见本章第七节。

三、实施过程的注意事项

在执行过程中应该注意什么,遵循我国的哪些法律法规?具体描述见本章第七节及第八节。

四、资金问题

IIT 研究的开展面临资金支持的问题,如在干预性研究项目执行过程中是否为受试者试验组和对照组提供免费的药物、适当的交通补贴,并且为了调动研究团队的积极性,研究执行人员是否能够获得合理的劳务报酬。我国的基金资助体系对临床研究的资助相对较少。国家自然科学基金作为我国最有影响力的科研基金资助机构,其资助指南导向比较偏重更具探索性、创新性的分子水平和机理机制研究。

第七节 IIT 研究的管理流程

2019 年年末,新型冠状病毒肺炎在全球范围内迅速传播,严重威胁人类的生命安全。疫情之下,为了寻求最有效的防疫措施、最优效的治疗方案,我国的研究者们掀起了以新型冠状病毒为核心的一系列研究。

据中国临床试验注册中心网站的数据检索,2020 年开展关于新型冠状病毒的研究有742 项,其中包括中医药干预方案研究、疫苗的临床试验、患者预后及影响因素观察性研究等。新冠 IIT 研究犹如"雨后春笋",在新型冠状病毒肺炎治疗指南并未完全完善的情况下,盲目、随意地开展研究出现了诸多不合规的问题,如试验设计有缺陷、试验过程执行不规范,甚至在未取得伦理委员会审查同意情况下启动研究,等等。

针对这些问题,国务院应对新冠肺炎疫情联防联控机制科研攻关组于 2020 年 2 月 24日印发了《关于规范医疗机构开展新型冠状病毒肺炎药物治疗临床研究的通知》。2020 年 7月 14 日,国家药物监督管理局药品审评中心又发布了《新冠肺炎疫情期间药物临床试验管理指导原则(试行)》,目的是在快速推动我国新冠肺炎临床研究的同时,使相关研究在合法、合规、符合伦理的情况下有序地开展。

国务院应对新冠肺炎疫情联防联控机制科研攻关组出手整顿新冠肺炎临床研究的乱象,不仅暴露了医疗机构对 IIT 研究的管理存在欠缺,也侧面反映了我国 IIT 研究的管理程

序普及程度不够,导致部分研究者对 IIT 研究认识停留在浅薄的阶段。

《关于规范医疗机构开展新型冠状病毒肺炎药物治疗临床研究的通知》中第二条:提高相关药品临床研究的整体效率,开展相关药品临床研究的医院应当按照《医疗机构开展临床研究项目管理办法》的要求进行伦理审查、立项,按要求备案,并在医学研究登记备案信息系统(http://114.255.48.20)上传有关信息。医院要提供条件保障伦理委员会独立开展伦理审查。伦理委员会要提高审查效率,在保障伦理审查质量的前提下,加强指导和支持,简化文档要求。各级卫生和科技行政部门应当加强统筹协调,促进数据整合,提高研究效率。

本条囊括了我国对 IIT 研究管理的几点要素。我国多数的临床医生忙于诊疗,对研究开展管理法规不够熟悉。下面以项目启动实施为节点,详细解读在医疗机构开展人体研究的研究者需要遵循的管理流程。

一、研究启动前流程

研究启动前流程见图 5-4。

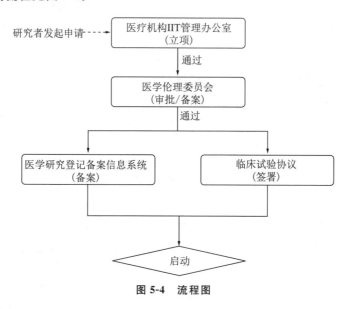

图 5-4　流程图

二、立项审查

立项审查是临床研究前审查的重要环节,也是研究者在完成研究设计、制定知情同意书后和相关管理部门上报审批的第一步。其目的在于保障研究项目质量可控,流程规范,具备科学性和可操作性,保障受试者合法权益,规避研究中存在的风险。立项审查管理部门主要关注项目在本院开展的可操作性和执行力,如发起研究者及其研究团队的资质、研究中涉及的第三方单位[如资助方、合同研究组织(contract research organization,CRO)、临床试验现场管理组织(site management organization,SMO)、中心实验室]等的资质、开展人体研究是否有经费来源支持等,并且会对知情同意书形式进行审查,进行研究的风险评估。

医疗机构指定的立项审查文件对很多研究者来说是陌生的,部分研究者认为立项审查会在一定程度上耽误研究开展的进度,这是临床上很多研究者对医疗机构立项审查理解上存在的误区。在立项环节,研究者首先要了解本医疗机构的立项审查流程,根据审查部门的立项审查要求项目整理材料,并且向立项审查部门填报登记研究关键信息。

研究者需注意,根据《医疗卫生机构开展研究者发起的临床研究管理办法(试行)》,有以下情形之一的,医疗机构将不予立项:

(1)不符合法律、法规、规章及规范性文件要求的。

(2)未通过科学性审查和伦理审查的。

(3)违背科研诚信规范的。

(4)研究前期准备不足,临床研究时机尚不成熟的。

(5)临床研究经费不足以完成临床研究的。

(6)药品、器械等产品不符合使用规范的。

(7)临床研究的安全风险超出实施机构和研究者可控范围的。

(8)可能存在商业贿赂或其他不当利益关系的。

表 5-2　医疗机构立项审查的主要材料

序号	文件名称	概念/要求
1	研究者手册/临床研究相关背景资料	有关试验用药品在进行人体研究时已有的临床与非临床资料
2	试验方案	指开展研究的计划。要叙述研究的背景、理论基础和研究目的。有研究设计、方法、完成计划的组织方案,还包括统计学基础、研究计划执行等
3	知情同意书	患者表示自愿进行医疗治疗的文件证明
4	病例报告表	按试验方案所规定设计的一种文件,以记录每一名受试者在试验过程中的数据,根据研究目的确定需要收集的信息并且规定收集的整个标准流程
6	发起方/资助方/CRO资质证明、各方委托书	有效的资质证明材料
7	项目经费来源证明	如科研课题立项证明文件、资助方资助说明等
8	检验报告、说明书	研究中涉及的药物/器械检验报告,或上市后的说明书
10	主要研究者履历、执业资格证书、GCP 证书	项目负责人资质应符合对应的研究风险等级要求

三、伦理审查

伦理审查是保障受试者安全和权益以及规范临床研究的重要手段,是尊重和保护受试者合法权益的主要措施。研究项目未获得伦理委员会审查批准的,不得开展项目研究工作。"尊重原则、受益原则、公正原则、无伤原则"是伦理审查 4 个基本原则,临床研究中对受试者安全、健康等权益的考虑应优先于对科学性和社会性的考虑。这就要求研究者对 IIT 项目的临床研究设计应建立在临床专业知识支撑的基础上,还应站在伦理学角度全面审视伦理问题,把受试者生命健康放在首位,使临床研究开展更科学、合理、人性化。

例如,在肿瘤领域研究容易出现以下几点问题:

(1)在研究资金、技术支持、硬性条件的支持都有限的情况盲目或超自身能力范围开展。

(2)赔偿内容为知情同意书中伦理审查的重点内容,也是受试者重点关注的内容。但很多知情同意书中赔偿内容撰写过于简单,责任主体交代模糊,赔偿办法有意回避,使受试者很难被充分告知在研究中受到损害时所能得到的安全保障。

(3)研究方案设计粗糙,样本量计算不严谨,研究的监测指标及受试者访视窗时间不合理,可行性缺乏充分论证等。

(4)部分研究者出于自身科研的需求,迫切希望尽快开展 IIT 项目,忽视了临床研究开展强调的注意知情同意过程的要求。

(5)受试者的医疗和保护,隐私和保密,涉及弱势群体,涉及特殊疾病人群等受试者保护的关键问题都是伦理审查关注的重点。全方位保障受试者安全是伦理审查的核心,研究者在发起伦理审查申请时,应尽量避免以上容易出现的问题,完善研究信息,全盘考虑实施过程。以免在伦理审查环节造成临床研究的滞后,影响临床研究的时效性。

四、签订合作协议

研究合同洽谈必须符合临床试验大框架下的管理法规、伦理规范,且应根据研究方案的要求承担相应的项目实施、数据收集与整理、数据保密等责任。特别是在肿瘤临床干预性研究中,因为抗肿瘤药物价格昂贵,大型检查多,往往需要资助单位(药物、资金)的支持,项目才得以顺利实施。资助单位作为签订合作协议的对象,在正式签署合作协议后要履行资助责任,各方在研究中应该履行的义务和职责在协议洽谈中需明确交代。在实际的协议洽谈中,经费来源为科研课题经费、基金会、学会/协会等这类社会或政府部门无偿资金支持的研究,研究者拥有的自主权较大,研究伴随的产权、专利相对来说不受经费来源限制;而在涉及医药企业资助资金的项目上,对于资助类型、知识产权的归属、论文论著公开发表权利、受试者发生与研究相关的损害风险承担等问题,因为各方所站的角度不同,所以更容易产生争议。研究者需要在责任义务和研究收获中获取一个平衡,这是医疗机构研究者需要重点把握的条款之一。

表 5-3 产权、责任划分

知识产权、专利归属	论文论著公开发表权	受试者损害赔偿 (与试验相关的)	合同考虑
研究者/医院机构拥有研究成果的知识产权、专利权	允许研究者/医院机构独立公开发表研究结果	研究者/医院机构	合理
研究成果的知识产权、专利权归属资助方	论文论著公开发表权归属资助方	资助方	合理
研究成果的知识产权、专利权归属资助方	论文论著公开发表权归属资助方	研究者/医院机构	不合理,需另行洽谈

研究者在与资助单位签订协议之前,除了要对资助方的资助范围做出明确约定外,为了客观保障研究成果的产出,研究者务必关注审阅知识产权和论文发表方面等条款表述。研

究成果的知识产权、专利权归属方需要承担更多的与试验相关的受试者损害赔偿责任。并且,在研究数据应用讨论上,除企业本身专属不予公开的信息内容外,不允许研究结果及时发表的情况、未得到资助方许可不得公开发表的信息、著作权等约束条款以及受试者损害赔偿划分都应该予以慎重考虑。

五、医学研究登记备案信息系统

医学研究登记备案信息系统是为落实临床研究的规范管理,实现医学研究的信息公开,由原国家卫生和计划生育委员会委托中国医学科学院医学信息研究所开发的。《研究者发起的临床研究管理办法(征求意见稿)》第二十八条:临床研究由机构批准立项后,研究者应当在 7 个工作日内在医学研究登记备案信息系统上传信息,机构应当在 7 个工作日内向核发其医疗机构执业许可证的卫生健康行政部门进行临床研究备案。《涉及人的生物医学研究伦理审查办法》第三十六条:经伦理委员会批准的研究项目在实施前,研究项目负责人应当将该研究项目的主要内容、伦理审查决定在医学研究登记备案信息系统进行登记。

系统根据治疗方式的不同将研究分为"干细胞临床研究项目""体细胞临床研究项目""一般类型临床研究项目"3 个类型管理。细胞治疗的临床研究备案路径以及医疗机构审查部门、伦理委员会、执业机关登记备案部门需要在系统中操作的动作本文不再赘述,而重点从研究项目负责人的角度介绍如何在"一般类型临床研究项目"完成项目启动、进展、结题报告的登记备案(图 5-5 和图 5-6)。

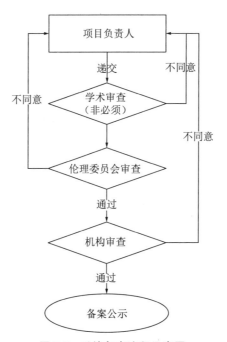

图 5-5 系统备案流程示意图

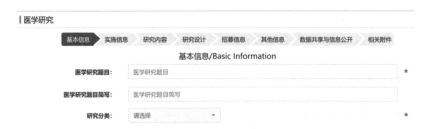

图 5-6　一般类型临床研究项目备案范围

项目负责人在获得伦理委员会批准后以及项目实施前登录系统填报,将项目的基本信息、实施信息、研究内容等主要内容如实填报,并且根据要求提交本医疗机构的学术/伦理委员会审核。由于系统备案操作流程在伦理批准之后,因此在信息填报并通过医疗卫生机构管理员的审核同意,完成最终的备案公示后,项目方可启动。

第八节　IIT 研究实施过程中的注意事项

一、试验质量控制与保证要点

研究者通过以上管理程序后,项目实施启动。在执行过程中,研究者容易出现以下几个问题:

(1)入选的受试者不符合纳入/排除标准。

(2)使用了方案中不允许的合并用药。

(3)治疗方案或给药剂量和研究方案有偏倚,甚至违背方案。

(4)受试者依从性低,访视超窗或依从性低导致脱落。

(5)病历记录不及时、不规范、不完整,影响数据溯源。

上述问题直接影响到项目质量,主要研究者要尽量避免发生,应明确受试者知情同意、研究方案实施内容、访视安排、用药规范、病例报告表填写等过程中的要点,确保受试者符合纳入/排除标准,确保记录及时、规范。在诊疗过程中,非必要情况下,尽量避开使用方案规定的违禁用药,研究者应对受试者进行适当且有效的疾病宣教,对受试者进行有效管理,跟进访视,避免受试者超出计划时间访视和脱落。受试者的病历记录除满足医疗病历的规定外,记录的指标和时间点还应符合本项研究要求的主要疗效指标和观察时间点。根据受试者病历,填写病例报告表,对日期、入组标准、排除标准、脱落、缺失值等统计分析的重要指标进行详细检查,如有条件可设计电子病例报告表,利用计算机程序进行复查,并按照统计分析计划进行统计分析。

对于以上质量控制要点,主要研究者在计划启动项目时,可以组织研究团队专场培训,提高研究团队对项目的认识,从而提升项目质量。

二、不良事件的跟踪和上报

(一)概念

(1)严重不良事件(serious adverse event,SAE):受试者接受试验药品后出现死亡、危及生命、永久或者严重的残疾或者功能丧失、需要住院治疗或者延长住院时间,以及先天性异常或者出生缺陷等不良医学事件。

(2)可疑且非预期严重不良反应(suspected unexpected serious adverse reaction,SUSAR):临床表现的性质和严重程度超出了试验药物研究者手册、已上市药品的说明书或者产品特性摘要等已有资料信息的可疑并且非预期的严重不良反应。

(3)药物不良反应(adverse drug reaction,ADR):正常剂量的药物用于预防、诊断、治疗疾病或调节生理功能时出现的有害的和与用药目的无关的反应。

(4)不良事件(adverse event,AE):临床试验受试者接受试验药品后出现的所有不良医学事件,可以表现为症状、体征、疾病或实验室检查异常,但不一定能推论出与试验药品有明确的因果关系。

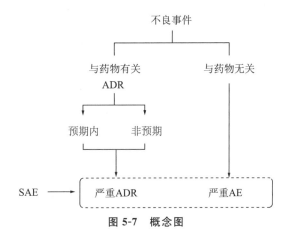

图 5-7 概念图

肿瘤药物不良反应大部分可以根据临床研究前数据、研究者手册获知,研究者应把握其中可能出现的不良反应,依据临床经验判断不良事件/严重不良事件与试验药物之间的关系。分析因果关系:肯定、很可能、可能、可能无关、待评价、无法评价共 6 级。此部分研究者除了需要懂得判断不良事件与药物的因果关系外,对不良事件类型、程度、发生率也要进行界定,尤其是对实验室异常值的临床意义判断。根据试验药物特点、受试人群特点等确定需增加的检查指标,如化疗药物靶药对心脏有潜在毒性的应增加心肌肌钙蛋白 I 或 T、超声心动图检查;尿常规中蛋白尿阳性且 1～2 周后复查仍为阳性者,应增加 24 小时尿蛋白定量指标等。

(二)严重不良事件 (SAE) 上报流程

根据《药物临床试验质量管理规范》以及国家药物监督管理局 2021 年 5 月 13 日发布的《药物警戒质量管理规范》(2021 年第 65 号)公告,我国药物警戒体系已经全面建设。从药物研发到上市后不良反应的跟踪,现有法规对药物注册类临床试验不良事件报告的要求,研究者、研究药师及申办的医药企业的职责已明确。但是 IIT 研究这类以科研为主的相关课题,目前并没有明确的规范。且 IIT 研究涉及面较为广泛,在肿瘤 IIT 研究领域,研究设计更为复杂,受试者可能会接受上市后药物超说明书用药的治疗、上市后药物联合放化疗、两种甚至两种以上联合用药。这就给研究者带来困惑,科研课题的研究,SAE 需要上报哪些部门?哪些部门在监管? 与药物相关的 SAE 应该如何上报?

2019 年 4 月,国家审评中心发布的《药物临床试验期间的安全性数据快速报告常见问答》中解释:

(1)"发生严重不良事件时,应进行因果关系分析,与试验药物相关或可疑的、非预期的严重不良反应才需要按照《药物临床试验期间安全性数据快速报告的标准和程序》向药品审评中心进行快速报告。"无特别要求的 Ⅳ 期临床试验不按此要求报告,可按上市后相关要求进行报告。

(2)"阳性对照药组发生的严重不良反应不需要向药品审评中心进行快速报告。阳性对照药组发生的严重不良反应,应由阳性对照药的生产商或临床机构直接向国家药品审评中心进行报告"。

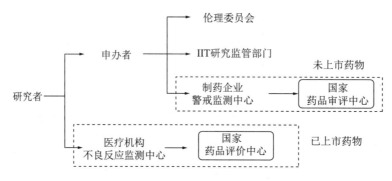

图 5-8 与药物相关的 SAE 上报管理路径

由此可知,IIT 研究 SAE 有两个部门在监管,一个是国家药品审评中心,只要未上市药物的Ⅰ/Ⅱ/Ⅲ期和有再注册类的Ⅳ期,均根据临床试验 SAE 上报流程上报到审评中心;上市后的药物则由研究者按照本医疗机构药品不良反应上报流程上报到药品不良反应监测中心。

第九节 肿瘤医生开展 IIT 研究的关键点

一、立题进行充分论证

每一个临床工作者,尤其是肿瘤学领域,都能切身地感受到临床治疗的不断进步和临床研究是分不开的。如果没有新药和新疗法的不断涌现和开发,临床方案就无法不断更新,临床治疗水平将会停滞。我国人口基数大,临床研究资源丰富,受试群体庞大,临床病种多样,这是我国独有的优势资源。而且,肿瘤领域的药物和最佳治疗方式的探索是目前人类面临的最严重、最亟待解决的生命安全问题。肿瘤医生可基于临床诊疗中碰到的难点、疑点,从发现的问题着手开展 IIT 研究。

科学的研究方案的立题基点始终在于:解决临床实际矛盾问题。研究方案设计和实施要把研究目的、试验设计、目标人群、治疗方案、疗效指标、安全性指标在符合伦理要求的前提下序贯起来。

因此,IIT 研究的开展首先立题要有临床意义。例如在活跃的肿瘤领域,立题假设在国内外是否已经有了确切的结论;干预性研究,如增加免疫治疗药物的超适应证超说明书用药,基础化疗药物和免疫治疗用药的搭配联合,剂量调整没有提供足够的临床前研究或权威文献等背景资料支持;此项研究受试者需要承担的风险是否在可控范围内,受试者收益是否大于风险;最终,此次研究开展的意义能否为临床诊疗带来社会价值。以上为肿瘤研究立题目前存在的普遍问题,需要肿瘤医生进行多方面的考量。

二、治疗方案、观察指标符合治疗标准

根据研究目的来确定研究的目标人群,制定纳入/排除标准,特别需要关注的是受试者效应指标检查的基线值、允许的合并用药和研究期间禁止的合并用药、受试者退出试验的条件、病例脱落退出剔除终止标准等。

在双盲、随机、对照试验中,试验组和对照组的治疗方法中,治疗方案根据试验目的、疾病性质、发展变化规律、效应指标的起效时间、疗效最佳时间等因素确定,受试者访视计划则应该从效应治疗指标性质、疗程做出基线点,确定访视时间点、试验终点、随访终点和时间窗的规定。

第十节 医生开展 IIT 研究的建议

临床研究以疾病的诊断、治疗、预后、病因和预防为主要研究内容,以患者本身为研究对象。

问题来源于临床实践,也在临床实践中得到解决。从诊疗中发现临床中存在的疑惑,是开展临床研究的第一步。研究者应思考解决此问题是否有科学价值,国内外文献中这个疑惑是否已经有了相关的论证,开展此项研究是否能够解决实际存在的疑问、矛盾,提出的科学性假设是否有科研意义。

确定临床研究主题后,医生面临的第一个问题就是:"我开展此项研究是否有可行性,如何开展才能在符合临床治疗的同时达到科学性的要求?"那么,针对以上临床医生的痛点,以下提出几点建议。

一、组织多学科合作

临床研究的开展需要在基于临床的基础上遵循科研规则,临床医生发现论点后,纳入药理学背景人员、医学统计学人员等科研背景人士,组织跨学科的沟通,探讨本研究的可操作性、安全性、科学性,在整个协作过程中,多学科合作对科学管理试验相关的数据有着重要的意义。

二、科学设计研究方案,熟练掌握人体研究规范和要求

成功的临床科研离不开一个严谨的研究方案,临床医生在开展以患者为核心的研究时必须了解人体研究的实施要点。如确定研究方案的目的、能够获得统计分析学意义的病例

数、目标人群(纳入标准、排除标准)、试验设计的类型(随机、双盲、阳性药平行对照、单臂等)、治疗方案、禁止/允许的合并治疗、观察指标、主要疗效评价指标、不良事件处理、数据的统计分析等。临床研究者要重视研究细节,注意提高数据的完整性、准确性,整合有质量的研究数据,规范撰写科研论文,发表论著。

　　临床研究是医药发展无法替代的一步,也是投入时间和资源最多的阶段,是提高临床治疗水平最为重要的环节。近年来,IIT 项目逐年递增的趋势明显,我国政府、医院都加大了对临床研究的扶持力度,临床研究的地位越来越重要。我国研究者自主开展研究的热情已经被激发,"实践是检验真理的唯一标准",从科学试验中得出的数据将使肿瘤医生越来越明确在一定情况下患者最优效的治疗方案,通过循证医学方法提升临床治疗水平,在提升医生自身科研水平的同时,最终为患者带来更多的临床获益。

参考文献

［1］国家药物监督管理局,国家卫生健康委员会.药物临床试验质量管理规范［S］.2020.

［2］国家卫生健康委员会.医疗卫生机构开展研究者发起的临床研究管理办法（征求意见稿）［S］.2020.

［3］国家卫生健康委员会.涉及人的生物医学研究伦理审查办法［S］.2016.

［4］国家药物监督管理局.药物警戒质量管理规范［S］.2021.

［5］国家药物监督管理局药品审评中心.药物临床试验期间安全性数据快速报告的标准和程序［S］.2018.

第六章　临床试验项目的实施

第一节　临床试验项目运行

本节简单介绍临床试验项目从承接至项目总结的全过程。读者可参照图 6-1，以便更好地理解。

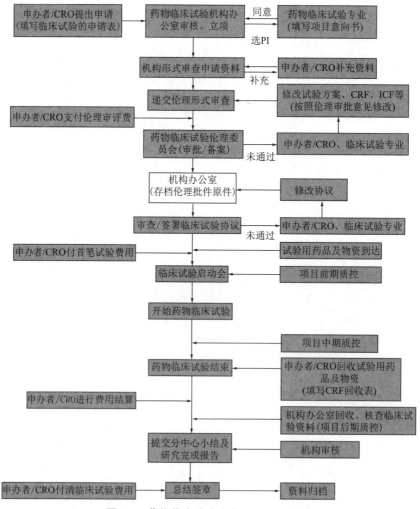

图 6-1　药物临床试验申办及运行流程图

一、临床试验项目承接及立项审批

（一）临床试验项目的承接

1. 意向性商谈

申办者或申办者委托的合同研究组织（contract research organization，CRO）与本研究中心商讨临床试验合作意向。

2. 审查申办者和合同研究组织资质

研究中心可按以下条款审查申办方和 CRO 的资质：

（1）申办者必须是合法的个人、制药公司、组织或机构。若申办者为外国机构，则必须有一个在中国具有法人资格的代表按中国法规履行规定的责任。

（2）申办者能够提供试验用药品的国家药品监督管理局新药临床研究批件或药品注册批件。对于仿制药，申办者可在获得伦理批件后，在"药物临床试验登记与信息公示平台"上进行备案，备案满 30 天无异议，则可开展临床试验。

（3）申办者名称应与新药临床研究批件中的申请人一致。如果不一致，应说明不一致的原因，并提供相关证明文件。

（4）申办者能够提供试验用药品的临床研究资料，包括试验用药品的化学、药学、毒理学和临床的（包括以前的和正在进行的试验）资料和数据。

（5）若本药物临床试验基地专业组作为组长单位，申办者必须提供伦理委员会讨论所要求有关试验用药品的资料，并对伦理委员会提出的问题进行解答；若本药物临床试验基地专业组作为参加单位，申办者应能够提供组长单位伦理委员会药物临床试验批件。

（6）申办者有能力组织临床试验，并有能力负担临床试验所需的费用。

（7）申办者可以委托 CRO 公司代替其实施临床试验项目，但必须符合以下要求：

①CRO 公司必须为国内正式注册的公司。

②具备申办者委托该公司进行临床试验的委托函，委托函中应注明申办者赋予 CRO 公司的职责和权利，明确研究质量和研究安全性的负责方为申办者或 CRO 公司。协议中关于申办者/CRO 的职责和权利的内容应与委托函内容一致。

③CRO 开展临床试验的内容不得超越其营业执照中的经营范围。

④申办者应监督 CRO 公司履行其职责，对研究数据的质量和完整性负责。

（8）申办者或 CRO 公司应遵从医院制定的关于送审质量安全的相关规定，对所接触的受试者的资料保密。

3. 主要研究者（principal investigator，PI）的确定

（1）主要研究者：实施临床试验并对临床试验质量及受试者权益和安全负责的试验现场的负责人。

（2）主要研究者资质：具有在本临床试验机构的执业资格；具备临床试验所需的专业知识、培训经历和能力；能够根据申办者、伦理委员会和药品监督管理部门的要求提供最新的工作履历和相关资格文件；需熟悉并遵守临床试验质量管理规范（GCP）和临床试验相关的法律法规，并获得国家或行业认可的 GCP 证书；应具备医学或药学本科或以上学历、高级技术职称，具有系统的临床药理专业知识，至少 5 年以上的药物临床试验经验，有负责过多项临床试验的经历。

（3）若主要研究者为药师，则应有相应的研究医生协助主要研究者进行医学观察和不良事件的监测与处置。

4. 项目意向书

申办者/CRO 资质审查通过后，申办者/CRO 向机构办公室递交相关试验资料，本研究中心填写《临床试验项目意向书》递交机构，确认是否参加临床药物试验。

（二）临床试验项目的立项审批

1. 项目意向书审核

机构接到《临床试验项目意向书》，机构办公室审核通过。

2. 制订临床试验方案

（1）方案的初稿由申办者或申办者委托的 CRO 直接提供。

（2）每个试验方案都有唯一的方案编号（试验编号或方案号）。方案号是该项研究的标识号，在整个研究过程中保持不变。

（3）方案版本号：根据批准和修改情况，应标注方案的版本号。

①经主要研究者、申办方批准和签署，首次递交伦理的方案版本号是 1.0，之前所有修改方案不列出版本号。

②如果经伦理审查后提出需进行相关修改，版本号应在原版本号上按整数递增，如 2.0 版、3.0 版。

③若已经通过伦理审查，但仅有部分内容或文字表述修改，且该修改无须重新伦理上会，仅需伦理备案或快速审查，则修改后的方案版本号为小数点后的数字递增，如 2.1 版、2.2 版等。

（4）方案初稿形成后需进行方案讨论。

①由申办方发起，科室负责人负责组织研究团队进行流程化方案讨论。

②主要讨论研究方案的科学性、可行性及可能遇到的问题，提出解决办法，重点解决试验设计方法、入排标准、终止标准、数据剔除标准等关键点。

③必要时咨询参考其他研究者和其他相关医/药学专家的建议，修订申办方起草的方案，制订出完善的临床试验方案。

④讨论问题记录于相应的表格中，并反馈给申办方/CRO，同时临床研究中心留存电子版表格。

（5）方案修改。

①临床试验过程中如药政管理部门对有关法规有修改补充意见时，应及时对试验方案做相应修改，向伦理委员会报告，并获得书面同意。

②临床试验进程中，若获得有关临床试验新的信息资料，应及时通报有关参加人员，为确保受试者权益及研究的实施，可以更改试验方案。任何方案修改必须由主要研究者、申办方等相关单位签字确认，且必须经过伦理委员会书面批准后才能实施。

③如临床试验进程中对试验方案的更改涉及受试者知情同意的内容，应更改知情同意书；向受试者提供的信息资料有新的修改补充时，也要申报伦理委员会审批，并获得书面同意。

④任何伦理委员会、申办方或研究者对研究方案提出的修改意见,均应将其修改意见记录在案。方案的改变若涉及研究文档,也应同时对其进行修改。

3. 临床试验项目审查

(1)申办者/CRO根据机构立项要求和定稿的临床试验方案准备立项资料。

(2)临床中心内部审查。由专人负责对申办者/CRO资质及递交相关试验立项材料进行内部审查,一般不超过3个工作日答复。审查意见反馈至申办者/CRO,申办者/CRO根据临床中心内部审查意见修改材料。

(3)机构办公室立项形式审查。申办者/CRO协助主要研究者(PI)向机构办公室递交电子版立项资料,形式审查后及时通知申办者/CRO补齐申请文件,一般不超过10个工作日答复申办者/CRO。

(4)伦理委员会办公室形式审查。机构对资料形式审查后,递交电子版材料至伦理委员会办公室。通过审核后,由PI、申办方及临床试验其他参与单位共同签署纸质版材料并递交至伦理委员会办公室;同时,临床中心另存一套纸质版材料。需递交伦理委员会的文件,可参照伦理委员会的《送审文件清单》(见本章第二节)进行准备。

(5)医院伦理委员会审批。

①初始审查为在项目开始前首次向伦理委员会提交的审查申请。申办者/CRO交纳伦理委员会初始审评费。

②在收到伦理委员会办公室的受理通知函后,研究者/申办者按照通知要求准备上会资料(包括演示文稿PPT)。

③伦理委员会召开伦理审查会议,由主要研究者(PI)或PI指派的专人出席审查会议,5~7个工作日后出伦理审查批件/意见。

④伦理委员会办公室通知研究中心及申办者/CRO进行登记,领取批件/意见。

⑤研究者在收到伦理委员会批件/意见后,将其保存在研究者文件夹中。

⑥如果审查决定为肯定性决定,如"同意",则研究者在取得伦理委员会批件后督促申办方进行国家局备案,备案满30天后方可开始进行临床试验。

⑦如果审查决定为"修改后同意"或"修改后重审",则研究者需按照伦理委员会审查意见的相关要求进行修改,然后向伦理委员会提交修正案审查申请或复审申请,项目资料的递交具体流程按照伦理委员会的要求执行。

⑧主要研究者如果对伦理审查决定有不同意见,可以向伦理委员会提交复审申请,可与伦理委员会和办公室进行沟通交流。

(6)医院伦理委员会备案/批准后流程:

①伦理批准后,若申办方需更新方案,应向伦理委员会提交修正案审查申请,取得伦理同意的意见后,方可按新方案执行临床试验。

②项目进展/暂停/终止/完成报告,项目实施过程中发生的严重不良事件报告、违背方案事件报告以及其他需提交伦理委员会的项目资料,需要向伦理委员会递交相关资料进行备案。项目终止/完成后,应督促申办方更新国家局备案。

③研究者根据伦理委员会的要求填写跟踪审查申请表,并随同相关文件一同提交至伦理委员会办公室。

4. 签署临床试验协议

(1)取得伦理委员会同意开展临床试验的批复件后,申办者/CRO与该项目负责人及主要研究者(PI)根据以下要求,初步拟定临床试验协议和经费预算。

①临床试验协议(合同)应符合《中华人民共和国合同法》《技术合同法》《药物临床试验质量管理规范》及其相关的法律法规和行业的政策规定。

②申办者转移给合同研究组织(CRO)的职责和职能应在临床试验协议(合同)中明确。

③临床试验协议(合同)中应约定各方职责、权利。

④临床试验协议(合同)中应明确合作项目的内容、范围和要求。

⑤临床试验协议(合同)中应明确项目验收标准。

⑥临床试验协议(合同)中应明确研究项目的履行计划、时限。

⑦临床试验协议(合同)中应明确研究经费结算、支付方式、支付时间等。

⑧临床试验协议(合同)中应明确协议(合同)期限。

⑨临床试验协议(合同)中应明确各方保密责任。

⑩临床试验协议(合同)中应明确研究技术的使用范围。

⑪临床试验协议(合同)中应明确风险责任的认定、协议纠纷的解决方式。

⑫临床试验协议(合同)中应明确合作各方所执合同的份数。

(2)临床试验协议(合同)应进行会签,由具有协议(合同)审核职责的各部门同意后方为审核通过。若有任何疑义,将由机构办公室进行沟通协调。

(3)临床试验协议(合同)经审核通过后,由机构统一签订,各方负责人或法定代表人签字盖章后生效。

(4)临床试验协议(合同)签署完成后,申办者/CRO按照协议要求支付试验经费。

(5)临床试验协议(合同)作为临床试验的必备文件应妥善保存,应同其他临床试验资料一起按文件管理制度保存。保存期限与项目期限相同。

(6)临床试验协议(合同)应在临床试验开始前签署完成。

二、临床试验前准备

(一)临床试验研究人员组成

试验研究中心应配备研究中心负责人、主要研究者、研究医生、药师、研究护士及其他工作人员。所有人员应具备与承担工作相适应的专业特长、资质和能力。实验室人员应符合《实验室管理指南》的要求。临床研究中心人员应充足,确保能完成此临床试验项目。

1. 研究中心负责人

研究中心负责人:需要1人,总体负责本科室试验的管理工作,保障受试者的权益与安全;应具备医学或药学本科以上学历并具有高级职称,具有5年以上药物临床试验实践和管理经验,组织过多项临床试验。

2. 主要研究者

主要研究者:需要1人,主要研究者和研究中心负责人可以是同一人,负责本临床试验项目的全过程管理,熟悉与临床试验有关的资料与文献,确保试验顺利进行;应具备医学或药学本科或以上学历、高级技术职称,具有系统的临床药理专业知识,至少5年以上药物临床试验经验,有负责过多项临床试验的经历。

3. 研究医生

研究医生:3 人以上,协助主要研究者进行医学观察和不良事件的监测与处置;应具备执业医师资格,具有医学本科或以上学历,有参与药物临床试验的经历,具备急诊和急救等方面的能力。

4. 药师

药师:至少 2 人,负责临床试验用药品的管理等工作;应具备药学本科或以上学历,具有临床药理学相关专业知识和技能。

5. 研究护士

研究护士:3 人以上,负责临床试验中的护理工作,进行不良事件的监测;应具备执业护士资格,具有相关的临床试验能力和经验。

6. 其他人员

其他人员主要包括:项目管理人员、数据管理人员、统计人员(若有)、质控人员、研究助理等,均应具备相应的资质和能力。

(二)临床中心应具有药物临床试验的应急预案、管理制度和标准操作规程(standardoperating procedure,SOP)

1. 应急预案

建立并执行本中心重点防范事件和药物临床试验中受试者损害及突发事件的应急预案。

2. 管理制度

具有本中心特点的药物临床试验各项管理制度。

(1)试验药物管理制度。

(2)人员培训制度。

(3)仪器设备管理制度。

(4)文件管理制度。

3. 质量保证体系

(1)建立适合本中心药物临床试验的质量保证体系。

(2)质控人员职责内容翔实。

(3)质控记录完整。

4. 标准操作规程

(1)具有本中心特点的药物临床试验标准操作规程。

(2)制定药物临床试验应急预案和急救 SOP。

(3)制定本临床中心内各类药物临床试验方案设计 SOP。

(4)制定各药物临床试验的质量控制 SOP。

(5)制定临床中心研究人员培训的 SOP。

(6)制定实验室检测及质量控制 SOP。

(7)制定应急信件保存和紧急情况破盲 SOP。

(8)制定药物临床试验保密 SOP。

（9）制定召开临床启动会的 SOP。

（10）制定临床试验中期协调会议 SOP。

（11）制定临床试验总结会 SOP。

（12）制定试验药物接收、保存、分发、回收、返还 SOP。

（13）制定不良事件和严重不良事件（SAE）处理 SOP。

（14）制定严重不良事件（SAE）报告 SOP。

（15）制定临床试验总结报告撰写 SOP。

（16）制定仪器设备管理和使用 SOP。

（17）制定其他相关 SOP：①制定病例报告表设计 SOP；②制定知情同意书设计 SOP；③制定临床试验总结报告的撰写和审核 SOP；④制定受试者招募、筛选与入选 SOP；⑤制定受试者知情同意 SOP；⑥制定原始资料记录 SOP；⑦制定病历报告表记录 SOP；⑧制定试验数据采集、记录和管理 SOP；⑨制定试验用药品准备的 SOP。

（三）临床研究人员培训

临床研究中心负责人以及所有临床试验相关人员必须经过 GCP 培训和相关临床试验技术及临床试验质量体系培训，并获取相应的培训证书。

每年度都应组织 GCP 及相关法规、管理制度、应急预案、SOP 及操作技能的培训学习。可采取多元化方式进行，如国家级培训、网络培训、院内培训、外出参观交流、科室集体学习、自学、现场实操与演练、考试等。

1. 中心新进临床人员基本要求

新进人员需对中心的相关业务具有基本了解，需了解中心各种公物的使用及操作方法，需对临床试验的流程具有基本了解，需对执行临床试验时的相关规定具有基本了解；具有最基本的常识后，进而针对各岗位职责做更深入的了解。

（1）基本守则与安全防护：员工保密条款、临床中心的地理环境及其外围环境、中心功能区划分、紧急逃生路线及消防设备摆放位置、紧急状况发生时的应变措施等。

（2）废弃物分类及处理：包括医疗、纸类、厨余及其他类废弃物的处理方法。

（3）中心环境整洁规范，各功能区公共环境符合相关规范。

（4）基本设备的使用：电话的使用方式及礼仪；打印复印机、扫描仪、碎纸机等公物的操作方法；冰箱、饮水机、微波炉、空调等公物的使用方法。

（5）试验前准备的事项：生物样本管的准备方法、试验用物资的准备方法、耗材的清点方法、试验表单的制作与质控方法。

（6）试验数据整理的方法：体检数据的处理、原始病历的填写方法、受试者数据的整理方法等。

（7）试验报告的归档方法。

2. 研究医生基本要求

（1）了解试验药品相关简介及不良事件，能够应对不良事件的发生及回答受试者对试验药品的疑问。

（2）不良事件发生时的处理方式及流程。

（3）废弃物的处理方法。

3. 研究护士基本要求

(1)与受试者沟通与试验内容有关的方法。

(2)试验执行的前置作业的准备方法。

(3)营养费支票请领与核销的方法。

(4)试验表格制作与夹放的方法。

(5)不良事件发生时的处理方式及流程。

(6)给药的方法:被主要研究者授权可参与给药的研究护士,须熟悉试验方案的给药流程。

(7)废弃物的处理方法。

4. 生物样本采样人员要求

(1)放置静脉留置针的方法。

(2)采血方法。

(3)离心机的操作方法。

(4)样本的处理方法。

(5)测量生命体征的方法。

(6)样本的存放方法。

(7)温度记录器的使用方法。

(8)受试者应遵守的注意事项。

(9)不良事件发生或天然灾害发生的处理方法。

(10)发生针扎时的处理方法。

(11)废弃物的处理方法。

5. 试验协助人员

(1)准备冰浴盒的方法:冰浴盒用于暂时冰镇采样人员所采集的样本,准备时需置入足量的冰块,再加入适量的水,使冰浴盒内达到冰水共浴的状态。冰浴盒内水位应适中,水深应超过试管的二分之一高。冰块溶解后应适时补充,以维持冰浴盒内的低温。

(2)准备试验饮用水:受试者在全天试验所饮用的水为常温的水。在给药前,依试验药品的不同准备好装有所需水量的水杯,杯身均标示受试者编号。一般口服给药时,一位受试者需要一个水杯,水量为 240 mL。若非上述给药方式,则依该试验的特殊给药流程准备。给药后,依试验方案内容或特殊给水方法准备受试者在特定时间所需饮用的水。

(3)给予受试者试验餐点:给餐前确认受试者编号、给餐时间是否正确。依预设时间给予受试者餐点,并提醒受试者高脂高热餐必须在 30 分钟内食用完毕。给餐后记录实际用餐时间并签署。受试者用餐完毕后,需确认受试者是否确实将餐点食用完毕并填写记录。

(4)离心机的操作方法。

(5)样本的处理方法及存放方法。

(6)测量生命体征的方法。

(7)温度记录器的使用方法。

(8)不良事件发生或天然灾害发生的处理方法。

(9)废弃物的处理方法。

6. 培训要求

(1)参与中心的各项培训时,需填写培训记录;若为法规的相关课程,需注明名称及版本。

(2)试验人员参与临床试验项目执行前,需经过该项目的试验方案培训并填写记录。

(3)为保证培训的时效,研究中心人员应每年进行 GCP 及 SOP 培训。若 SOP 在当年生效,则无须重复培训。

(4)科室负责人针对研究团队中的薄弱环节进行重点培训,制订年度培训计划并通知到科室全体工作人员,之后按照培训计划组织实施。年度培训计划应符合当前形势政策要求,明确研究团队人员培训与建设发展方向。

(5)临床试验项目培训记录应放在该项目的研究者文件夹中。非项目的培训相关记录,如 GCP 及 SOP 培训等,统一由专人管理保存。

(四)临床研究中心的场所、设施及设备要求

1. 试验场所的要求

(1)试验场所应有足够的空间,并提供适当的休息功能场所,以及具有保护受试者隐私的接待场所。空间布局应合理,区域分隔应能适应试验的需求。

(2)应有受试者病房、样本采集、样本处理及储存、药品储存、档案管理等不同功能区域。

(3)试验场所的地点应恰当,建有足以处理紧急状况的应急抢救通道。

(4)试验场所应有便捷的逃生路线及路线图。

(5)试验场所应定期或按试验执行计划安排清洁、消毒、防虫等环境卫生工作,保持场所的干净整洁。

(6)试验场所应具有满足承担临床试验要求的床位数。

(7)试验场所应具有满足临床试验要求的月门诊人数和住院人数。

(8)试验场所应具有满足临床试验要求的病种。

2. 设备设施要求

(1)试验场所应配备相关的急救药品和物资,配备急救相关的设施设备(心电监护仪、呼吸机、负压装置或吸引器、除颤器、抢救车等)。

(2)试验场所应配备用于试验筛选、执行等的仪器设备。

①具有受试者体检相关的设施设备。

②具有相关检测、检验和诊断等相关的设施设备。

③具有试验资料单独保存柜/室。

④具有相应专业必备的特殊医疗设备。

(3)试验场所应配备用于药品储存等的仪器设备。

①具备试验用药品的接收、储存、配制及配制后制剂保管的独立房间或者区域,并采取必要的隔离措施。

②具有试验用药品接收、储存、使用、返还、销毁等记录。

③相关的设施设备应当满足不同试验用药品对贮藏温度、湿度、光照等环境条件的要求,以确保试验用药品在有效期内保持稳定。

④试验用药品的储存区域应当有必要的安全措施,以确保试验用药品贮藏保管期间的

安全性。

（4）试验场所应配备用于样本处理及储存的仪器设备。

①具有样品处理相关的设备,如离心机。

②具有样品储存相关的设备,如冰箱,并进行充分监测。

③具有样品处理时温度、湿度、光照等特定环境条件要求的调控设施设备。

④样品处理过程、转运等需有记录。

（5）试验场所应配备档案储存室。

①档案室应进行访问控制,防止未经授权批准的人员接触档案。

②根据档案贮藏条件的需要配备必要的设备,有效地控制火、水、虫、鼠、电力中断等危害因素。

③为有特定环境条件调控要求的档案配备保管设施,并进行充分监测。

④具有档案索引,便于查找。

⑤具有档案接收、查阅、转移、销毁相关的记录。

（6）应有制度或标准操作规程规定仪器设备的校正、维护及使用。

（7）试验场所应配备相关的消防设施设备,应定期检查或随同医院的消防设施设备一起检查。

（8）确保设施的环境条件满足工作的需要,配备合适的环境调控设备设施。

（9）具备双路供电系统（或备用电源）。

3. 仪器设备管理

（1）应由专人负责管理仪器设备。

（2）仪器设备需定期进行校正或验证。

（3）应具有仪器铭牌,标明仪器的状态、编号等。

（4）仪器设备的使用、维护、保养等均应有记录。

（五）临床试验前准备

1. 启动会确认

在临床试验正式实施前,由申办者/CRO与该项目的负责人及主要研究者（PI）共同商定启动会的具体时间、地点、方式,并将临床试验启动会确认函发至机构办公室。

2. 费用支付

申办者按照协议支付首笔临床试验费用。

3. 人员的分工安排

收到项目执行通知后,首先应协调护士长完成试验过程中相关护士的排班分工,以确保执行过程中人员就绪。最终排班表确认后,如有必要可对参与项目的人员进行岗前培训,以确保执行能够严格按照要求进行。

4. 试验用药品接收

申办者将试验用药品送至研究中心。研究者应确保试验药品在启动会前到达中心,且做好相关交接工作。

（1）药品运送到研究中心后,由药品管理员查看药品运输外包装是否完好、是否潮湿,相关文件材料是否齐全。若发生药品运输外包装破损等异常情况,药品需隔离。

（2）确认运输外包装完好、无潮湿后，打开包装，在验收台检查药品外包装是否完好，药品是否暴露，有无碎片。若发生药品暴露等异常情况，药品需隔离。

（3）确认正常后，查看温度计上的温度是否符合方案要求并拍照。若发生超温/超湿的情况应记录，并立即联系申办方，由其确认药品的稳定性，是否可以继续使用。若可以使用，则按药品接收程序继续接收，申办方需提供相关药品的稳定性报告证明。如果不可用，药品需隔离。

（4）确认温湿度符合要求后，开始试验用药品验收作业。

①药品验收应在验收台上进行，验收前应对验收台进行清洁。

②逐一检查药品名称、编号、外包装、标签、剂型、规格、批号、有效期和数量，是否有药检报告，是否标明为临床试验专用，是否有购药发票复印件等信息；若参比制剂为进口药，还要有通关凭证。

③双盲试验中的试验用药品与对照药物或安慰剂的外形、气味、包装、标签及其他特征是否一致。

④若发生药品批号与试验方案不一致等异常情况，药品需隔离。

（5）全部确认无误后，填写药品接收记录，分别由研究中心保存和申办者留存。

（6）隔离药品联系申办方，确认是否返还；如需返还，则填写药品返还记录。

5. 试验物资接收

申办者将物资送至研究中心，由研究中心专职人员负责接收，在接到物资时，应及时按照交接清单清点物资的种类、数量，同时检查是否完整，是否在有效期内等。接收完成后，应做相应接收记录。知情同意书、原始病历等模板，可由申办者/CRO 委托印刷公司打印装订，作为物资的一部分接收。

6. 试验资料接收

试验资料是指试验过程中申办者或申办者委托的 CRO 向研究者提供所有的试验相关的资料：临床研究批件、药检报告、研究者手册、临床试验方案、知情同意书样稿、病例报告表（CRF）样稿、原始病历样稿、资质证明材料、严重不良事件（SAE）报告、研究报告、监查报告等。

由项目负责护士接收，需核对资料清单，检查文件是否齐全，是否有漏页等。

核对该临床试验项目相关方案、知情同意书、原始病历、病例报告表（CRF）的版本号与伦理委员会批件所批复的是否相符。

7. 表格准备

研究人员准备并打印出试验过程中所有涉及的表格备用，并确保使用的所有表格均为现行版。

8. 仪器设备准备

研究者在试验执行前，需协调相关人员确认试验执行过程中需要使用的仪器设备均处于正常运行的状态，确认各功能区域环境温湿度均达到要求。

（六）召开临床药物试验启动会

1. 启动会组织

由 PI 或 PI 指定的专人组织召开试验项目启动会。

2. 启动方式

研究中心现场启动或远程线上启动。

（1）现场启动：现场启动会于研究中心指定地点召开。现场启动时，如有个别研究者因故无法到场参会，可通过网络语音/视频方式参加会议，作为现场启动会议的补充。

（2）远程线上启动：当有不可抗原因导致无法召集研究团队进行现场启动培训时，可采用网络语音/视频方式实施启动会。线上启动培训要求参会人员连线参会时处于私密、安静的空间，保证启动会议效果。远程线上启动培训的内容与现场启动培训一致。

3. 参会人员

参会人员：主要研究者、研究小组成员、药品管理员、项目管理人员等研究人员，机构办公室人员，QA人员，申办者或者CRO监察员，其他与试验相关的人员。

4. 启动会培训内容

由申办者委派的工作人员或主要研究者及其指定专人培训试验方案等。培训内容包括：

（1）试验的目的、意义、分类、研究内容等。

（2）试验执行流程步骤以及相关事项，主要研究者以及其他与会人员进行讨论，并确认各试验流程、步骤以及相关事项的可行性。

（3）试验注意事项。

（4）试验纳排标准。

（5）知情同意。

（6）AE和SAE的处理及上报。

（7）试验用药品管理。

（8）原始病历及CRF填写。

（9）试验总进度。

（10）其他与该项临床试验相关的特殊技能或技术培训等。

（11）由监察员负责监察计划的讲解（如适用）。

（12）必要时，进行GCP或相关标准操作规程的培训

5. 分工授权

启动会培训结束后，主要研究者可根据试验情况给研究人员分配角色、任务及授权开始时间，完成研究人员授权并签字。将已填完的研究人员授权表保存在研究者文件夹中。

6. 会议纪要

PI指定人员或申办方代表负责记录会议纪要，填写培训记录，并将其保存在研究者文件夹中。

三、临床试验项目实施

（一）志愿者招募

1. 权责

研究者可采取各种方式进行志愿者招募，医学伦理委员会应对招募广告的内容和途径进行审查。

2. 招募计划

为确保临床研究顺利开展,可制订受试者招募计划,指定具体的招募工作负责人,或者委托 SMO 进行招募但需要签署协议。

3. 招募人员

(1)招募工作人员需充分了解招募广告的内容,并根据试验计划完善招募广告的模板。根据招募计划准备相关材料,包括复印足够的招募广告、制作易拉宝等。

(2)招募工作人员应充分掌握试验目的、试验药品信息、试验流程、受试者选择的要求、出现不良事件时所给予的救治措施及受试者权益等相关信息,并在招募过程中向志愿者解答相关疑问,实事求是,不可单方面诱导受试者加入试验。

(3)招募工作人员应根据试验的计划,安排目标志愿者进行筛选工作,一般应避免录入文盲人员。

4. 招募的途径

(1)网上招募:在医院对外、对内的网站上公布招募广告,或通过其他互联网平台发布招募广告,包括微信、QQ 群等。

(2)在医院或其他场所的宣传栏上张贴招募广告等。

(3)中间人介绍:通过出院人员发布项目信息,告知志愿者入选/排除条件,协助联系志愿者。

(4)在医院、社区及高校等场所现场招募。

5. 招募内容

招募内容:试验目的、试验药品、试验过程、志愿者选择的要求、出现不良事件时所给予的救治措施及志愿者权益等。此外,要留下联系医师的姓名、电话和报名参加的时间等。不可有任何夸大或与实际不符的言语或保证,不可有任何诱使受试者参与试验的涉及经济利益的语言或保证。招募广告中应告知试验的伦理举报渠道。

6. 招募广告

面向志愿者的招募广告,在发布之前首先应通过医学伦理委员会的审查,然后应征得相应管理部门的同意。

7. 招募完成

招募工作结束后,招募工作人员应保存招募的志愿者名单(包括研究编号、姓名、联系电话等),可视情况建立志愿者库。在承接相应的药物临床研究项目时,可电话联系告知其临床研究信息,不可有任何夸大或与实际不符的言语或保证。

(二)受试者筛选入选

1. 筛选前准备

(1)检查筛选所需书面文件是否齐全,包括知情同意书、受试者须知、补贴发放表、知情过程信息表等。

(2)检查相关物资是否备齐,包括药筛试剂盒等。

(3)研究者需指定专人根据试验方案准备宣讲的 PPT,其内容应包括试验药物介绍(适应证、用法用量、可能发生的不良反应等)、试验流程、时间安排等内容,并于宣教前交给护士长或宣讲负责人。

（4）确定目标受试者，通知其进行知情同意及筛选体检。

（5）目标受试者进入本研究中心应先登记来访时间并签名。

（6）研究者必须向受试者说明有关临床试验的详细情况，取得知情同意书后，开始筛选程序。

2. 知情同意

知情同意，指受试者被告知可影响其做出参加临床试验决定的各方面情况后，确认同意自愿参加临床试验的过程。该过程应当以签署了姓名和日期的书面知情同意书作为文件证明。

（1）药物临床试验开始前，知情同意书模板须为获得伦理委员会审查批准的最新版。如有必要，临床试验过程中的受试者应当再次签署知情同意书。

（2）知情同意过程符合"充分告知""易于理解""自主选择"的原则。应当遵守赫尔辛基宣言的伦理原则。

（3）研究者或其指定的代表可通过宣教的方式向可能参与药物研究试验的志愿者提供有关人体研究的详细情况，充分解释，回答质疑，保证每个志愿者理解每项程序。

（4）知情宣教内容：

①研究药物的介绍，包括药物适应证、疗效及不良反应。

②该药物试验的研究目的。

③该研究中心实验室的资质和场所介绍。

④试验研究过程、时间安排与试验期间禁止携带的物品。

⑤试验需采集的样本及样本总量。

⑥试验过程中可能出现的风险与不适，以及救治的措施。

⑦志愿者/受试者的权益及参加研究试验的补偿。

⑧告知志愿者需采集其身份信息并用于录入受试者网筛比对系统等方面。

（5）研究者向志愿者提供的信息必须以适合个体理解水平的语言来表达。如果研究具有重大风险，而志愿者对所提供信息的理解可能有困难，可以使用视听资料和小册子帮助受试者及其监护人充分理解，也可通过重复讲解、解释的方式，鼓励志愿者讨论、提问并给予其清晰的解答。

（6）宣教完成后，给予每个人足够的时间考虑，有意向参与试验的志愿者需到问诊室与研究者进行一对一的知情同意书的签署。

（7）通过研究者培训，确认获取受试者知情同意的研究者对研究有充分的了解，并能回答可能的受试对象的提问。签署前，研究者应询问志愿者是否对药物及试验有充分的理解或是否有其他疑问；如有疑问，研究者须充分和详细解答。

（8）志愿者应在没有受到强迫、不正当影响、劝诱或胁迫下做出同意签署知情同意书的决定，任何形式的胁迫都会导致知情同意无效。

（9）与研究者谈话之后，志愿者同意参与该药物临床试验，则需在知情同意书上签名和签日期，研究者核对无误后签名和签日期确认。知情同意书一式两份，一份交由受试者自行保管。

（10）志愿者或者其监护人，以及执行知情同意的研究者应当在知情同意书上分别签名并注明日期，如非受试者本人签署，应当注明关系。志愿者或其合法代理人均无阅读能力时应有见证人在场，由志愿者或其合法代理人做口头同意，并由见证人签名并注明日期。

（11）研究者获得可能影响受试者继续参加试验的新信息时，应当及时告知受试者或其监护人，并做相应记录。若发现涉及试验的重要新资料，则必须对知情同意书做书面修改并送伦理委员会批准后，再次取得志愿者/受试者同意。

3. 筛选流程

（1）发放受试者筛选腕带。

（2）研究者收集受试者身份证复印保存，确认受试者年龄是否符合方案要求。

（3）研究医生核对受试者身份信息，询问病史、过敏史等相关信息并进行体格检查，记录于原始病历中。体格检查应根据方案规定的项目进行，问诊应根据方案的入选标准与排除标准进行，不合格的受试者无须继续体检。问诊内容包括（但不限于）：

①受试者的病史、过敏史。

②受试者的吸烟、饮酒史。

③受试者在试验前3个月是否失血或献血超过规定量。

④受试者在试验前的服药情况。

⑤受试者的避孕意愿。

（4）研究者进行网络筛查，登录"临床研究受试者数据库系统"确认受试者资格，受试者是否在规定时间内未参与临床试验。

（5）研究人员测量受试者的身高体重，并计算 BMI。

（6）根据方案要求，研究人员测量受试者生命体征。测量血压、脉搏时，受试者应取坐位或卧位。

（7）对受试者进行心电图检查及其他方案要求的各项相应的检查。

（8）研究人员采集受试者实验室检查样本并送检。

4. 结果判定

（1）研究人员及时查询实验室检查项目结果并打印，并收集其他（如胸片、心电图等）检查结果，并仔细核对每个受试者检查项目与申请单是否一致，以及数量是否与体检人数一致；若发现错误，及时更正。

①若发现有姓名出现错误，应及时更正。

②若发现有漏查项目的，须立即与检查科室工作人员进行沟通，尽快补做；不能补做的项目（如血糖、尿 HCG）应通知受试者重新抽血或留小便，再送往检查科室补做。

③检查结果打印出来后，将同一受试者的检查单整理保存。

（2）检查报告核对无误后，由研究医生及时对结果进行评估和判定。评判完毕，医生在每一张检查报告上签上名字及日期。

①判定之前再次阅读试验纳排标准，掌握其中特别指定的与试验药物不良反应相关的实验室项目的评判尺度。

②逐一翻看每一位受试者的体检结果单，检查结果异常值是否有临床意义由医生进行判断。

③如果出现的实验室结果超出评判标准的异常是由受试者本身的疾病引起的，则仍判断为有临床意义，再根据纳排标准判断其是否可以入组；而试验后体检结果如出现和筛选期同样的异常值，则仍判断为有临床意义，但不属于不良事件。

④心电图结果如出现异常，结合病史、心电图以及药物是否会引起此种异常进行判断。

如不会导致严重心律失常,不影响血流动力学,均认定为没有临床意义。

⑤胸片结果如出现异常,结合病史及药物是否会引起此种异常进行判断。如不会导致严重的肺部疾患,均认定为没有临床意义。

(3)研究医生根据判定结果,结合受试者人口学资料、病史、过敏史等相关信息,逐条核对纳排标准,衡量每位受试者是否可入选试验。

(4)研究医生综合受试者筛选结果及依从性,初步拟定入选的受试者名单。研究人员通知受试者体检结果、是否入选、入住日期及时间。

(5)临床试验正式开始之前,以初步拟定入选的受试者名单在 HIS 上查阅受试者近三个月的就诊及开药信息,以保证受试者的用药安全及试验的顺利进行。

(6)临床试验正式开始之前,研究者需对所有入选的受试者进行再次筛查判断,确认是否符合入选标准,不符合排除标准,合格者方可进行试验。汇总信息,制作《受试者筛选入选表》《受试者鉴认代码表》并签署。

(三)临床试验过程

1. 试验过程

研究人员按照试验方案要求完成试验流程操作,包括给药、各种检查等。所有操作均需详细记录并及时填写相关资料。

2. 受试者入住、入组

(1)通知初筛合格的受试者入住临床中心,研究人员嘱咐受试者按照入住流程办理入住手续。

(2)研究人员根据方案的要求对受试者进行生命体征的测量。

(3)按照方案规定进行特殊项检查,如酒精呼吸检测、尿液药物检测等。

(4)研究者需对所有入选的受试者进行入住筛查,确认是否符合入选标准,不符合排除标准,合格者方可入住。不合格者需签退,离开本研究中心。

(5)研究人员发放受试者服装,让受试者更换,并对受试者进行随身物品检查,受试者不得携带打火机、烟、药品、食品、超过 100 mL 的化妆品等违禁物品入住试验室病房。多余物品放入受试者专用柜。受试者专用柜采用双锁,研究人员与受试者各持一把钥匙,只有两把钥匙同时开启才能打开柜门。

(6)研究人员安排受试者入住登记,分配房号或床号。

(7)每个项目的受试者首次入住时需由研究者按方案要求随机将受试者分入各组。

(8)当受试者入组后,打印受试者腕带标签,包括姓名、试验号等,并将其佩戴至受试者手腕上。

(9)完成入住手续后,研究人员召集所有受试者,统一进行入住宣教。宣教内容应包括但不限于:

①环境介绍:多功能厅、病房、集中采样区等。

②活动范围:不能私自进出办公室,不得擅自离开研究中心。

③应急通道:介绍位置,并告知非紧急情况不得随意开启应急门。

④作息时间:具体按照试验情况进行调整。

⑤饮食要求:住院期间所有饮食由本研究中心供应,严禁携带外来食物及饮品。

⑥安全要求：病区设有氧气管道，不得有明火。

⑦试验要求：具体按照试验情况进行安排。一般内容包括给药时间、采样次数、时间安排等。

⑧用餐时间：早餐(是否空腹试验)时间、中餐时间、晚餐时间。

⑨其他注意事项：如试验期间不得擅自使用其他药物，如已使用，须告知研究人员等。

(10)研究中心有受试者入住时，需安排研究人员值夜，并对每个病房进行查房。值夜期间需定时巡视，保证受试者安全。

3. 受试者给药

(1)受试者给药，分为在临床中心给药与带回自行用药。

(2)在临床中心给药：

①给药前先核对受试者腕带及药物标签。

②按照方案规定给药时间、给药方式进行给药。常用的给药方式：口服给药、静脉推注、肌肉注射、皮内注射、皮下注射、雾化吸入给药、滴眼给药、吸入给药、直肠给药、皮肤外用、滴鼻给药、鼻喷给药、外耳道滴药等。

③给药结束时，记录人在《给药记录表》上填写给药结束时间，检查人进行服药容器和口腔检查。

④用药结束后，给药人对剩余试验用药品的数量、包装清点完成后，通知药品管理员回收剩余试验用药品。

(3)受试者自行用药：

①受试者自行用药涉及的给药方式：口服给药、滴眼给药、吸入给药、直肠给药、皮肤外用、滴鼻给药、鼻喷给药、外耳道滴药等。

②给受试者发放药品，记录发放数量，教导受试者给药方式、用药时间，填写《受试者日志卡》。

③受试者随访时，回收剩余药品和《受试者日志卡》。

(4)给药后检查：按方案要求的时间窗进行各种检查。

4. 样本采集及处理

(1)样本管理必须遵守《人类遗传资源管理条例》的规定。

(2)样本管准备：

①样本管标签打印。打印样本管标签，标签格式包括项目编号、试验号、周期号、基质类型、时间点等。

②样本采集管与样本冻存管的准备及粘贴。准备足量的样本采集管及冻存管，将打印好的标签粘贴到相应的采集管及冻存管上，按采样顺序摆放好备用。若为光敏药品，采集管及冻存管应使用棕色管。

③样本管准备完成后，由专人进行检查。

(3)样本采集和收集。

①人员准备：采样前，操作人员应洗手、戴口罩，保持服装整洁。

②核对受试者腕带与采集管编号是否一致。

③血样采集：使用采血针进行采集，收集足量血液后拔采血针和采血管，记录采样时间。

将真空采血管轻轻左右颠倒数次,以便内部的抗凝剂或促凝剂与血液充分混合,并根据方案将采样管放入试管架或进行冰浴。采样时间具体参考研究方案中规定的样本采集时间窗的要求。

④尿样的收集:统一使用专用尿样采集桶,在试验开始前准备好,按受试者顺序编号,每人一个桶。尿样的采集严格按照方案设计的时间段进行,受试者要在每个采样时间段结束时将尿全部排出,实际收集尿液的时间段与理论收集尿液的时间段允许误差应参照临床研究方案中规定的时间窗。

⑤唾液的收集:唾液使用唾液采集管进行采集,采样时间以放入采集棉芯到取出采集棉芯的中间时间计;实际采样时间与理论时间相差 2 min 以上,以实际采样时间计;采样间隔大于 60 min 时,实际采样时间与理论时间相差 5 min 以上,以实际采样时间计;采样间隔大于 6 h,实际采样时间与理论时间相差 10 min 以上,以实际采样时间计。

(4)样本处理:若为光敏药品,样本处理时,需在避光条件(黄光灯)下操作。

①样本接收:采集后的血液由送样人和离心人员核对采血管数量、标签,进行样本交接,并填写记录。

②样本离心:样本离心时注意防止剧烈振摇。按照研究方案中规定的温度及转速进行离心机参数的设置。样本离心前,提前开启离心机降温,设置好离心参数,待离心温度达到设定要求后方可离心。按下"Open"键,打开离心机盖,对称放置样本管,并由另一人复核,盖上离心机盖。按离心机上"Star"按钮,记录离心开始时间及其他相关信息。待离心结束时,记录离心结束时间。

③样本分装:打开离心机,将采集管取出,依次摆放,分别检查采集管及样本冻存管标签(检测和备份)是否相互一一对应,将采集管内样本(血清或血浆)分装至检测管和备份管。记录分装开始时间和结束时间,由复核人复核,并填写分装情况;溶血与脂血根据实验室手册进行判定,如有溶血或脂血等需记录。

④样本入盒:提前在样本盒上粘贴好标签,在记录中填写样本盒编号,将分装后的对应样本(检测和备份分开放置)放入对应盒中。

⑤血液样本离心分装后的下层血细胞按照医疗废弃物处理,不得以其他理由转运出研究中心。如需进行科学研究,需征得申办方同意并通过伦理委员会审批同意。

(5)样本冰箱存取:

①样本的冰箱存放:样本入盒完成后,检测样本和备份样本一般临时存放于−20℃冰箱(也可直接存入−80℃冰箱),特殊样本应根据检测机构的具体要求进行操作。

②样本存入:打开冰箱门,依次放入需要存入的样本盒,完成存入操作,关闭冰箱门;填写记录,由复核人确认。同时,在冰箱外侧样本盒位置图上标明样本盒存放位置。注意:检测样本和备份样本应放置在不同的冰箱中。

③样本取出:打开冰箱门,从冰箱取出样本盒,完成取出操作,关闭冰箱门;填写记录,由复核人确认;同时划掉冰箱外侧样本盒位置图上的相应存放位置。

(6)样本转运:

①一般情况下,在每完成一个周期或一个剂量组的全部样本采集工作后,统一将生物样本进行转运。检测样本转运至检测机构;备份样本若要寄至第三方机构,需填写《备份样本转移表》,原则上申办方应提供第三方合同或中心留存寄出单据,确保样本转运安全。注

意:检测样本寄送时应打开样本盒进行样本数量以及样本标签的确认,确保寄送样本的数量以及血样类型(检测或备份)无误。

②如受样本稳定性原因限制,需及时转运样本的,则按照相应的时间要求进行样本的分批次转运。

③样本转运时应按照要求选择适宜的转运条件,并保证样本在运输全过程符合转运要求;运输全过程必须有温度记录。

④样本运输及交接应填写记录,原件中心留存,复印件随样本一起运输,请接收单位签署完成后传真或扫描返回临床中心,将传真件或扫描件打印保存。运输单也需复印保存。

⑤所有转运出研究中心的检测样本和备份样本,若申办方进行销毁或者再次转移,原则上须书面告知研究中心。

5. 受试者退出

(1)试验方案应明确退出标准。研究者在试验开始之前,应充分掌握研究方案,熟悉退出标准,并结合临床实际把握具体实施标准。

(2)除受试者主动退出的情况外,有下列情况的受试者也应退出试验:

①严重违反入选、排除标准。

②依从性差的受试者。

③出现严重的不良反应,研究者认为继续试验可能对受试者不利。

④妊娠。

⑤研究医生认为受试者应该退出试验的其他相关情况。

(3)当受试者主动要求退出临床试验时,研究者应分析其退出的原因。

(4)如果有任何原因使研究医生认为退出试验符合受试者的最大利益,则受试者应退出试验。

(5)对于中途退出试验的受试者,研究人员应询问是否发生任何不良事件,并尽可能让受试者完成最后一次访视,进行实验室检查和不良事件记录,并追踪不良事件。对于后续治疗的受试者,研究者需提供相关的治疗方案或者提出建议。

(6)研究人员将退出受试者信息及时记录。

6. 受试者出组

(1)请受试者于《受试者补贴发放记录表》中签署确认。

(2)整个试验完成后,研究者在方案规定的时间窗内对受试者进行出组体检。

(3)体检项目按方案要求。研究医生对检查及检验结果进行判定,结合受试者情况综合判断是否存在不良事件。

①若受试者无不良事件,可直接进行出组操作。

②若受试者发送不良事件,需进行处理。待随访至正常或恢复到入组前水平后为该受试者办理出组。

(4)汇总完成的受试者信息,制作《完成试验受试者编码目录》并签署。

(四)方案违背处理及上报

1. 方案违背

药物临床试验过程中研究者或受试者不遵从试验方案进行,发生以下情况:

（1）轻度违背方案：不会影响某个项目的有效性，研究者应在原始病历及病例报告表（CRF）记录并做出合理解释。

（2）重大违背方案：

①纳入不符合纳入标准的受试者。

②在研究过程中，符合提前中止研究标准而没有让受试者退出。

③给予受试者错误的剂量或不正确的剂量组。

④给予受试者错误的试验用药品。

⑤给予受试者方案禁用的合并用药。

⑥任何偏离研究特定的程序或评估，从而对受试者的权益、安全和健康，或对研究结果产生显著影响的研究行为。

（3）持续违背方案（不属于上述重大违背方案，但反复多次的违背方案）。

（4）研究者不配合监察、稽查及检查。

（5）对违规事件不予以纠正。

2. 处理和上报

（1）在试验过程中如发现上述问题（自查或第三方检查发现），由研究者报告项目负责人及申办者，申办者审核确认违背事件以后，针对该事件给出处理意见，研究者再及时上报伦理委员会。

（2）若发生受试者伤害，研究者应及时采取相应措施保护受试者安全，研究者应按不良事件及严重不良事件处理和上报申办方和伦理委员会，并按照要求及时填写违背方案报告上报伦理委员会。

（3）伦理审核通过后打印违背方案报告并获取 PI 签字，然后将纸质版报告递交伦理委员会，上报内容包括但不限于：

①违背方案事件的描述。

②违背方案的影响：是否影响受试者的安全、权益，是否对研究结果产生显著影响。

③违背方案的处理措施。

（4）违背方案的处理措施，包括但不限于：

①由 PI 针对违背方案的事件进行原因分析，并对研究人员做相应的方案培训或流程的梳理。

②由研究者对尚在参与临床试验的受试者进行相关的培训指导。

（五）不良事件及严重不良事件处理和上报

1. 定义

（1）不良事件（adverse event，AE）：受试者接受试验用药品后出现的所有不良医学事件，可以表现为症状、体征、疾病或者实验室检查异常，但不一定与试验用药品有因果关系。

（2）严重不良事件（serious adverse event，SAE）：受试者接受试验用药品后出现死亡、危及生命、永久或者严重的残疾或者功能丧失、受试者需要住院治疗或延长住院时间，以及先天性异常或者出生缺陷等不良医学事件。

（3）可疑且非预期严重不良反应（suspicious and unexpected serious adverse reactions，SUSAR）：临床表现的性质和严重程度超出了试验药物研究者手册、已上市药品的说明书或者产品特性摘要等已有资料信息的可疑并且非预期的严重不良反应。

（4）研发期间安全性更新报告（development safety updated report，DSUR）：依照 ICH 要求对研发中的药物（包括已批准但仍在进一步研究的药物）进行安全评估的定期报告的通用标准文件。

2. 研究者观察 AE 及 SAE 的重要性及责任

（1）研究者应向受试者详细说明用药后可能出现的不良反应，要求受试者如实反映用药后的病情变化。受试者用药后，研究者应细致问诊，询问受试者有无不适症状，及时发现受试者发生的任何不良事件，如有合并用药，详细记录用法、用量、用药时间。研究者应避免诱导性提问。

（2）观察和记录 AE 及 SAE 的重要性。

①保护受试者的安全。

②评价药物的安全性。

③修改试验方案、调整剂量/剂型及停止临床试验的依据。

④满足药物注册要求。

⑤评价药物经济学依据。

（3）研究者需熟悉相关资料。

①熟悉研究药物已有的安全性资料，包括研究者手册、安全性报告，国外药品说明书、国外研究和应用报告及其他与安全性有关的资料，了解已知不良事件或严重不良事件发生的情况。

②熟悉临床试验方案及纳排标准，详细记录受试者的病史和主述，及时查阅并记录受试者的检验检查报告结果，以及时发现不良事件及严重不良事件。

③熟悉不良事件、严重不良事件及可疑且非预期严重不良反应的定义，及时判断受试者发生的不良事件及严重不良事件，为受试者赢得宝贵的治疗时机，确保受试者的安全。

（4）收集和随访 AE、SAE 的时限：

①从受试者接受试验用药品开始。

②贯穿整个研究过程。

③对 SAE 的随访可能在研究结束时仍然继续。

④其随访延续时间视医疗需要而定。

⑤所有的 AE、SAE 都必须随访至——痊愈、状态稳定、得到合理解释、受试者失访、受试者死亡。

（5）及时正确处理所有的 AE、SAE。

①研究者在获知不良事件发生后，根据试验方案初步评定不良事件的程度/分级、与试验药物的相关性。

②研究者根据受试者的病情明确诊断，负责做出与临床试验相关的医疗决定，及时、正确地采取医疗措施，并将相关情况如实告知受试者，确保受试者安全，并决定是否中止试验。

③受试者可以无理由退出临床试验。研究者在尊重受试者个人权利的同时，应当尽量了解其退出理由。

④研究者意识到受试者存在合并疾病需要治疗时，应当告知受试者，并关注可能干扰临

床试验结果或者受试者安全的合并用药。研究者应当采取措施，避免使用试验方案禁用的合并用药。

⑤受试者发生严重不良事件时，研究者应立即给予必要的救治处理，保护受试者安全。需会诊时紧急联系相关科室协助进行抢救，必要时送 ICU。

(6)详细、准确记录所有的 AE、SAE，并及时报告 SAE。

①研究者必须根据试验方案要求详细记录不良事件的发生时间、严重程度、与研究药物的关系、采取的措施、伴随的治疗和转归情况等。

②客观地评价 AE、SAE 和研究药物的相关性。

③针对受试者的病情对研究药物采取相应的措施，如中止使、暂停使用、继续用药、减量等。

④及时向申办方和伦理委员会报告 SAE。

3. 不良事件和严重不良事件评估

(1)不良事件与不良反应的区别：

①不良反应与药品应用一定有因果关系。

②在临床研究期间出现的任何不良医学事件（包括既往医学事件的重现或加重），不论是否与研究药物有关，不论程度如何均称为不良事件。

(2)不良事件的形式：症状、体征、疾病、实验室检查。

(3)受试者发生以下情形的不良事件均定义为 SAE：

①死亡。

②危及生命。

③永久或者严重的残疾或者功能丧失。

④受试者需要住院治疗或者延长住院时间。

⑤先天性异常。

⑥出生缺陷。

⑦其他医疗上被认为是严重的不良事件（由研究者进行医疗判断，如妊娠）。

(4)不良事件严重程度分级见表 6-1。

表 6-1　不良事件严重程度判定标准

不良事件分级	严重程度描述
Ⅰ级	轻度；无临床症状或有轻微临床症状；仅有临床或诊断所见，无须治疗；很容易耐受的症状和体征（症状对一般社会性和功能性活动没有影响或影响轻微）
Ⅱ级	中度；需要较小的、局部的或非侵入性治疗；与年龄相符的工具性日常生活活动（activities of daily living，ADL）受限，工具性日常生活（指做饭、购物、使用电话、理财等）受限，症状对一般社会性和功能性活动影响较大
Ⅲ级	严重或有重要医学意义但不会立即危及生命；导致住院或住院时间延长；导致残疾；自理性日常生活受限（指洗澡、穿衣、脱衣、吃饭、如厕、吃药等，并未卧床不起），症状导致不能完成一般社会性和功能性活动
Ⅳ级	危及生命；需要紧急治疗。
Ⅴ级	与 AE 相关的死亡

(5)不良事件与试验药物的因果关系评价:因果关系的判定又称关联性评价,即评价怀疑药品与患者发生的不良反应/事件之间的相关性。根据世界卫生组织(WHO)相关指导原则,关联性评价分为肯定、很可能、可能、可能无关、待评价、无法评价 6 级,参考标准如下所示。

①肯定:用药与不良反应的发生存在合理的时间关系;停药后反应消失或迅速减轻及好转(即去激发阳性);再次用药不良反应再次出现(即再激发阳性),并可能明显加重;同时有说明书或文献资料佐证;已排除原患疾病等其他混杂因素影响。

②很可能:无重复用药史,余同"肯定",或虽然有合并用药,但基本可排除合并用药导致不良反应发生的可能性。

③可能:用药与反应发生时间关系密切,同时有文献资料佐证,但引发不良反应的药品不止一种;或不能排除原患疾病病情进展因素。

④可能无关:不良反应与用药时间相关性不密切;临床表现与该药已知的不良反应不相吻合;原患疾病发展同样可能有类似的临床表现。

⑤待评价:报表内容填写不齐全,等待补充后再评价;或因果关系难以定论,缺乏文献资料佐证。

⑥无法评价:报表缺项太多,因果关系难以定论,资料又无法获得。

以上 6 级评价可通过表 6-2 表示。

表 6-2 不良事件相关性判断表

关联性评价	时间相关性	是否已知	去激发	再激发	其他解释
肯定	＋	＋	＋	＋	－
很可能	＋	＋	＋	?	－
可能	＋	±	±?	?	±?
可能无关	－	－	±?	?	±?
待评价	需要补充材料才能评价				
无法评价	评价的必须资料无法获得				

注:①＋表示肯定或阳性;－表示否定或阴性;±表示难以判断;? 表示不明。

②时间相关性:用药与不良反应的出现有无合理的时间关系。

③是否已知:不良反应是否符合该药已知的不良反应类型。

④去激发:停药或减量后,不良反应是否消失或减轻。

⑤再激发:再次使用可疑药品是否再次出现同样的不良反应。

⑥其他解释:不良反应是否可用并用药品的作用、患者病情的进展、其他治疗的影响来解释。

初始报告人(如报告的医生、药师)对报告进行了关联性评价,原则上持有人评价意见不应低于初始报告人。持有人与初始报告人评价意见不一致的,可在备注中说明。多种因素可能会干扰因果关系判断,如原患疾病、并用药品或药品存在可疑的质量问题等,评价人员应科学评估,不能盲目地将这些因素作为排除药品与不良反应关联性的理由,从而不予上报。

4. 不良事件和严重不良事件的处理过程

(1)受试者发生不良事件后,研究人员应先对症处理,及时通知研究者,如果是 SAE,应同时通知 PI。

（2）研究者获知受试者出现不良事件后，需详细询问受试者发生 AE、SAE 的时间、当时的症状、体征及所在地点等，对受试者进行对症处理及必要的解释与指导。

（3）研究者初步评定不良事件的程度分级、与试验药物的相关性，并给出进一步处理意见。

①一般不良事件：可密切观察事件或根据试验方案进行相应的对症处理。

②严重不良事件：根据临床表现按临床抢救治疗的规范立即采取相应的治疗或抢救措施。尽可能维持受试者生命体征的稳定，必要时进行心电监护。

（4）研究者根据受试者病情实施处理，若受试者的损害超出研究中心的救治能力，应通知应急小组及医院相关部门，启动"防范和处理受试者损害和突发事件应急预案"。

（5）对不良事件采取的措施主要包括：①未采取措施；②暂时中断研究；③停用试验用药物；④服用伴随药物；⑤采用非药物治疗。

（6）对 SAE 采取的措施主要包括：

①立即采取相应的治疗或抢救措施。

②调整试验用药剂量/暂时中断研究。

③永久性停用试验用药物。

④服用伴随药物。

⑤采用非药物治疗。

⑥住院/延长住院时间。

（7）妊娠事件的处理：

①确定受试者或其配偶是否妊娠：进行 B 超检查和血 HCG 检查，询问末次月经时间，确定怀孕时间。

②再次告知受试者（和/或其配偶）使用试验药物过程中怀孕的可能后果，并建议其终止妊娠。

③研究者在原始病历中记录妊娠终止时间、采取方式（人工流产或药物流产等）、有无反应及所用药物等。

④若受试者不愿终止妊娠，需进行书面说明并由受试者签字申明其本人拒绝终止妊娠，配偶也需签字。

⑤研究者在获知受试者怀孕 24 h 内填写"临床试验妊娠事件报告表"，并报告主要研究者、申办者和伦理委员会。

⑥对继续妊娠者，需建议其至妇产科、遗传学等相关专科定期就诊，研究者需定期追踪随访至幼儿三周岁，每半年一次。

⑦研究者在每次跟踪随访时填写随访表，妊娠事件结束后填写表格，并及时报告申办者和伦理委员会。

⑧若为受试者配偶妊娠，应告知受试者妊娠可能存在的风险并建议其配偶终止妊娠，具体参照以上流程。

（8）会诊或转诊的处理：

①研究医生根据受试者情况判断需要专科会诊的，按照医院"会诊制度"的要求电话通

知相关科室到场会诊,或者带受试者到相关门诊就诊,协助诊治。

②研究医生陪同会诊医生查看受试者,介绍受试者发病过程及目前情况,在受试者同意的情况下,研究者可以将受试者参加试验的情况告知相关的临床医生。根据会诊意见,结合受试者病情进行处理并记录会诊意见。

③研究医生及会诊医生根据受试者情况判断是否需要转至专科进行救治。

④研究人员打电话通知相关科室,介绍受试者情况,通知其做好抢救准备。常用联系方式应设置在护士站易于获取的地方。

⑤若受试者需要转相关科室,则由值班医生和护士送至病房并交接。

⑥研究室派专人负责后续跟踪及处理。

(9)临床试验过程中发生的所有不良事件都应及时根据严重程度给予相应的治疗等相关处理,以最大限度地保障受试者的权益。

5. 不良事件和严重不良事件的记录

(1)在原始病历及病例报告表(CRF)上完整记录所有的 AE、SAE。

(2)保证原始病历和 CRF 记录的 AE、SAE 相一致。

(3)尽可能记录明确的诊断而不是症状、体征。

(4)记录的内容包括:①AE、SAE 的医学描述;②AE、SAE 的标准名称;③开始日期;④结束日期;⑤程度、分级;⑥与研究药物的关系;⑦是否需要治疗/给予的治疗;⑧合并用药;⑨是否被确认为不可逆的 AE。

(5)对该 SAE 进行跟踪随访,直到事件得到妥善解决/病情稳定/明确原因。

(6)填写 SAE 报告表,交 PI 审核签字。

6. SAE 报告

(1)研究者获知严重不良事件(SAE),应及时通知主要研究者(PI),由 PI 及研究小组讨论 SAE 及其与试验药物的相关性,把讨论的内容记录在原始病历上。

(2)研究者确认 SAE 后,SAE 无论是否与试验药物相关,研究者均应填写严重不良事件报告表,交 PI 审核签字;若 PI 无法在场审核签字,应电话告知,并于 24 h 内发送电子邮件至 PI 邮箱,并在 SAE 报告中说明。

(3)除了试验方案或者其他文件(研究者手册)中规定无须立即报告的严重不良事件,研究者应当立即向申办者书面报告所有严重不良事件,由申办者进行评估。申办者将评估后的可疑且非预期严重不良反应(SUSAR)快速报告给所有参加临床试验的研究者,并上报给国家药品监督管理部门和卫生健康主管部门;各中心研究者应立即上报其所在临床试验机构和伦理委员会。随后应当及时提供详尽、书面的随访报告。严重不良事件报告和随访报告应当注明受试者在临床试验中的鉴认代码,而不是受试者的真实姓名、居民身份证号码、住址等身份信息。

(4)对于试验方案中规定的对安全性评价重要的不良事件和实验室异常值,应当按照试验方案的要求和时限向申办者报告。涉及死亡事件的报告,研究者应当向申办者和伦理委员会提供其他所需要的资料,如尸检报告和最终医学报告。

(5)研究者收到申办者提供的临床试验的相关安全性信息后应当及时签收阅读,并考虑受试者的治疗,是否需进行相应调整,必要时尽早与受试者沟通,并应向伦理委员会报告由申办方提供的可疑且非预期严重不良反应。

(6)研究者应在方案要求的时间范围内(方案未有明确要求时以获知后的 24 h 内为准)把 SAE 报告表提交至申办者和伦理委员会。

(7)SAE 报告表可采用临床中心表格、申办者提供或国家药品监督管理局(NMPA)提供的标准表格。严重不良事件报告类型分为首次报告、随访报告及总结报告。SAE 报告表原件保存在研究者文件夹中。

(8)报告范围(除方案中有特殊规定外,一般 SAE 采取以下方式报告):

①导致死亡。

②危及生命:术语"危及生命"是指当发生此事件时受试者存在死亡风险,并非指如果事件加重则可能导致死亡的不良事件。

③导致住院或延长目前的住院时间,如果住院或者时间延长符合下列任一标准时,该事件不被视为 SAE:预先计划的住院;与不良事件无关的住院(如短期护理为目的的住院、医保报销等)。

④导致永久或者严重的残疾或者功能丧失。

⑤先天性异常/出生缺陷。

(9)将本中心发生的 SAE 汇总,定期上报医院相关管理部门(如适用)。

(10)其他临床中心 SAE 报告接收:研究者收到申办者提供的临床试验的相关安全性信息后应当及时签收阅读,并考虑受试者的治疗是否需进行相应调整,必要时尽早与受试者沟通,并应向伦理委员会报告由申办方提供的可疑且非预期严重不良反应。

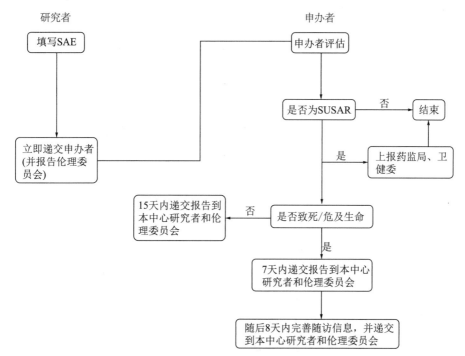

图 6-2　严重不良事件报告流程图

四、临床试验总结

（一）试验完成

（1）由 PI 或 PI 指定专人根据试验方案、分析报告、统计报告、原始资料等相关文件进行总结报告的撰写。按照相关格式要求，准确简洁地描述试验相关内容，并对试验执行过程中出现的可能对试验结果、受试者权益等造成显著影响的情况进行分析讨论。总结报告撰写完成后由 QA 和 PI 审核确认。

（2）向伦理委员会递交研究完成报告。

（3）按 NMPA 发布的《药物临床试验必备文件保存指导原则》中研究者/临床试验机构的保存项目整理资料，完成资料归档；如需查阅归档的资料，按相关规定执行。

（4）本研究受申办者或者授权的 CRO 的监查和稽查及监管部门的检查，并做好相关工作。

（5）按照协议条款，将所有试验费用结清，提交费用结算清单。

（6）研究者将药物临床试验总结报告提交至机构办公室审核批准盖章，并报伦理备案。

（二）临床试验总结报告撰写要求

（1）临床试验的总结报告是以试验方案、记录和统计报告为依据的，包括对研究方法和过程的综合性叙述、对研究发展的解释、对所收集数据的完整列表和归纳。

（2）临床试验总结报告内容应与试验方案要求一致。

（3）随机进入各组的实际病例数、脱落和剔除的病例及其理由。

（4）不同组间的基线特征比较，以确定可比性。

（5）对所有药代动力学参数，按照相应的药代动力学分析程序进行计算，并进行评价。

（6）安全性评价应有合理的临床不良事件和实验室指标统计分析，对严重不良事件应详细描述和评价。

（7）总结报告的撰写要客观、可靠而且完整，忠实于临床观察记录的原始资料。遇到疑问时要进行查对，不可臆断，必要时应与原始数据的记录者进行联系，了解情况。入选试验的所有受试者的情况都必须得到解释，表格和文字要一致。决不允许任何对疗效或不良反应夸大或缩小的描述。

（8）临床试验资料的统计分析及其结果的表达必须采用规范的统计学方法。临床试验各阶段均需有生物统计学专业人员参与。临床试验方案中需有统计分析计划，并在正式统计分析前加以确认和细化。任何变动必须在临床试验总结报告中说明其理由。统计分析应与临床应用价值分析有机结合。对遗漏、未用或多余的资料须加以说明。

（9）安全性评价中有关的实验室检测数据，不可简单地用"试验或治疗前后均在正常值范围内"一笔带过，仍应逐个指标进行统计学分析，对于试验或治疗前后的各种可能情况均应做统计学分析。此外，对不良事件也应进行详细的描述和统计学分析。

（10）总结报告如有更改，要做说明。总结报告撰写结束后，须经临床试验单位和申办者双方磋商后获得一致通过，研究者必须审阅整个总结报告并签字以示同意。

（11）如果报告中涉及文献引用，需列出"参考文献"内容。

（三）临床试验总结报告撰写格式

（1）临床总结报告的格式、目录及章节编号应与法规（最新生效）保持一致，不能随意改变。在不同品种研究的具体情况下，可能不需要包含某些章节的相关信息或资料，该章节的编号和名称也应保留，但应在该项目下注明"无相关内容"或"不适用"，也可简要说明不填写的理由。

（2）对于化学药品仿制药口服固体制剂一致性评价的生物等效性临床总结报告内容的章节编号规则可参照《化学药品仿制药口服固体制剂质量和疗效一致性评价申报资料要求（试行）》（120 号文）。

（3）化学药品注册分类中的 1、2、3、4、5.1、5.2 类药物生物等效性临床总结报告内容的章节编号规则可参照《化学药品注册分类及申报资料要求》，参照现行版 ICH《M4：人用药物注册申请通用技术文档（CTD）》格式编号及 ICH《E3 临床研究报告的结果和内容》项目顺序整理并提交申报资料。

（4）报告中所有中文文字的字体推荐使用宋体；英文文字及符号的字体推荐使用 Times New Roman。字体颜色为黑色。

（5）字号通常要求使用小四号字，1.5 倍行间距。叙述性文字推荐使用小四号字，表格推荐使用五号字，避免使用更小号字。在选择表格的字号时需考虑如下两个方面：在同一张页面上显示相对完整的信息；保证字迹清晰，容易阅读。脚注推荐使用五号字体。

（6）注意事项：

①为避免设置的遗漏，应尽量使用"格式刷"。

②中英文切换间的标点符号应在全文保持一致性。

③所有符号在首次出现时加以定义。

④正确书写数字、符号及专有名词的正体和斜体，大小写，如 C_{max}、T_{max}、AUC_{0-t}、$AUC_{0-\infty}$、$t_{1/2}$、λz、mL、$\mu mol/L$、kg/m^2 等。

⑤参考文献格式依照 GB/T 7714—2015《信息与文献参考文献著录规则》的要求书写。

第二节 处理伦理问题

一、伦理依据

以下现行的相关规定可作为伦理审查的依据：

（1）世界医学会（World Medical Association，WMA）《赫尔辛基宣言》（2013 年）。

（2）世界卫生组织（WHO）《生物医学研究审查伦理审查委员会操作指南》（2000 年）。

（3）国际医学科学组织委员会（Committee for International Organization of Medical Sciences，CIOMS）《人体生物医学研究国际伦理指南》（2002 年）。

（4）原国家食品药品监督管理总局《药物临床试验伦理审查工作指导原则》（2010 年）。

（5）人用药物注册技术要求国际协调会议（ICH）《E6：临床试验质量管理规范》（2016 年）。

（6）国家药品监督管理局及国家卫生健康委员会《药物临床试验质量管理规范》（2020 年）。

（7）国家卫生健康委员会等 4 部门联合印发的《涉及人的生命科学和医学研究伦理审查办法》（2023 年）。

二、伦理原则

所有以人体为对象的研究必须遵循如下伦理原则：

（1）涉及人体的研究项目应遵循三大基本伦理原则——尊重、不伤害、公平。

（2）涉及人体的研究项目需遵循国内外伦理行为道德规范要求。

（3）涉及人体的研究项目需要遵循医院制定的相关伦理道德行为规定。

（4）涉及人体的研究项目需符合伦理合理性和科学性。

（5）涉及人体的研究项目开展需经伦理委员会审查、监督和管理。

（6）涉及人体的研究项目需签署知情同意书，除免除伦理审查和知情同意规定的范围。

（7）发现涉及试验的重要新资料必须对知情同意书做书面修改送伦理委员会批准后，再次取得受试者同意。

（8）涉及人体的研究项目应以受试者自愿和知情为前提。

（9）涉及人体的研究项目需保护受试者的隐私和做好数据的保密工作。

（10）涉及人体的研究项目受试者可以随时退出试验，发生医疗损害时可获得治疗和赔偿，而且退出试验权利不会遭到歧视或报复，其医疗待遇与权益不受影响。

（11）涉及人体的研究项目需重点关注对弱势群体的保护，如无行为能力的对象、儿童、囚犯、孕妇、智障、本院人员和学生、其他劣势个体等。

三、伦理文件递交

（1）试验方案在获得伦理委员会同意后方可执行。项目开展前相关资料需报伦理委员会审核，递交的资料包括：试验方案和试验方案修订版；知情同意书及其更新件；招募受试者的方式和信息；提供给受试者的其他书面资料；研究者手册；现有的安全性资料；包含受试者补偿信息的文件；研究者资格的证明文件；伦理委员会履行其职责所需要的其他文件。具体可参考《送审文件清单》中的初始审查申请。

（2）伦理委员会的审查意见：同意；必要的修改后同意；不同意；终止或者暂停已同意的研究。

（3）伦理委员会的审查意见为"必要的修改后同意"时，需修改相关文件，报伦理委员会复审，直至伦理委员会"同意"。

（4）试验执行期间，需按伦理要求定期交付进展报告。

（5）伦理委员会要求研究者及时报告：临床试验实施中为消除对受试者紧急危害的试验方案的偏离或者修改；增加受试者风险或者显著影响临床试验实施的改变；所有可疑且非预期严重不良反应；可能对受试者的安全或者临床试验的实施产生不利影响的新信息。具体可参考《送审文件清单》中的跟踪审查。

表 6-3　送审文件清单

一、初始审查申请	
1	递交信（注明所有提交文件的版本号和日期）
2	机构受理申请表（主要研究者及科室主任签名）

续表

3	伦理初始审查申请(申请者签名并注明日期)
4	临床研究方案(注明版本号及版本日期,须在方案签字页上签字)
5	知情同意书(注明版本号及版本日期)
6	志愿者知情过程信息表
7	受试者须知
8	招募志愿者的材料(注明版本号及版本日期)
9	研究病历(注明版本号及版本日期)
10	病例报告表(CRF,注明版本号及版本日期)
11	研究者手册(注明版本号及版本日期)
12	主要研究者履历(需最新,签名并注明日期,附 GCP 培训证书复印件)
13	主要研究者利益冲突声明、主要研究者责任声明、人体研究伦理准则
14	组长单位伦理委员会批件
15	其他伦理委员会对申请研究项目的重要决定
16	国家药品监督管理局《药物临床试验批件》
17	试验药物的合格检验报告(注明名称、规格、批号、有效期)
18	参加临床试验各单位名称及联系方式
19	申办者、CRO 资质证明及委托函(原单位盖章)
20	患者卡片
21	其他材料
二、跟踪审查	
1	修正案审查申请 • 修正案审查申请 • 修正说明页(修改对照表) • 修正后的文件资料(注明版本号/版本日期) • 组长单位伦理委员会批件
2	研究进展报告 • 研究进展报告 • 多中心临床研究各中心研究进展汇总报告(如有) • 组长单位伦理委员会的年度/定期跟踪审查的决定文件 • 其他
3	严重不良事件报告 • 严重不良事件报告 • 严重不良事件报告表(以申办方为主)
4	方案偏离报告 • 方案偏离报告 • 其他

5	暂停/终止研究报告 • 暂停/终止研究报告 • 研究总结报告 • 其他
6	研究完成报告 • 研究完成报告 • 分中心小结 • 其他
三、复审	
1	• 复审申请 • 修正后的文件资料(注明版本号/版本日期) • 其他

第三节　临床试验质量管理

一、概述

（1）质控人员根据试验实际运行情况在项目过程中进行质控，执行过程中一般由复核人完成。

（2）试验前、进行中和试验结束，由机构质控员（或 QA 人员）按计划定期或不定期对项目进行质控，并出具报告。此报告应发给主要研究者或项目负责人，并进行跟踪反馈。

（3）质控问题及跟踪反馈：

①试验过程中质控所发现的问题可依据情况进行现场整改。

②试验完成后将该项目质控所发现的问题进行总结并将反馈意见提交至主要研究者或项目负责人审核。主要研究者或项目负责人组织试验相关人员进行培训，并落实解决方案，研究者需做好会议培训记录。

（4）质控记录保存：将所有产生的质控记录和报告及时保存，并按要求归档。

二、试验准备阶段的质控

（一）文件准备的质控

1. 研究者文件夹

检查申办方提供的国家药品监督管理总局（NMPA）临床研究批件是否在有效期内（如无临床批件则应属于备案制范围），与研究项目是否相符。检查申办方是否提供研究者手册、申办方资质证明等文件，并检查研究者手册的内容是否符合要求，申办方资质证明是否完整并在有效期内。

2. 原始表格文件夹

检查各种原始记录表格的设计是否合理、规范。

3. 药物管理文件夹

检查申办方是否提供药检报告、对照药说明书（如适用），药检报告是否符合要求。药物相关表格是否填写完整并签字。

4. 其他另存文件

检查临床研究协议是否签订,临床试验申请表是否批准。

（二）伦理情况的质控

(1)检查临床试验是否在伦理委员会批准后启动。

(2)检查伦理批件及批准的研究方案、知情同意书、招募材料、原始病历、病例报告表样稿是否存放在研究者文件夹中。

（三）启动会开展情况的质控

(1)检查研究人员授权表及签字表、试验方案培训记录表及研究人员简历的签署是否完整。

(2)是否记录会议记录;被授权的研究人员是否经过 GCP 培训。

(3)临床试验有关的实验室检测正常值范围是否填写完整。

（四）试验药物的准备情况的质控

(1)检查临床研究试验药物,包括受试制剂、参比制剂或安慰剂（如适用）,数量是否符合试验预计需求量及保存量,并与接收数量一致。

(2)批号、规格及生产厂家是否与方案、药检报告一致。

(3)药物标签是否符合要求。

（五）试验相关设备检查

(1)确认用于研究项目的设备(如心电图机、心电监护仪、离心机)运转良好,是否经过校正并在有效期内。

(2)急救车内的急救药品齐全且均在有效期内。

三、试验进行阶段的质控

试验进行阶段由复核人进行实时质控。质控人员于现场巡查。

（一）知情过程的质控

(1)检查是否有知情过程的记录。

(2)检查知情同意书的签署是否完整、规范。

(3)是否留存受试者身份证复印件。

（二）受试者筛选、入组的质控

(1)确认入选的受试者均符合研究方案的筛选条件。

(2)估计是否有足够数量的受试者。

(3)确认在试验前是否取得所有受试者的知情同意。

(4)确认是否遵循随机原则入组,随机号与随机表所分配的号码一致。

（三）试验药物管理的质控

检查药物管理人员及研究人员是否按照方案及 GCP 的要求管理和使用试验药物。

1. 药物的接收

（1）检查申办方将试验药物转运至研究中心时是否填写接收记录并签字，研究中心药品管理员检查试验药物后签字确认。

（2）检查试验药物接收的实际数量是否与接收记录及存储记录一致。

2. 试验药物的发放、回收与保存

（1）检查试验药物的保存条件是否符合要求，是否有温湿度记录。

（2）是否有完整的研究药物转运记录，包括接收、发放和回收的详细记录，该记录与试验的原始记录是否一致，是否符合逻辑。

3. 试验药物的清点、返还与销毁

（1）试验药物清点的实际数量与记录一致。

（2）需返还申办者的药品，是否有返还记录，数量是否正确。

（3）若申办者委托销毁，是否有销毁记录，销毁操作是否合规。

4. 试验操作规范性的质控

（1）检查研究人员是否遵循研究方案在规定的时间点为受试者做了相关检查化验、给药及采集生物样本。

（2）核对每位受试者的用药组别和剂量是否符合方案要求。

（3）检查研究人员是否按照实际操作详细记录给药、采血时间，记录是否规范、原始。

（4）检查是否及时记录生物样本交接过程、生物样本分离处理及冷冻时间，操作是否符合 SOP 要求。

（5）检查是否有生物样本转运至分析测试中心的记录，是否有生物样本保存温度记录。

（6）检查各位研究人员的实际操作是否与任务分配表的分工一致。

（四）方案依从性的质控

（1）检查研究人员对试验方案及相关 SOP 的执行情况，是否严格依从研究方案的要求。

（2）是否有下列情况的受试者：不符合入选标准；符合排除标准；使用错误种类或错误剂量的试验药物；使用不准使用的伴随用药，如有，是否中止其参加试验并记录。

（3）是否有偏离或违背试验方案的情况发生，如有，是否上报方案违背，由主要研究者决定该病例应继续或退出试验，豁免或剔除。

（五）不良事件管理的质控

（1）所有不良事件是否在研究报告中准确统计分析。

（2）所有发生不良事件的受试者是否得到了应有的医疗保护。

（3）所有严重不良事件是否在规定的时间内报告了有关部门。

（4）是否记录了不良事件的发生时间、相关症状、严重程度、所采取的措施、与试验药物的关系判断以及不良事件的最终结果。

（六）原始记录、病历及病例报告表（CRF）填写的质控

（1）在试验过程中检查原始记录表格的填写是否真实、完整、规范。

(2)检查电子采集的数据是否与实际操作相符。

(3)在筛选后、每周期结束后及试验临床部分结束后检查原始病历(门诊病历)的填写是否真实、完整、规范。

(4)检查病例报告表(CRF)填写是否与原始记录相符。

（七）研究报告的质控

(1)检查标题页、目录、页眉页脚、版本、报告日期和报告格式的正确性。

(2)检查试验参与各方信息及研究质量声明的正确性。

(3)检查概要内容是否与方案及原始资料相符且与报告正文相一致。

(4)检查报告中涉及方案的内容,如药品基本信息、药物研究背景、试验纳排标准、评价指标等与方案的一致性。

(5)检查报告内容与原始记录是否相符。试验过程中不良事件、方案违背和所有异常情况的报告完整性、准确性和及时性(SAE),是否充分体现科学和伦理的要求。

(6)检查报告中统计数据是否与统计报告相一致,无逻辑错误。

(7)检查报告中样品分析数据是否与样品分析报告相一致。

(8)检查报告中临床试验结论是否与统计结果相一致。

四、试验结束阶段的质控

(1)试验结束后,检查所有试验资料。

(2)每一受试者的剂量改变、治疗变更、合并用药、间发疾病、失访、检查项目遗漏等均应确认并记录。

(3)确认所有数据的记录与报告是否正确完整,并与原始资料一致;所有错误或遗漏是否均已改正或注明,研究人员是否签名并注明日期。

参考文献

［1］中华人民共和国药品管理法［Z］.2019.

［2］中华人民共和国生物安全法［Z］.2020.

［3］国务院.中华人民共和国人类遗传资源管理条例［Z］.2019.

［4］国家药品监督管理局.国家卫生健康委.临床试验质量管理规范［Z］.2020.

［5］国家药品监督管理局.药物Ⅰ期临床试验管理指导原则(试行)［Z］.2011

［6］国家药品监督管理局.药物临床试验生物样本分析实验室管理指南(试行)［Z］.2011.

［7］国家药品监督管理局.个例药品不良反应收集和报告指导原则［Z］.2018.

［8］国家药品监督管理局.药品注册核查要点与判定原则(生物临床试验)(试行)［Z］.2021.

［9］国家药品监督管理局 国家卫生健康委.药物临床试验机构管理规定［Z］.2019.

［10］国家卫生健康委员会.涉及人的生命科学和医学研究伦理审查办法［Z］.2023.

［11］国家药品监督管理局.药物临床试验必备文件保存指导原则［Z］.2020.

［12］国家药品监督管理局.药物临床试验登记与信息公示管理规范(试行)［Z］.2020.

［13］国家药品监督管理局.药品记录与数据管理要求(试行)［Z］.2020.

附录一 药物临床试验机构评估指南

（QB/01-01-2021）

（海峡医药卫生交流协会临床肿瘤学诊疗分会肿瘤新药临床研究学组
2021 年 3 月 5 日发布，2021 年 4 月 1 日实施）

前　言

本文件按照 2019 年 11 月 29 日发布 国家药品监督管理局 国家卫生健康委员会 2019 年第 101 号公告《药物临床试验机构管理规定》起草。

本文件的起草单位：厦门大学附属第一医院、莱必宜科技（厦门）有限责任公司。

1　范　围

本文件确立了药物临床试验机构评估的要求，规定了药物临床试验机构评估的各方面细节及合格标准。

适用于有合作意向的药物临床试验机构的评估确认，及已合作的药物临床试验机构的周期性复核。

2　规范性引用文件

下列文件中的内容通过文中的规范性引用而构成本文件必不可少的条款。其中，注日期的引用文件，仅该日期对应的版本适用于本文件；不注日期的引用文件，其最新版本（包括所有的修改单）适用于本文件。

国家药品监督管理局 国家卫生健康委员会 2020 年第 57 号公告 2020 年 04 月 23 日发布
——临床试验质量管理规范

国家食品药品监督管理局 国食药监注［2011］483 号公告 2011 年 12 月 02 日发布
——药物 I 期临床试验管理指导原则（试行）

国家药品监督管理局 国家卫生健康委员会 2019 年第 101 号公告 2019 年 11 月 29 日发布
——药物临床试验机构管理规定

本文件结构规则参考：

GB/T 1.1—2020 标准化工作导则 第 1 部分：标准化文件的结构和起草规则

3 术语和定义

3.1 临床试验

指以人体(患者或健康受试者)为对象的试验,意在发现或验证某种试验药物的临床医学、药理学以及其他药效学作用、不良反应,或者试验药物的吸收、分布、代谢和排泄,以确定药物的疗效与安全性的系统性试验。

[来源:2020 年 04 月 23 日发布 临床试验质量管理规范]

3.2 主要研究者

指实施临床试验并对临床试验质量及受试者权益和安全负责的试验现场的负责人。

[来源:2020 年 04 月 23 日发布 临床试验质量管理规范]

3.3 研究人员

指经过授权,实施临床试验相关工作的人员。

3.4 标准操作规程(SOP)

指为保证某项特定操作的一致性而制定的详细的书面要求。

[来源:2020 年 04 月 23 日发布 临床试验质量管理规范]

3.5 机构负责人

药物临床试验机构组织和管理的总负责人。

3.6 受试者

指参加一项临床试验,并作为试验用药品的接受者,包括患者、健康受试者。

[来源:2020 年 04 月 23 日发布 临床试验质量管理规范]

3.7 试验方案

指说明临床试验目的、设计、方法学、统计学考虑和组织实施的文件。试验方案通常还应当包括临床试验的背景和理论基础,该内容也可以在其他参考文件中给出。试验方案包括方案及其修订版。

[来源:2020 年 04 月 23 日发布 临床试验质量管理规范]

3.8 试验用药品

指用于临床试验的试验药物、对照药品。

[来源:2020 年 04 月 23 日发布 临床试验质量管理规范]

3.9 不良事件

指受试者接受试验用药品后出现的所有不良医学事件,可以表现为症状体征、疾病或者实验室检查异常,但不一定与试验用药品有因果关系。

[来源:2020 年 04 月 23 日发布 临床试验质量管理规范]

3.10 严重不良事件

指受试者接受试验用药品后出现死亡、危及生命、永久或者严重的残疾或者功能丧失、受试者需要住院治疗或者延长住院时间,以及先天性异常或者出生缺陷等不良医学事件。

[来源:2020 年 04 月 23 日发布 临床试验质量管理规范]

3.11 可疑且非预期严重不良反应(SUSAR)

指临床表现的性质和严重程度超出了试验药物研究者手册、已上市药品的说明书或者产品特性摘要等已有资料信息的可疑并且非预期的严重不良反应。

4 评估要求

4.1 组织机构和人员管理

4.1.1 组织管理体系

a)＊机构管理人员组成合理,应当设立相应的内部管理部门;

b)人员分工明确,符合相应的岗位职责要求。

4.1.2 研究人员

a)具有在本机构的执业资格;

b)＊经过 GCP 培训,熟悉 GCP 内容,并严格遵守;

c)具有临床试验所需的专业知识、培训经历和能力;

d)参与试验的人员均经过授权;

e)熟悉试验方案、研究者手册、试验药物相关资料信息,并严格执行。

4.1.3 机构负责人

a)具备医学或药学本科以上学历并具有高级职称;

b)经过药物临床试验技术培训和 GCP 培训;

c)掌握 GCP 内容和相关法律法规及药物临床试验技术;

d)组织和/或参加过药物临床试验。

4.1.4 机构办秘书

a)具有医/药学及相关专业基本知识;

b)经过药物临床试验技术培训和 GCP 培训;

c)掌握 GCP 内容和相关法律法规及药物临床试验技术;

d)熟悉本机构临床试验管理程序,并按程序规定进行工作;

e)能协助解决临床试验过程中出现的问题。

4.1.5 主要研究者

a)＊具备医学或药学本科以上学历并具有高级职称;

b)经过药物临床试验技术培训和 GCP 培训;

c)掌握 GCP 内容和相关法律法规及药物临床试验技术;

d)组织和/或参加过 3 个以上药物临床试验。

4.1.6 其他负责人

a)档案管理负责人符合岗位职能要求;

b)仪器管理负责人符合岗位职能要求;

c)药品管理员符合岗位职能要求。

4.1.7 人员培训

a)建立并实施培训计划;

b)选派各级管理和专业技术人员参加院外系统的 GCP 相关法规和技术培训;

c)＊机构内部组织学习 GCP 及相关法律法规、药物临床试验技术和 SOP;

d)保存培训及考核记录。

4.2 相关管理要求

4.2.1 试验场所

a)机构办公室具有固定的办公场所及必要的办公设备;

b)试验场所布局合理,各功能区相对独立;

c)具有满足承担临床试验要求的空间及床位数、门急诊量;

d)具有受试者活动的场所;

e)具有保护受试者隐私的接待场所;

f)确保设施的环境条件满足工作的需要,配备合适的环境调控设备设施;

g)具备双路供电系统(或备用电源);

h)具有逃生设施设备和/或逃生线路图,及火灾防范系统;

i)为参与试验的受试者提供舒适安全的环境;

j)具有受试者体检相关设施设备;

k)具有相关检测、检验和诊断等相关设施设备。

4.2.2 抢救管理

a)＊配备抢救室;

b)具有必要的抢救设施设备(如心电监护仪、呼吸机、吸引器、除颤仪、抢救车等);

c)建有应急抢救通道;

d)机构内具有抢救重症监护病房,及处置能力;

e)医护人员能熟练操作各种抢救设备。

4.2.3 试验用药品管理

a)具有专人负责管理;

b)具备试验用药品的接收、储存、配制及配制后制剂保管的独立房间或者区域,并采取必要的隔离措施;

c)＊具有试验用药品接收、储存、使用、返还销毁等记录;

d)相关的设施设备应当满足不同试验用药品对于贮藏温度、湿度、光照等环境条件的要求,以确保试验用药品在有效期内保持稳定;

e)试验用药品的储存区域应当有必要的安全措施,以确保试验用药品贮藏保管期间的安全。

4.2.4 档案管理

a)具有专人负责管理;

b)防止未经授权批准的人员接触档案,档案室进行访问控制;

c)根据档案贮藏条件的需要配备必要的设备,有效地控制火、水、虫、鼠、电力中断等危害因素;

d)对于有特定环境条件调控要求的档案保管设施,并进行充分的监测;

e)具有档案索引,便于查找;

f)具有档案接收、查阅、转移、销毁相关管记录。

4.2.5 样品处理管理

a)具有样品处理相关设备,如离心机;

b)具有样品储存相关设备,如冰箱,并进行充分监测;

c)具有样品处理时温度、湿度、光照等特定环境条件要求的调控设施设备;

d)＊样品处理过程、转运等需有记录。

4.2.6　设施设备管理

a)具有专人负责管理;

b)定期进行校正或验证;

c)定期进行清洁、测试、维护保养;

d)具有仪器铭牌,标明仪器的状态、编号等;

e)仪器设备的使用、维护保养等均有记录。

4.3　应急预案、管理制度、标准操作规程及其可操作性

4.3.1　应急预案

a)建立并执行"防范和处理药物临床试验中受试者损害及突发事件的应急预案";

b)建立并执行"自然灾害应急预案";

c)建立并执行"停电应急预案"。

4.3.2　管理制度

a)药物临床试验运行管理制度;

b)试验用药物管理制度;

c)相关仪器设备管理制度;

d)试验场所和设施管理制度;

e)文件档案管理制度;

f)人员培训管理制度;

g)合同管理制度。

4.3.3　标准操作规程(SOP)

a)SOP 的 SOP;

b)临床试验实施 SOP;

c)临床试验质量控制及质量保证 SOP;

d)试验方案设计 SOP;

e)实验室检测及质量保证 SOP;

f)急救 SOP;

g)不良事件处置 SOP;

h)严重不良事件和 SUSAR 处理及报告 SOP;

i)试验用药品管理 SOP;

j)人员培训 SOP;

k)数据管理 SOP;

l)仪器设备管理 SOP;

m)资料和文件归档管理 SOP;

n)临床试验信息及受试者隐私保护 SOP;

o)临床试验总结 SOP。

4.3.4 质量体系文件管理和实施

a)具有专人管理；

b)质量体系文件需有统一的格式及编码,内容符合相关的法律法规；

c)质量体系文件起草后,应对草稿进行审阅和讨论,保证文件简练、易懂、完整和清晰；

d)具有逻辑性和可行性,与已生效的其他文件具有兼容性；

e)审核后确定的文件,应规定生效日期,并由机构负责人签署批准；

f)*生效后应立即执行,所有工作人员必须接受质量体系文件的培训,更新时,需进行针对性的培训。

4.4 其他要求

4.4.1 机构要求

a)*具有医疗机构执业许可证；

b)具有二级甲等以上资质。

4.4.2 备案要求

a)需在"药物临床试验机构备案管理信息平台"上备案；

b)药物临床试验机构名称、地址、级别、负责人员、伦理委员会和主要研究者等备案信息发生变化时,应于 5 个工作日内在备案平台提交变更情况；

c)药物临床试验机构需于每年 1 月 31 日前在备案平台填报上一年度开展药物临床试验工作总结报告。

4.4.3 伦理要求

a)*试验方案需获得伦理委员会批准方可执行。

5 合格标准

按上文的评估要求(见 4),一共 100 条具体要求,每条 1 分,满分 100 分。至少达到 80 分,为合格的药物临床试验机构。

上文的评估要求(见 4)中,部分带"*"为重要项目。重要项目缺失两条以上(包括两条),则此次评估的药物临床试验机构不合格。

附 录 A

（规范性）

机构评估记录

表 A1 为机构评估记录提供模板。

表 A1 机构符合性评估表

序号		检查项目	评定结果是否符合			说明
			是	否	NA	
		A. 组织机构和人员管理				
	A1	组织管理体系				
1	A1.1	机构管理人员组成合理,应当设立相应的内部管理部门				
2	A1.2	人员分工明确,符合相应的岗位职责要求				
	A2	研究人员				
3	A2.1	具有在本机构的执业资格				
4	A2.2	经过 GCP 培训,熟悉 GCP 内容,并严格遵守				
5	A2.3	具有临床试验所需的专业知识、培训经历和能力				
6	A2.4	参与试验的人员均经过授权				
7	A2.5	熟悉试验方案、研究者手册、试验药物相关资料信息,并严格执行				
	A3	机构负责人				
8	A3.1	具备医学或药学本科以上学历并具有高级职称				
9	A3.2	经过药物临床试验技术培训和 GCP 培训				
10	A3.3	掌握 GCP 内容和相关法律法规及药物临床试验技术				
11	A3.4	组织和/或参加过药物临床试验				
	A4	机构办秘书				
12	A4.1	具有医/药学及相关专业基本知识				
13	A4.2	经过药物临床试验技术培训和 GCP 培训				
14	A4.3	掌握 GCP 内容和相关法律法规及药物临床试验技术				
15	A4.4	熟悉本机构临床试验管理程序,并按程序规定进行工作				
16	A4.5	能协助解决临床试验过程中出现的问题				
	A5	主要研究者				
17	A5.1	具备医学或药学本科以上学历并具有高级职称				
18	A5.2	经过药物临床试验技术培训和 GCP 培训				
19	A5.3	掌握 GCP 内容和相关法律法规及药物临床试验技术				

序号		检查项目	评定结果是否符合			说明
			是	否	NA	
20	A5.4	组织和/或参加过 3 个以上药物临床试验				
	A6	其他负责人				
21	A6.1	档案管理负责人符合岗位职能要求				
22	A6.2	仪器管理负责人符合岗位职能要求				
23	A6.3	药品管理员符合岗位职能要求				
	A7	人员培训				
24	A7.1	建立并实施培训计划				
25	A7.2	选派各级管理和专业技术人员参加院外系统的 GCP 相关法规和技术培训				
26	A7.3	机构内部组织学习 GCP 及相关法律法规、药物临床试验技术和 SOP				
27	A7.4	保存培训及考核记录				
	B. 相关管理要求					
	B1	试验场所				
28	B1.1	机构办公室具有固定的办公场所及必要的办公设备				
29	B1.2	试验场所布局合理,各功能区相对独立				
30	B1.3	具有满足承担临床试验要求的空间及床位数、门急诊量				
31	B1.4	具有受试者活动的场所				
32	B1.5	具有保护受试者隐私的接待场所				
33	B1.6	确保设施的环境条件满足工作的需要,配备合适的环境调控设备设施。				
34	B1.7	具备双路供电系统(或备用电源)。				
35	B1.8	具有逃生设施设备和/或逃生线路图,及火灾防范系统				
36	B1.9	为参与试验的受试者提供舒适安全的环境				
37	B1.10	具有受试者体检相关设施设备				
38	B1.11	具有相关检测、检验和诊断等相关设施设备				
	B2	抢救管理				
39	B2.1	配备抢救室				
40	B2.2	具有必要的抢救设施设备(心电监护仪、呼吸机、吸引器、除颤仪、抢救车等)				
41	B2.3	建有应急抢救通道				
42	B2.4	机构内具有抢救重症监护病房,及处置能力				
43	B2.5	医护人员能熟练操作各种抢救设备				
	B3	试验用药品管理				

续表

序号		检查项目	评定结果是否符合			说明
			是	否	NA	
44	B3.1	具有专人负责管理				
45	B3.2	具备试验用药品的接收、储存、配制及配制后制剂保管的独立房间或者区域,并采取必要的隔离措施				
46	B3.3	具有试验用药品接收、储存、使用、返还销毁等记录				
47	B3.4	相关的设施设备应当满足不同试验用药品对于贮藏温度、湿度、光照等环境条件的要求,以确保试验用药品在有效期内保持稳定				
48	B3.5	试验用药品的储存区域应当有必要的安全措施,以确保试验用药品贮藏保管期间的安全				
	B4	档案管理				
49	B4.1	具有专人负责管理				
50	B4.2	防止未经授权批准的人员接触档案,档案室进行访问控制				
51	B4.3	根据档案贮藏条件的需要配备必要的设备,有效地控制火、水、虫、鼠、电力中断等危害因素				
52	B4.4	对于有特定环境条件调控要求的档案保管设施,并进行充分的监测				
53	B4.5	具有档案索引,便于查找				
54	B4.6	具有档案接收、查阅、转移、销毁相关管记录				
	B5	样品处理管理				
55	B5.1	具有样品处理相关设备,如离心机				
56	B5.2	具有样品储存相关设备,如冰箱,并进行充分监测				
57	B5.3	具有样品处理时温度、湿度、光照等特定环境条件要求的调控设施设备				
58	B5.4	样品处理过程、转运等需有记录				
	B6	设施设备管理				
59	B6.1	具有专人负责管理				
60	B6.2	定期进行校正或验证				
61	B6.3	定期进行清洁、测试、维护保养				
62	B6.4	具有仪器铭牌,标明仪器的状态、编号等				
63	B6.5	仪器设备的使用、维护保养等均有记录				
	C. 应急预案、管理制度、标准操作规程及其可操作性					
	C1	应急预案				
64	C1.1	建立并执行"防范和处理药物临床试验中受试者损害及突发事件的应急预案"				

续表

序号		检查项目	评定结果是否符合			说明
			是	否	NA	
65	C1.2	建立并执行"自然灾害应急预案"				
66	C1.3	建立并执行"停电应急预案"				
	C2	管理制度				
67	C2.1	药物临床试验运行管理制度				
68	C2.2	试验用药物管理制度				
69	C2.3	相关仪器设备管理制度				
70	C2.4	试验场所和设施管理制度				
71	C2.5	文件档案管理制度				
72	C2.6	人员培训管理制度				
73	C2.7	合同管理制度				
	C3	标准操作规程(SOP)				
74	C3.1	SOP 的 SOP				
75	C3.2	临床试验实施 SOP				
76	C3.3	临床试验质量控制及质量保证 SOP				
77	C3.4	试验方案设计 SOP				
78	C3.5	实验室检测及质量保证 SOP				
79	C3.6	急救 SOP				
80	C3.7	不良事件处置 SOP				
81	C3.8	严重不良事件处理及报告 SOP				
82	C3.9	试验用药品管理 SOP				
83	C3.10	人员培训 SOP				
84	C3.11	数据管理 SOP				
85	C3.12	仪器设备管理 SOP				
86	C3.14	资料和文件归档管理 SOP				
87	C3.15	临床试验信息及受试者隐私保护 SOP				
88	C3.16	临床试验总结 SOP				
	C4	程序文件管理和实施				
89	C4.1	具有专人管理				
90	C4.2	程序文件需有统一的格式及编码,内容符合相关的法律法规				
91	C4.3	程序文件起草后,应对草稿进行审阅和讨论,保证文件简练、易懂、完整和清晰				
92	C4.4	具有逻辑性和可行性,与已生效的其他文件具有兼容性				
93	C4.5	审核后确定的文件,应规定生效日期,并由机构负责人签署批准				

续表

序号		检查项目	评定结果是否符合			说明
			是	否	NA	
94	C4.6	生效后应立即执行,所有工作人员必须接受程序文件的培训,更新时,需进行针对性的培训				
		D. 其他要求				
	D1	机构要求				
95	D1.1	具有医疗机构执业许可证				
96	D1.2	具有二级甲等以上资质				
	D2	备案要求				
97	D2.1	需在"药物临床试验机构备案管理信息平台"上备案				
98	D2.2	药物临床试验机构名称、地址、级别、负责人员、伦理委员会和主要研究者等备案信息发生变化时,应于5个工作日内在备案平台提交变更情况				
99	D2.3	药物临床试验机构需于每年1月31日前在备案平台填报上一年度开展药物临床试验工作总结报告				
	D3	特殊人群受试者(儿童)保护要求				
	D4	伦理要求				
100	D4.1	试验方案需获得伦理委员会批准方可执行				

参考文献

［1］中国人大网 中华人民共和国主席令(第三十一号)2019 年 8 月 26 日发布 中华人民共和国药品管理法

［2］GB/T 1.1—2020 标准化工作导则 第 1 部分:标准化文件的结构和起草规则

［3］国家药品监督管理局 国家卫生健康委员会 2020 年第 57 号公告 2020 年 04 月 23 日发布 临床试验质量管理规范

［4］国家食品药品监督管理局 国食药监注［2011］483 号公告 2011 年 12 月 02 日发布 药物 I 期临床试验管理指导原则(试行)

［5］国家药品监督管理局 国家卫生健康委员会 2019 年第 101 号公告 2019 年 11 月 29 日发布 药物临床试验机构管理规定

［6］国家药品监督管理局 2009 年第 65 号公告 2009 年 11 月 02 日发布 药物临床试验机构资格认定复核检查标准——机构部分(A1-7)

［7］国家药品监督管理局 2009 年第 65 号公告 2009 年 11 月 02 日发布 药物临床试验机构资格认定复核检查标准——专业部分(B1-5)

［8］国家药品监督管理局 2009 年第 65 号公告 2009 年 11 月 02 日发布 药物临床试验项目文件检查清单

［9］国家药品监督管理局 国食药监注［2009］203 号 2009 年 05 月 05 日发布 药物临床试验机构资格认定复核检查工作方案

附录二 "医院-企业"一体化药物临床试验质量管理要求

(QB/01-02-2021)

（海峡医药卫生交流协会临床肿瘤学诊疗分会肿瘤新药临床研究学组
2021 年 3 月 5 日发布,2021 年 4 月 1 日实施）

前　言

本文件按照 2020 年 4 月 23 日发布国家药品监督管理局 国家卫生健康委员会 2020 年第 57 号公告《药物临床试验质量管理规范》、2011 年 12 月 2 日发布国食药监注［2011］483 号公告《药物 I 期临床试验管理指导原则（试行）》起草。

本文件的起草单位:厦门大学附属第一医院、莱必宜科技（厦门）有限责任公司。

1　范　围

本文确立了厦门大学附属第一医院 BE/I 期临床试验研究中心（以下简称研究中心）和莱必宜科技（厦门）有限责任公司（以下简称莱必宜科技）质量控制管理体系,形成科学有效的质量控制管理体制和运行机制,有利于强化质量控制管理和保证试验质量。

2　规范性引用文件

下列文件中的内容通过文中的规范性引用而构成本文件必不可少的条款。其中,注日期的引用文件,仅该日期对应的版本适用于本文件;不注日期的引用文件,其最新版本（包括所有的修改单）适用于本文件。

国家药品监督管理局 国家卫生健康委员会 2020 年第 57 号公告 2020 年 04 月 23 日发布

——临床试验质量管理规范

国家食品药品监督管理局 国食药监注［2011］483 号公告 2011 年 12 月 02 日发布

——药物 I 期临床试验管理指导原则（试行）

本文件结构规则参考:

GB/T 1.1—2020 标准化工作导则 第 1 部分:标准化文件的结构和起草规则

3 术语和定义

3.1 临床试验

指以人体(患者或健康受试者)为对象的试验,意在发现或验证某种试验药物的临床医学、药理学以及其他药效学作用、不良反应,或者试验药物的吸收、分布、代谢和排泄,以确定药物的疗效与安全性的系统性试验。

[来源:2020 年 04 月 23 日发布临床试验质量管理规范]

3.2 主要研究者 PI

指实施临床试验并对临床试验质量及受试者权益和安全负责的试验现场的负责人。

[来源:2020 年 04 月 23 日发布临床试验质量管理规范]

3.3 研究人员

指经过授权,实施临床试验相关工作的人员。

3.4 标准操作规程(SOP)

指为保证某项特定操作的一致性而制定的详细的书面要求。

[来源:2020 年 04 月 23 日发布临床试验质量管理规范]

3.5 机构负责人

药物临床试验机构组织和管理的总负责人。

3.6 受试者

指参加一项临床试验,并作为试验用药品的接受者,包括患者、健康受试者。

[来源:2020 年 04 月 23 日发布临床试验质量管理规范]

3.7 试验方案

指说明临床试验目的、设计、方法学、统计学考虑和组织实施的文件。试验方案通常还应当包括临床试验的背景和理论基础,该内容也可以在其他参考文件中给出。试验方案包括方案及其修订版。

[来源:2020 年 04 月 23 日发布临床试验质量管理规范]

3.8 试验用药品

指用于临床试验的试验药物、对照药品。

[来源:2020 年 04 月 23 日发布临床试验质量管理规范]

3.9 不良事件

指受试者接受试验用药品后出现的所有不良医学事件,可以表现为症状体征、疾病或者实验室检查异常,但不一定与试验用药品有因果关系。

[来源:2020 年 04 月 23 日发布临床试验质量管理规范]

3.10 严重不良事件

指受试者接受试验用药品后出现死亡、危及生命、永久或者严重的残疾或者功能丧失、受试者需要住院治疗或者延长住院时间,以及先天性异常或者出生缺陷等不良医学事件。

[来源:2020 年 04 月 23 日发布临床试验质量管理规范]

3.11 可疑且非预期严重不良反应(SUSAR)

指临床表现的性质和严重程度超出了试验药物研究者手册、已上市药品的说明书或者产品特性摘要等已有资料信息的可疑并且非预期的严重不良反应。

[来源:2020 年 04 月 23 日发布临床试验质量管理规范]

3.12 药物动力学(PK)pharmacokinetics

定量研究药物在生物体内吸收、分布、代谢和排泄规律,并运用数学原理和方法阐述血药浓度随时间变化的规律的一门学科。

3.13 药效动力学(PD)Pharmacodynamics

研究药物对机体的作用及其机制,即在药物的作用下,机体发生器官生理功能及细胞代谢活动的变化规律。PK/PD 试验是利用分析方法检测受试化合物以及生物标记物在正常或者模型疾病动物中,其循环系统中,不同组织中,特别是靶器官的分布水平,从而确认药物代谢和药效水平之间的关联。

3.14 现场管理组织 SMO

指定参与项目的 CRC,负责(1)协助研究者工作,包括受试者筛选、受试者管控、生物样本管理等以及受试者筛选入选表、鉴认代码表、受试者完成编码目录等表格制作;(2)EDC录入。

3.15 方案违背

药物临床试验过程中发生研究者或受试者不遵从试验方案的情况。

3.16 临床研究协调员 CRC

研究者的一员,在主要研究者的授权下从事非医学判断的相关工作,是试验的参与者、协调者和管理者。

3.17 电子数据捕获系统 EDC

适用于临床试验数据采集和传输的平台软件,具有多种形式的数据采集功能和很强的数据质疑功能,使同一个项目的各个用户能够围绕 EDC 系统中的数据进行有效的沟通,用以代替纸质病例报告表(CRF),亦称为电子病历报告表(eCRF)。

4 总 则

厦门大学附属第一医院携手莱必宜科技(厦门)有限责任公司共建 BE/I 期临床试验研究中心,采用创新的"医院-企业"一体化新药临床试验运行管理模式,在基于风险的监管下确保高效、高质量地开展临床试验。

5 风险评估管理

5.1 医学风险评估

由临床中心医生办公室负责。试验开始前风险评估要针对试验风险的等级制定相应的防范措施,降低风险发生的可能。试验过程中的必要时间节点再次评估风险,纠正和改进先前防控措施的不足之处。

5.2 药学风险评估

药学特性评估、PK/PD 设计、执行风险评估由临床中心、莱必宜科技共同负责。收集和评估试验用药品、项目管理和临床试验方案的信息,以确定可预见的风险。这将包括:活性成分的理化性质信息、活性成分的制造过程、药物动力学、药理毒理学信息、研究预算、临床试验机构的选择和管理、合同研究组织的参与、数据库的建立、临床数据的监测和管理(包括安全性、试验方案设计等)。

5.3 生物样本稳定性评估

由莱必宜科技分析技术部负责。从血液采集、运输、分离、分析的过程都严格按照生物样本采集流程进行,整个过程由接受过培训合格的工作人员进行收集及处理;样本贮存过程中,配备专人进行设备维护以防止外部环境的污染;采用 24 h 冷链温控监测系统和报警系统,避免温度波动对样本质量的影响;严格控制样本检测时间,要求样本出库后立即检测;同台仪器检测且每个检测批次都带有随行标准曲线样品和质控样品。这些措施有效规避了生物样本库管理、标本处理不规范的问题,保证了实验结果的准确性。应进行低、高浓度下样品在不同存放条件下以及不同存放时间的稳定性考察,以确定生物样品的存放条件和时间。还应注意考察标准溶液或储备液的稳定性以及样品处理后的溶液中分析物的稳定性,以保证检测结果的准确性和重现性。

6 项目执行管理

6.1 受试者招募及筛选

由临床中心医生办公室、护士办公室、SMO 共同负责完成。待试验项目前期准备工作完成后,由招募公司发出试验项目招募通知,有意向参与该试验的受试者报名参加。然后在中心医生、护士及 SMO 公司人员通力合作下,完成试验招募和筛选等相关流程。

6.2 医学监护

由临床中心医护人员负责。我院的 BE/I 期临床试验中心拥有一支专业的医疗技术团队和一系列优良的医疗器材配套设施。在试验期间,医护人员会密切观察受试者的症状体征,一旦发生不良事件、严重不良事件、SUSAR(可疑且非预期严重不良反应),会严格按照相关标准操作规程进行处理。

6.3 受试者管理、药品管理、生物样本管理

由厦大附一 I 期临床中心护士办公室、药师及 SMO 共同完成。受试者入住后生活起居均由中心护士统一管理;药物临床试验中试验用药品的验收、存放、保管、领发、回收、退还由中心药师严格按照相关药品管理要求进行管理。SMO 公司派遣 CRC 负责对临床试验采集的生物样本进行预处理及存储,必要时也可让护士进行生物样本预处理及存储工作。厦大附一 I 期临床中心护士办公室按照相应制度及 SOP 对生物样本处理室进行日常管理和设备设施维护,包括离心机、冰箱等设备年检和校验,温湿度控制系统维护和紧急报警情况处理、各类使用登记表整理归档等。

6.4 临床试验资料管理

由临床中心护士办公室负责。药物临床试验完成后,我中心护士会按照文件档案管理的相关要求将完整的临床试验文件进行分类、归档和保存。

6.5 试验全过程管理及质量控制

由临床中心、莱必宜科技负责。BE/I 期临床试验研究中心成立质量控制管理小组,负责药物临床试验过程的质量控制,确保药物临床试验的科学、规范。莱必宜科技派遣 CRA 及项目助理监督试验过程质量及对 EDC 系统进行 100% 原始数据核查。数据管理过程应当

接受机构内部的质量检查,外部的监查、稽查,过程中造成的数据库或 EDC 系统内任何修改痕迹、核查痕迹、稽查痕迹都应留下记录。检查结果应形成报告,清晰记录问题、建议及修正结果。

6.6 方案违背管理

由临床中心负责。CRA 在试验过程中如发现违背方案及时告知研究者和申办者,申办者确认违背事件以后,应与研究者进行沟通,针对该事件给出处理意见,研究者再及时上报伦理。由 PI 针对违背方案的事件,进行原因分析,并对研究人员做相对应的方案培训或流程的梳理。由研究者对尚在参与临床试验的受试者进行相关的培训指导。CRA 应对处理措施和效果进行持续观察。

7 总结报告管理

总结报告撰写、修订及相关申报材料管理由临床中心、莱必宜科技负责。临床试验的总结报告是以试验方案、记录和统计报告为依据的,包括对研究方法和过程的综合性叙述、对研究发展的解释、对所收集数据的完整列表和归纳。总结报告的撰写要客观、可靠而且完整,忠实于临床观察记录的原始资料。

附录 A 风险评估和运行及质量管理流程图

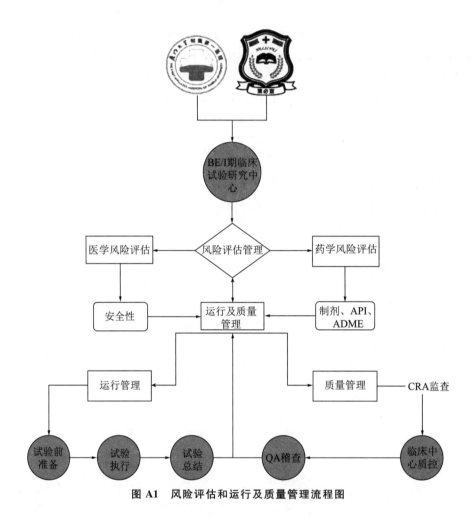

图 A1 风险评估和运行及质量管理流程图

附录 B 工作内容及职责划分

表 B1 确定了工作内容和各单位的职责。

表 B1. 工作内容及职责划分表

工作内容	职责	负责单位及部门
方案管理	安全性风险评估	厦大附一Ⅰ期临床中心医生办公室
	药学特性评估、PK/PD 设计、执行风险评估	厦大附一Ⅰ期临床中心项目办公室、莱必宜科技项目部
	生物样本稳定性评估	莱必宜科技分析技术部
项目执行管理	受试者招募及筛选	厦大附一Ⅰ期临床中心医生办公室、护士办公室、SMO1
	医学监护	厦大附一Ⅰ期临床中心医生办公室
	受试者管理、生物样本管理、药品管理	厦大附一Ⅰ期临床中心护士办公室、项目办公室、SMO
	临床试验资料管理	厦大附一Ⅰ期临床中心护士办公室、项目办公室、
	试验全过程管理及质量控制2	厦大附一Ⅰ期临床中心项目办公室、莱必宜科技项部及质保部
	方案违背管理	厦大附一Ⅰ期临床中心项目办公室、莱必宜科技项目部
总结报告管理	总结报告撰写、修订及相关申报材料管理	厦大附一Ⅰ期临床中心项目办公室、莱必宜科技项目部及分析技术部

注：①SMO 指定参与项目的 CRC，负责协助研究者工作，包括受试者筛选、受试者管控、生物样本管理等以及受试者筛选入选表、鉴认代码表、受试者完成编码目录等表格制作；EDC 录入。

②执行期间，研究者需在上下班时间签到；莱必宜科技项目部授权人员需在上下班时间于访客签到表上签字；申办方人员若要查阅临床试验资料，需提供授权书、个人简历、身份证复印件及资格证书等（加盖公章）给临床中心审阅，由于本中心所有项目于试验结束后都会留存监控录像，因此申办方人员如果要观看试验执行过程，需在本中心工作人员指引下进行，不得擅自进入执行区或者接触受试者。

参考文献

［1］ 中华人民共和国药品管理法［Z］.2019.

［2］ 国家标准化管理委员会.标准化工作导则第 1 部分:标准化文件的结构和起草规则［S］.2020.

［3］ 国家药品监督管理局,国家卫生健康委员会.临床试验质量管理规范［Z］.2020.

［4］ 国家食品药品监督管理局.药物Ⅰ期临床试验管理指导原则(试行)［Z］.2011.

［5］ 国家药品监督管理局,国家卫生健康委员会.药物临床试验机构管理规定［Z］.2020.

附录三 药物临床试验运行指南

（QB/01-03-2021）

（海峡医药卫生交流协会临床肿瘤学诊疗分会肿瘤新药临床研究学组
202年3月5日发布，2021年4月1日实施）

前 言

本文件按照2020年4月23日发布国家药品监督管理局 国家卫生健康委员会2020年第57号公告《药物临床试验质量管理规范》、2011年12月2日发布国食药监注〔2011〕483号公告《药物Ⅰ期临床试验管理指导原则（试行）》起草。

本文件的起草单位：厦门大学附属第一医院。

1 范 围

为确保各期临床试验过程规范，符合临床试验的科学性、合法性、准确性，充分保障受试者权益及安全，本文件确立了临床研究从项目立项至试验完成的全过程。

本文件适用于本院临床试验、研究者发起的临床研究。

2 规范性引用文件

下列文件中的内容通过文中的规范性引用而构成本文件必不可少的条款。其中，注日期的引用文件，仅该日期对应的版本适用于本文件；不注日期的引用文件，其最新版本（包括所有的修改单）适用于本文件。

国家药品监督管理局 国家卫生健康委员会2020年第57号公告 2020年04月23日发布
  ——临床试验质量管理规范（GCP）

国家食品药品监督管理局 国食药监注〔2011〕483号公告 2011年12月02日发布
  ——药物Ⅰ期临床试验管理指导原则（试行）

国家药品监督管理局 国家卫生健康委员会2019年第101号公告 2019年11月29日发布
  ——药物临床试验机构管理规定

本文件结构规则参考：

GB/T 1.1—2020 标准化工作导则 第 1 部分:标准化文件的结构和起草规则

3 术语和定义

3.1 临床试验

指以人体(患者或健康受试者)为对象的试验,意在发现或验证某种试验药物的临床医学、药理学以及其他药效学作用、不良反应,或者试验药物的吸收、分布、代谢和排泄,以确定药物的疗效与安全性的系统性试验。

[来源:2020 年 04 月 23 日发布临床试验质量管理规范]

3.2 主要研究者(PI)

指实施临床试验并对临床试验质量及受试者权益和安全负责的试验现场的负责人。

[来源:2020 年 04 月 23 日发布临床试验质量管理规范]

3.3 研究人员

指经过授权,实施临床试验相关工作的人员。

3.4 合同研究组织(CRO)

指通过签订合同授权,执行申办者或者研究者在临床试验中的某些职责和任务的单位。

[来源:2020 年 04 月 23 日发布临床试验质量管理规范]

3.5 申办者

指负责临床试验的发起、管理和提供临床试验经费的个人、组织或者机构。

[来源:2020 年 04 月 23 日发布临床试验质量管理规范]

3.6 受试者

指参加一项临床试验,并作为试验用药品的接受者,包括患者、健康受试者。

[来源:2020 年 04 月 23 日发布临床试验质量管理规范]

3.7 试验方案

指说明临床试验目的、设计、方法学、统计学考虑和组织实施的文件。试验方案通常还应当包括临床试验的背景和理论基础,该内容也可以在其他参考文件中给出。试验方案包括方案及其修订版。

[来源:2020 年 04 月 23 日发布临床试验质量管理规范]

3.8 试验用药品

指用于临床试验的试验药物、对照药品。

[来源:2020 年 04 月 23 日发布临床试验质量管理规范]

3.9 监查

指监督临床试验的进展,并保证临床试验按照试验方案、标准操作规程和相关法律法规要求实施、记录和报告的行动。

[来源:2020 年 04 月 23 日发布临床试验质量管理规范]

3.10 监查员(CRA)

指实施监查的人员,由申办方派遣。

3.11 病例报告表(CRF)

指按照试验方案要求设计,向申办者报告的记录受试者相关信息的纸质或者电子文件。

[来源:2020 年 04 月 23 日发布临床试验质量管理规范]

4 项目审核、立项

4.1 申请临床试验

4.1.1 意向性商谈:申办者/合同研究组织(CRO)根据我院官网药物临床试验信息平台指引将试验相关资料发至机构邮箱,机构办公室审核通过后转发专业负责人及专业秘书,专业意向评估后,由专业负责人拟定主要研究者(PI)。PI填写"临床试验项目意向书"并递交机构办公室。机构办公室将是否同意承接该项临床试验的结果告知申办者/合同研究组织(CRO)。

4.1.2 立项:申办者/CRO接到机构同意承接的通知后,登录医院官网临床试验下载区下载立项相关资料,或发邮件至机构邮箱索要,并按照"送审文件清单"准备资料,递交至机构办公室。

4.2 机构办公室相关人员进行形式审查

4.2.1 项目立项时,主要研究者填写"临床试验受理申请表",专业负责人签字后递交机构办公室审批。

4.2.2 临床试验受理申请审批通过,机构办公室对申办者/CRO递交的立项资料进行形式审查。资料不完整的,机构办公室应于 10 个工作日内通知申办者/CRO进行补正。

4.3 申办者/CRO补齐资料,立项通过后,由 PI 提请临床试验伦理委员会伦理审查、批准。

4.4 签署临床试验相关协议

4.4.1 取得伦理委员会同意开展临床试验的批件后,合作各方根据药物临床试验合同(协议)管理制度,签署临床试验协议。

4.4.2 按照药物临床试验协议(合同)签订的标准操作规程(SOP)签署协议。

5 药物临床试验运行

5.1 临床试验协议签署后,即可进行临床试验启动会前准备

5.1.1 研究者核对该临床试验项目方案、知情同意书、病例报告表(CRF)等相关资料的版本号与本机构伦理批件是否相符。

5.1.2 申办者/CRO联系机构药品管理员,将试验用药品送至机构药房,试验用药品接收具体参照"试验用药品管理标准操作规程"。申办者/CRO联系研究者,将相关物资送至专业科室。

5.1.3 准备工作就绪后,合作方启动会筹备人员向机构办申请启动会前质控,原则上质控合格的项目申办者/CRO方可与该项目的负责人、机构办质控员共同商定启动会的具体时间、地点。

5.2 召开临床药物试验启动会

5.2.1 由申办者委派的人员或研究者介绍研究方案、试验流程、试验注意事项、试验总进度等。

5.2.2 进行 GCP 和相关标准操作规程的培训。

5.2.3 主要研究者进行研究团队的分工授权,并签字。

5.3 临床试验项目实施过程中的质量控制

5.3.1 机构质控员根据机构的药物临床试验质量控制标准操作规程对运行项目进行质控。

5.3.2 专业质控员根据专业的药物临床试验质量控制标准操作规程对运行项目进行质控。

6 临床试验结束

6.1 申办者/CRO 进行纸质 CRF 回收时,须填写"CRF 回收审核表"并经机构办公室同意后方可撕表回收。若为电子版 CRF,则由项目主要研究者审核确认后刻盘归档。

6.2 主要研究者向伦理委员会递交"研究完成报告"。

6.3 CRA 协助研究者配合机构按照"临床试验资料归档目录"完成文件资料的整理,并与机构档案管理员交接归档。

6.4 协议合作方按照协议条款,将所有试验费用结清,提交费用结算清单,并由主要研究者审核确认。

6.5 主要研究者向机构办公室提交药物临床试验项目总结报告签署申请表,机构办审核同意后,主要研究者方能签署总结报告。

附录 A　临床试验项目意向书

表 A1 为临床试验项目意向提供模板。

表 A1　临床试验项目意向书

申报日期：_____

试验名称	
临床试验类型	☒药物类　□医疗器械　□体外诊断试剂　□科研
申办方	联系人：
递交材料 （见附件）	□NMPA 批件　☒试验方案　□研究者手册 □其他：_____

研究专业		□申办方拟定
项目负责人		□机构办公室拟定
项目秘书		☒专业拟定

以下内容由专业科室填写

专业意向	□同意参加（如同意请填写研究团队概况）
	□不同意参加 □在研项目较多　□已有同类项目　□方案不合理 □病原不足　　　□费用低　　　　□其他_____
研究团队概况	・专业是否有资质：□是　□否 ・床位数：____张 ・主要研究者资质： □在医疗机构中具有相应专业技术职务任职和行医资格； □具有高级职称并在学术委员会中担任相应的职务； □具有试验方案中所要求的专业知识和经验； □熟悉申办者所提供的与临床试验有关的资料与文献； □有权支配进行该项试验所需要的人员和设备； □有足够的时间和精力投入临床试验； ・研究成员：____名 ・均经过 GCP 培训,持有培训合格证：□是　□否 ・专业是否有同类项目在进行：□是　□否 ・其他：_____

项目负责人意见：

签名：　　　　　　日期：

科室主任及专业负责人意见：

签名：　　　　　　日期：

机构办公室意见：

签名：　　　　　　日期：

附录 B　药物临床试验送审文件清单

表 B1 和表 B2 为临床试验项目机构、伦理送审文件提供模板。

表 B1　初始审查申请·药物临床试验

1	递交信(注明所有提交文件的版本号和日期)
2	机构受理申请表(主要研究者及科室主任签名)
3	伦理初始审查申请(主要研究者签名并注明日期)
4	临床研究方案(注明版本号及版本日期,方案签字页须签字)
5	知情同意书(注明版本号及版本日期)
6	招募受试者的材料(注明版本号及版本日期)
7	研究病历(注明版本号及版本日期)
8	病例报告表(CRF)(注明版本号及版本日期)
9	研究者手册(注明版本号及版本日期)
10	主要研究者履历(需最新,签名并注明日期,附 GCP 培训证书复印件)、职称证书、执业证书
11	利益冲突声明、主要研究者责任声明、厦门大学附属第一医院人体研究伦理准则
12	组长单位伦理委员会批件(如适用)
13	其他伦理委员会对申请研究项目的重要决定(如适用)
14	国家食品药品监督管理局《药物临床试验批件》(如适用)
15	试验药物的合格检验报告(试验药、对照药均需提供,注明名称、规格、批号、有效期)
16	参加临床试验各单位名称及联系方式
17	申办者、受委托单位资质证明及委托函(原单位盖章、监查员的个人简历、身份证复印件、GCP 证书及公司授权书)
18	患者卡片、受试者知情过程信息表
19	其他材料

备注:文件 1－19(完整文件)请提交 1 份至机构,(文件 4－9,12－17 需盖章,其中 4－9 需加盖骑缝章)

表 B2　初始审查申请·医疗器械临床试验

1	递交信(注明所有提交文件的版本号和日期)
2	机构受理申请表(主要研究者及科室主任签名)
3	伦理审查申请与审批表
4	伦理初始审查申请(主要研究者签名并注明日期)
5	临床研究方案(注明版本号及版本日期)
6	知情同意书(注明版本号及版本日期)

续表

7	招募受试者的材料(注明版本号及版本日期)
8	研究病历(注明版本号及版本日期)
9	病例报告表(CRF)(注明版本号及版本日期)
10	研究者手册(注明版本号及版本日期)
11	临床试验机构的设施条件能够满足试验的综述(主要研究者签字并注明日期)
12	主要研究者履历(需最新,签名并注明日期,附GCP培训证书复印件)、职称证书、执业证书
13	利益冲突声明、主要研究者责任声明、厦门大学附属第一医院人体研究伦理准则
14	组长单位伦理委员会批件(如适用)
15	其他伦理委员会对申请研究项目的重要决定(如适用)
16	食品药品监督管理部门器械临床试验批件或备案文件(如适用)
17	自检合格报告(试验组、对照组均需提供,注明名称、规格、批号、有效期)
18	注册检验合格报告(试验组、对照组均需提供,注明名称、规格、批号、有效期)
19	试验用医疗器械的研制符合适用的医疗器械的质量关系体系相关要求的声明
20	参加临床试验各单位名称及联系方式
21	申办者、受委托单位资质证明及委托函(原单位盖章、监查员的个人简历、身份证复印件、GCP证书及公司授权书)
22	申办者保证所提供资料真实性的声明
23	研究者保证所提供资料真实性的声明
24	患者卡片、受试者知情过程信息表
25	其他材料

备注:文件1-25(完整文件)请提交1份至机构,(文件4-10,14-22需盖章,其中4-10需加盖骑缝章)

附录 C　药物临床试验申办及运行流程图

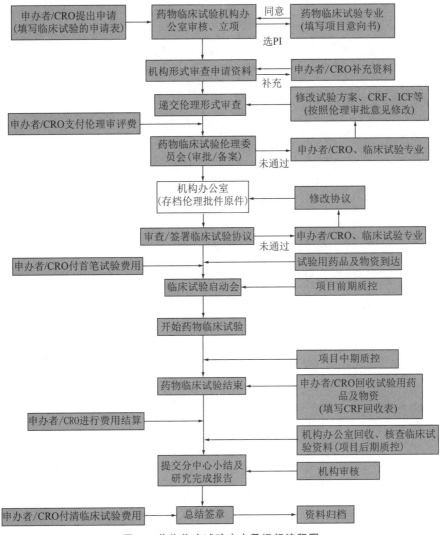

图 A　药物临床试验申办及运行流程图

参考文献

［1］中华人民共和国药品管理法［Z］.2019.

［2］国家标准化管理委员会.标准化工作导则第 1 部分:标准化文件的结构和起草规则［S］.2020.

［3］国家药品监督管理局,国家卫生健康委员会.临床试验质量管理规范［Z］.2020.

［4］国家药品监督管理局,国家卫生健康委员会.药物临床试验机构管理规定［Z］.2020.

附录四　临床试验创新人才团队培训标准

（QB/01-05-2021）

（海峡医药卫生交流协会临床肿瘤学诊疗分会肿瘤新药临床研究学组
2021年2月5日发布，2021年3月1日实施）

前　言

医药大健康是我国未来发展的重点产业之一，它的发展直接影响到全国任命的健康福祉，没有全民健康，就没有全面小康。随着我国医药行业的不断改革，特别是2020年最新的药品管理法的出台，催动了我国医药行业走向全面创新的局面。临床研究作为药物研发的必经之路，它在整个研发过程中扮演着至关重要的作用。越来越多的人意识到，药物研发水平的提高必须有强大的临床研究能力作为后盾，否则也只能是"巧妇难为无米之炊"。

我国拥有丰富的临床研究资源，然而临床医学研究水平相对于国外一些先进国家却还存在较大的差距，比如：观念落后、人才短缺、财政支持不足、专业化平台匮乏及管理不规范等问题严重阻碍临床医学研究的发展。

我国临床试验机构的专业化、专职化研究团队建设滞后，临床医师对临床试验设计、临床研究中最新的应用技术和理念等方面的认知都处于较低的水平，缺乏基本的规范化系统培训。临床医生每日需要进行繁忙的工作，日常的临床事务如门诊、查房、手术、会诊等就已占去大部分时间，难以保证投入足够的时间与精力去从事科研。目前国内很少有从事临床医学研究的专职人员，研究型临床医生严重短缺，临床医学科研队伍力量薄弱。非医学院校附属医院因无高校教学和科研资源作为依托，临床研究课题少，临床医学研究人才稀缺问题则更为严重。要推动临床研究水平的提高，我们必须逐渐转变固有的落后观念，重视人才培养，专注于打造高素质研究团队和平台。

本文件参考我国2019版《药品管理法》、2020版《药物临床试验质量管理规范》及国内外最新的临床研究相关法律法规指导原则起草，目的在于为临床研究人员的系统培训提供一个内部参考。

本文件的起草单位:厦门大学附属第一医院、莱必宜科技(厦门)有限责任公司。

1 范　围

本文件建立了临床研究人员的培训标准体系,确定了各临床参与人员的职责及其相应的培训发展体系。

其适用于计划开展符合 GCP 规范的临床研究团队的人员培训建设,在明确各个临床参与人员职责的前提下,制定并实施符合各自岗位职责要求的培训计划,以确保其能够按照要求顺利完成临床研究的工作任务。

2 规范性引用文件

下列文件中的内容通过文中的规范性引用而构成本文件必不可少的条款。其中,注日期的引用文件,仅该日期对应的版本适用于本文件;不注日期的引用文件,其最新版本(包括所有的修改单)适用于本文件。

第六届全国人民代表大会 2019 年 8 月 26 日表决通过
——中华人民共和国药品管理法
国家药品监督管理局 国家卫生健康委员会 2020 年第 57 号公告 2020 年 04 月 23 日发布
——临床试验质量管理规范
国家食品药品监督管理局 国食药监注[2011]483 号公告 2011 年 12 月 02 日发布
——药物 I 期临床试验管理指导原则(试行)
ICH(人用药品注册技术国际协调会议)第三版 E6(R3)
——临床试验质量管理规范
本文件结构规则参考:
GB/T 1.1—2020 标准化工作导则 第 1 部分:标准化文件的结构和起草规则

3 术语和定义

3.1 临床试验

指以人体(患者或健康受试者)为对象的试验,意在发现或验证某种试验药物的临床医学、药理学以及其他药效学作用、不良反应,或者试验药物的吸收、分布、代谢和排泄,以确定药物的疗效与安全性的系统性试验。

3.2 临床研究人员 (Clinical Research Personnel)

参与临床研究实施过程的所有研究人员,包括:主要研究者、研究医生、研究护士、药品管理员等。

3.3 培训计划 (Training Plan)

培训计划是按照一定的逻辑顺序排列的记录,它是从组织的战略出发,在全面、客观的培训需求分析基础上做出的对培训内容、培训时间、培训地点、培训者、培训对象、培训方式和培训费用等的预先系统设定。

4　细　　则

4.1　临床研究人员及架构

4.1.1　临床研究人员

临床研究开展是一个庞大的团队运作,需要多个职能单位的参与,每一个参与人员均各自负责研究中相应的工作任务。而它运行的效率和质量离不开以下三个条件:第一,科学合理的运营制度体系;第二,参与人员熟练掌握各自工作内容所必须的专业知识和技能;第三,高效的团队协调性和执行力。

临床研究科室是临床试验开展的主体,其团队的业务水平将直接影响到临床研究的质量水平,因此本文件也将重点阐述其内部的人员培训标准。

科室内部参与临床研究的人员其主要角色大致包含以下几个:

- 科室主任（Director）
- 主要研究者（PI：Principal Investigator）
- 研究者（Sub－I：Sub-investigator）
- 研究护士（Study Nurse）
- 药品管理员（Drug Manager）
- 质量保证人员（Quality Assurance Personnel）
- 仪器管理员（Instrument Manager）
- 档案管理员（Archivist）
- 受试者招募（Subject Recruitment）

不同的机构可能对上述人员归属会有不同或者有更细致的划分,但不管何种形式,它的运转始终是这些角色为主。

4.1.2　组织架构管理

GCP要求在临床研究中的参与人员应有明确的岗位划分和职责规划,因此,对于一个成熟的临床研究科室而言,一个合理的组织架构是不可或缺的。组织机构是否合理,对于临床科室的发展和运营起着至关重要的作用。适当的组织结构可以使临床研究过程中的各项工作任务更顺利地进行,减少不同参与人员之间的矛盾与摩擦,避免不必要的无休止的协调,也能提高研究的效率;组织机构的合理设置,能保证整个组织分工明确,职责清晰,实现千斤重担众人挑,人人身上有指标,保证每个人员的正常运行,同时保证整个组织管理流程的畅通。

如何来设计一个合理的组织架构?组织机构的设计首先要建立在明确每个人的职责和权限的基础上,充分运用和发挥各参与人员的能力。在设计组织架构的过程中,需要滤清临床研究开展的主要工作任务,从而设置相应的岗位。岗位的设置,应因事设岗,而不因人设岗。岗位的存在是为了职责的完成。岗位的设置,应明确其权利与义务,并保证其岗位工作的饱和度,使人力资源利用最大化。

由于临床研究的开展主要在科室内部完成,所以这里主要介绍临床科室架构。以下为可供参考的常规组织架构模型。

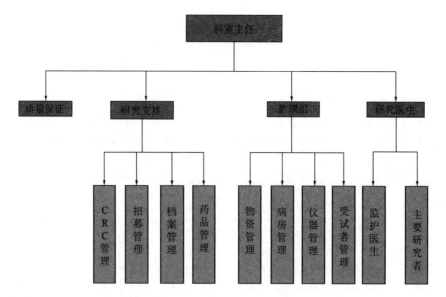

上面架构图是一个大致框架模板,可以根据各自情况对各个只能板块进行细化。另外,组织架构图是一个动态文件,在临床研究过程中,应根据实际的情况进行必要的调整。

4.2 人员职责

4.2.1 科室主任职责

科室主任主要负责研究科室的日常运营管理,协调院内相应资源以确保临床研究的顺利开展,因在临床研究过程中,主要以 PI 作为责任主体,所以这里就不做赘述。

4.2.2 主要研究者职责(PI)

主要研究者作为一个临床研究项目的最高责任人全面负责临床研究的实施。其大致职责包含但不限于以下内容:

1)详细阅读和了解申办者提供的临床试验相关材料,参与临床试验方案的讨论、审阅和批准,并确保在试验过程中严格遵照试验方案执行。

2)授权具备资质的人员参与临床研究。一旦发生职责调整或研究人员更换,项目负责人需要求新的研究人员填写职责授权书。

3)负责支配临床试验相应的医疗设施、实验室设备、人员配备等,有权支配处理紧急情况的一切设施,以确保临床试验的顺利进行,保证受试者的安全。

4)主要研究者应保证有足够的从事临床研究的时间,并在方案规定的期限内负责和完成临床试验。

5)主要研究者与机构质量管理组织共同任命质量监督员,根据试验方案,审查机构相应的 SOP 是否完备,如果不完备,组织人员修改完善。

6)主要研究者应具备可靠的受试者来源,确保受试者的入选数量和速度,保证试验的进度和质量。

7)主要研究者负责发现和筛选合适的受试者,向受试者及其家属说明经伦理委员会同意的有关试验的详细情况,并负责受试者书面知情同意的签署。

8)主要研究者应了解并熟悉试验药物的性质、作用、疗效及安全性(包括该药物临床前研究的有关资料),同时也应随时掌握临床试验进行期间发现的所有与该药物有关的新信息。

9)主要研究者负责组织参加临床试验的所有工作人员学习临床试验的各项管理制度和相应 SOP。向参加临床试验的所有工作人员说明有关试验的资料、规定和职责。

10)试验结束后,主要研究者负责撰写、审阅总结报告。

4.2.3　研究者(Sub-I)职责

研究者要按照要求完成主要研究者授权的相关工作任务。其主要职责包含但不限于以下内容:

1)能够在临床试验合同规定的期限内,入选足够数量的符合试验方案的受试者。

2)保证在临床试验方案规定的期限内,完成临床试验。

3)支配参与该项试验的人员,具有使用试验所需医疗设施的权限并能正确、安全使用。

4)确保所有参加临床试验的人员充分了解临床试验方案及试验用药品,明确各自在试验中的分工和职责,并确保临床试验数据的真实性、完整性和准确性。

5)承担所有与临床试验相关的医学决策。

6)在临床试验和随访期间,对于受试者出现与试验相关的不良事件,包括有临床意义的实验室异常时,研究者及其供职的医疗机构应保证受试者得到妥善的医疗处理,并将相关情况如实告知受试者;同时研究者应警惕受试者是否有其他疾病。

7)受试者可无理由退出临床试验。研究者在尊重受试者个人权利的同时,应尽量了解其退出理由。

8)保持与伦理委员会的沟通。

4.2.4　研究护士(Study Nurse)的职责

研究护士在临床试验过程中主要负责护理相关事宜,同时协助研究医生完成费医学诊断相关的操作。其具体职责包含但不限于以下:

1)熟悉临床试验有关的资料与文献。

2)熟悉临床试验方案的内容和试验药品的特点。

3)实验期间协助研究者做好受试者的入住入组、受试者的管理,并对其提供相应的护理服务。保质保量完成方案规定的工作。

4)严格按照实验方案要求正确采集受试者标本,妥善保存,及时送检。

5)密切观察受试者可能发生的不良事件及严重不良事件,

6)协助研究者立即对不良事件进行适当的处理。记录不良事件发生时间、地点、严重程度、持续时间、处理方法和转归。

7)遇到紧急情况和不能处理的事件立即报告研究者。

8)熟练掌握药物临床实验的抢救预案,保证抢救仪器的性能完好。并时刻处于备用状态(如呼吸机、心电监护仪、除颤仪、氧气、吸引器等)熟练掌握各种抢救仪器的使用。

9)做好协调联系工作,建立良好的受试者联系网络,定期电话回访,鼓励受试者记录用药日记,及时了解掌握受试者病情变化。

4.2.5　质量保证人员职责(QA)

质量保证人员主要作用是保证临床研究的规范性,确保研究过程符合相关法律法规的要求。其职责主要包含但不限于以下内容:

1）在研究进行过程中，监督项目的执行，确保项目的各个环节均符合相关文件及法规指导原则的要求，保证项目的质量。

2）核实研究者和所有参加试验的人员，履行试验方案和书面合同中规定的各自职责，未将这些职责委派给未经授权的人。

3）审核临床源文件的真实性、完整性和合规性，对不符情况做好记录，并督促相关人员尽快解决。

4）确定所有不良事件按照本规范、试验方案、伦理委员会、申办者和药品监督管理部门的要求，在规定的期限内进行了报告。

5）及时向主要研究者报告研究过程中偏离或不符合项。

6）负责组织协调临床研究相关及时参加必要的技术及规范性培训。

7）跟踪、监控药品运输，药品入库。

4.2.6 药品管理员

药品管理员主要负责管理临床研究过程中的药品，其主要职责包含但不限于以下内容：

1）参照相关 SOP、NMPA、FDA 等相关法规管理试验药品，做好药品接收，储存，保管，发放（领出）和销毁工作，并及时填写记录。

2）负责管理药品进出台账。

3）保证药品的信息准确与齐全，并保存在其 COA 或相关文件要求的保存条件。

4）发现药品信息或数量不齐全或不符合相关规定时，及时通知项目负责人或其他相关人员。

5）配合试验人员的工作，及时发放（领出药品）。

6）做好药品储存设备如防潮柜等的维护工作，做好药品储存条件的监控工作，并及时记录。

4.2.7 档案管理员

档案管理员主要负责临床研究过程中的文档资料等声明周期管理工作，其主要职责包含但不限于以下内容：

1）负责管理临床研究中心的所有的文件资料。

2）确保所有的文件资料符合相关 SOP 要求。

3）负责机构所有人员的档案资料管理。

4）负责机构的文件归档工作。

5）负责机构档案室的管理工作。

6）负责机构所有文件模板的管理维护工作。

4.2.8 仪器管理员

仪器管理主要负责临床研究中心的设备仪器等硬件设施管理，以确保研究过程中所有使用的仪器设备等硬件设施处于正常可用的的状态。其主要职责包含但不限于以下内容：

1）负责或协调机构所有仪器软件的管理和工作。

2）负责组织安排机构所有需校正仪器的验证工作。

3）负责机构新进仪器的采购工作。

4）负责或组织对机构人员进行仪器软件的使用培训。

5)负责所有仪器软件验证工作文件的保存和归档工作。

6)负责解决或协调解决研究过程中的仪器软件问题。

4.2.9　招募管理

招募管理主要负责临床研究过程中的受试者招募工作,确保临床研究的开展具备足够的合格受试者。其主要职责包含但不限于以下内容:

1)根据试验方案、合作方的要求,协助研究者完成受试者前期筛查、筛选及成功入组等系列工作,且不限于相关资料收集整理和分享。

2)熟练掌握临床试验受试者筛查、协同患者筛选及管理技巧,入组的入排标准及具体工作流程。

3)建立并维护受试者数据库,并拓展受试者招募资源。

4)负责制定招募部人员培训计划及标准操作规程。

对于临床研究过程中,各参与人员的职责,研究中心可根据自身的实际情况进行必要的调整,但应充分考虑 GCP 对于研究各方(研究者、申办方)的职责要求。

4.3　人员培训体系

培训的最终目的是为了确保所有在岗人员能够按照要求顺利完成临床研究过程中自身所负责的工作任务。而因为参与临床研究的人员众多,其各自职责也不尽相同,因此对不同岗位的人员应制定针对性的培训课程,并通过设置必要的考核,以确保培训达到了预期的要求。

4.3.1　培训流程

4.3.1.1　培训目的

培训的开展应有特定的目的,并以达到该预期目的作为培训的终点考核指标。

4.3.1.2　培训计划的制定

根据各职位所应承担的职责、所需工作技能及绩效,同时参照法规要求确认各角色各阶段的训练需求。

在设定培训计划时,还应考虑管理因素、合作方因素以及行业发展等因素。

总之,培训计划的制定应具备针对性,必须涵盖其所从事工作所需要的全部内容。制定完成后还应由质量保证人员或具备资质的行业专业进行审阅,以确保实施该计划可以达到预期的培训目的。

4.3.1.3　培训计划的实施

1)确定培训讲师:合格的培训讲师事保证达到培训目的的基本前提。中心在开展培训前,应确定开展培训的讲师具备足够的资质。由于临床研究是一项较依赖于实操经验的工作,因此,培训讲师应具备足够的实操经验,且由科室主任评估任命。

2)培训时间及方式:时间规划有利于培训计划的实施,制定了时间规划后,定期应由制定人员进行监督确认。不同的培训类型,应设置不同培训方式:教室培训、自我培训等。

3)培训教材的确定:由培训讲师制定,并由中心资深人员或具备资质的行业专家审阅(如有条件)。

4.3.2　培训内容

4.3.2.1　强制性培训

所有在临床研究过程中的参与人员,在正式开始专门的工作前,应当完成强制性培训课

程。并且充分了解培训课程的分类和相应的培训要求。该类培训应包括(但不仅限于):

1)最新的 GCP 法规培训。

2)临床研究流程培训及其岗位相关工作内容及流程培训。

3)健康和安全培训。

4)隐私保护培训。

5)其他必要的协调工作培训。

4.3.2.2　必修课程

任何参与人员在独立工作前应完成的培训课程包括(但不仅限于):

1)其工作岗位流程培训。

2)与其工作岗位流程相关工作培训。

3)其他必需的操作技能培训。

4.3.2.3　强化性培训

该培训旨在提升并拓展临床研究参与人员操作能力、技术能力、沟通能力和专业能力等。

4.3.3　培训的考核

在各项培训项目完成后,考核人员需要对受训者进行科学的考核测试(方式可为:口头、书面或实操等形式),以确保受训者清楚地理解培训的重点。考核手段及内容应具备代表性,考卷应征得科室领导的批准。如果发现受训人对培训存在误解,应及时对受训人员进行再培训。

所有的技能培训应设置在开展相应工作之前。

参考文献

［1］ US FDA GLP，Regulations 21 CFR 58.

［2］ OECD. Principles on Good Laboratory Practice［Z］. 1997.

［3］ NMPA《药物临床实验室质量管理规范》［Z］. 2020-04-23.

［4］ ICH GUIDELINE FOR GOOD CLINICAL PRACTICE E6（R3）.